康养环境与康养旅游研究

邓小辉 李雪芬 黄春蓉 著

天津出版传媒集团
天津科学技术出版社

图书在版编目（CIP）数据

康养环境与康养旅游研究 / 邓小辉，李雪芬，黄春蓉著. -- 天津：天津科学技术出版社，2022.7（2024.4重印）

ISBN 978-7-5742-0342-6

Ⅰ．①康… Ⅱ．①邓… ②李… ③黄… Ⅲ．①医疗保健事业－产业发展－研究－中国②旅游保健－旅游业发展－研究－中国 Ⅳ．①R199.2②F592.3

中国版本图书馆CIP数据核字（2022）第123289号

康养环境与康养旅游研究
KANGYANG HUANJING YU KANGYANG LVYOU YANJIU

责任编辑：刘　鸫
责任印制：兰　毅

出　　版：	天津出版传媒集团
	天津科学技术出版社

地　址：天津市西康路35号
邮　编：300051
电　话：（022）23332377（编辑部）
网　址：www.tjkjcbs.com.cn
发　行：新华书店经销
印　刷：北京四海锦诚印刷技术有限公司

开本 787×1092　1/16　印张 12　字数 280 000
2024年4月第 1 版第 2 次印刷
定价：78.00 元

近些年随着环境污染的日益加剧，人们越来越多地重视环境质量、注重生命质量，健康养生更是成为人们关注的话题。随着收入的不断增长，人们对生活质量的要求也随之提高了，期盼更好的生存环境，想到环境更佳的地方度假。因此，人们的旅游方式已从简单的观光旅游，向以健康养生为目的的度假旅游转变，康养旅游也随之兴起。

调查发现，我国适合康养的大尺度地理空间，主要集中在胡焕庸线附近，即第二大地理阶梯；适合康养的小尺度地理范围，主要分布在山地的局部地理范围内。而从现实的环境状况来看，我国部分地区现在污染较严重，已经影响到了人们的生存需要，为了避免让康养成为奢谈，我们应加强环境保护和治理。康养旅游以良好的环境条件为基础，是更高层次的专项度假旅游。游客为了追求有益身体、精神愉悦的旅游方式，对项目地康养旅游的开发提出了更高的环境要求。

本书立足于康养环境与康养旅游的理论和实践两个方面，首先对康养环境与健康的概念与发展趋势进行简要概述，介绍了水、大气、土壤及物理因素的污染与康养的关系；然后对康养旅游环境开发的相关问题进行梳理和分析，包括康养的地理环境与空间分异、康养旅游发展的依据，森林、温泉及医疗康养旅游模式的开发与创新等内容；最后在康养旅游的发展与优化路径方面进行了探讨。本书论述严谨，结构合理，条理清晰，内容丰富，其能为当前的康养环境与康养旅游相关理论的深入研究提供借鉴。

撰写本书过程中，参考和借鉴了一些知名学者和专家的观点及论著，在此向他们表示深深的感谢。由于水平和时间所限，书中难免会出现不足之处，希望各位读者和专家能够提出宝贵意见，以待进一步修改，使之更加完善。

本书由广安职业技术学院邓小辉、李雪芬、黄春蓉著。具体编写分工如下：邓小辉负责第四章至第十章的编写，李雪芬负责第二章和第三章的编写，黄春蓉负责第一章的编写。

编　者

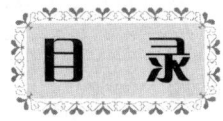

目 录

第一章 康养环境与健康的理论基础 ………………………………………… 1
  第一节 环境的基础认知 ……………………………………………………… 1
  第二节 健康的定义 …………………………………………………………… 9
  第三节 生活理念与康养 ……………………………………………………… 23

第二章 水与康养的关系 ………………………………………………………… 26
  第一节 水环境 ………………………………………………………………… 26
  第二节 水体污染 ……………………………………………………………… 30
  第三节 水体污染对人体健康的危害 ………………………………………… 47
  第四节 水污染防治 …………………………………………………………… 52

第三章 大气、土壤与康养的关系 …………………………………………… 62
  第一节 大气与康养的关系 …………………………………………………… 62
  第二节 土壤与康养的关系 …………………………………………………… 75

第四章 物理因素的污染与康养的关系 ……………………………………… 86
  第一节 噪声污染与健康 ……………………………………………………… 86
  第二节 放射性污染与健康 …………………………………………………… 89
  第三节 电磁污染与健康 ……………………………………………………… 95
  第四节 其他污染与健康 ……………………………………………………… 99

第五章 康养的地理环境与空间分异 ………………………………………… 104
  第一节 气候要素对人体健康的影响 ………………………………………… 104
  第二节 地理环境对人体健康的影响 ………………………………………… 108
  第三节 基于气候要素的康养地理空间分异 ………………………………… 111

第六章 康养旅游发展的依据 ………………………………………………… 116
  第一节 康养旅游的内涵分析 ………………………………………………… 116
  第二节 康养旅游的发展基础 ………………………………………………… 120

第七章 森林与温泉康养旅游模式探讨 ……………………………………… 125
  第一节 森林康养旅游的系列探讨 …………………………………………… 125

第二节　温泉康养旅游的系列探讨 ………………………………… 128

第八章　中医与医疗康养旅游模式探讨 ………………………………… 136
　　第一节　中医康养旅游的系列探讨 ………………………………… 136
　　第二节　医疗康养旅游的系列探讨 ………………………………… 148

第九章　康养旅游的产品开发与模式创新 ……………………………… 154
　　第一节　生态休闲康养旅游产品的探讨 …………………………… 154
　　第二节　民俗文化康养旅游产品的探讨 …………………………… 157
　　第三节　养老康养旅游产品的探讨 ………………………………… 160

第十章　康养旅游的发展与优化路径 …………………………………… 167
　　第一节　康养旅游与互联网的融合发展 …………………………… 167
　　第二节　康养旅游特色民宿的开发与整合 ………………………… 173
　　第三节　康养旅游民族节庆的挖掘与传承 ………………………… 179

参考文献 …………………………………………………………………… 185

第一章　康养环境与健康的理论基础

第一节　环境的基础认知

近年来，环境科学学科的蓬勃发展使其各分支逐渐形成和成熟，分支也日益明确。环境健康科学是环境科学的重要分支之一，也是公共卫生和预防医学的重要组成部分。环境健康科学研究环境中的物理、化学、生物、社会及心理因素与人体健康及其生活质量的关系，揭示环境因素对健康影响的发生、发展规律，为充分利用有利于人群健康的环境因素，消除和改善不利的环境因素提出卫生要求和预防措施，并配合有关部门做好环境立法、卫生监督以及环境保护工作。

环境健康科学的研究内容很多，范围也很广，并且随着时代的不同，其研究的侧重点也有所不同，概括起来有以下几个方面：①水体、大气、土壤与健康；②物理因素与健康；③职业环境与健康；④室内环境与健康；⑤环境新兴污染物与健康；⑥化学污染物的安全性与环境健康危险度评价；⑦环境健康预测原理与方法；⑧环境与健康促进策略。

随着环境与健康领域相关学科的发展，人们以前主要关注一般的生活环境、工作环境、居住环境以及娱乐环境与人体健康的关系。近年来，人们逐渐从生态学的角度认识环境，从致病因子、环境以及人们本身之间的相互关系认识人类的健康与疾病的发生和发展规律。

一、环境的含义

环境是指围绕着某一事物（通常称其为主体）并对该事物会产生某些影响的所有外界事物（通常称其为客体），即某个主体周围的所有外部空间、条件和状况的总和。

环境既包括以大气、水、土壤、植物、动物、微生物等为内容的物质因素，也包括以观念、制度、行为准则等为内容的非物质因素；既包括自然因素，也包括社会因素；既包括非生命体形式，也包括生命体形式。

《中华人民共和国环境保护法》中对环境阐述如下：环境是指影响人类生存和发展的各种天然的和经过人工改造的自然因素的总体，包括大气、水、海洋、土地、矿藏、森林、草原、湿地、野生生物、自然遗迹、人文遗迹、自然保护区、风景名胜区、城市和乡村等。

根据环境属性，通常将环境分为自然环境和人工环境。自然环境是指未经过人的加工改造而天然存在的环境，是客观存在的各种自然因素的总和。自然环境按环境要素又可分为大气环境、水环境、土壤环境、地质环境和生物环境等，主要就是指地球的五大圈——大气圈、水圈、土圈、岩石圈和生物圈。人工环境是指为了满足人类的需要，在自然物质的基础上，通过人类长期有意识的社会劳动，加工和改造自然物质，创造物质生产体系，积累物质文化等所形成的环境体系。人工环境是由于人类活动而形成的环境要素，它包括由人工形成的物质能量和精神产品以及人类活动过程中所形成的人与人的关系，后者也称为社会环境。这种人为加工形成的生活环境包括住宅的设计和配套、公共服务设施、交通、电信、供水、供气、绿化面积等。人工环境和自然环境的区别主要在于人工环境对自然物质的形态做了较大的改变，使其失去了原有的面貌。

二、人类与环境

人与环境之间存在着相互作用，环境因素可对人体健康产生影响，同时人体也可对环境因素的作用做出反应。作为生态系统的一部分，人类与环境之间不断进行着物质、能量和信息的交换，两者之间保持着动态平衡。

（一）人类是环境的产物

自然环境是人类生存和繁衍的物质基础。根据科学测定，人体血液中的60多种化学元素含量与岩石中这些元素含量的分布规律是一致的，这说明人类通过新陈代谢与周围的环境进行物质交换，使体内各种化学元素的平均含量与地壳的平均含量相适应。因此，人类是环境的产物，他们从内部调节自己的适应性，与不断变化着的地壳物质保持平衡关系。

正是大自然丰富的自然资源和优美的环境为人类的繁衍生息提供营养和条件，才使人类发展、壮大。

（二）人类与环境的相互作用

人类不仅是环境的产物，也是环境的改造者。人类为了生存、发展，从自然环境中获取所需要的氧气、水分和食物，以提供身体活动的能量、生长发育和代谢更新的原料。人类在向环境索取资源的同时，也逐渐对环境产生深远的影响。

在人类早期，由于人口稀少及能力有限，人类的生存主要利用自然界现成的食物，如动物、植物的果实、树叶等，此时对环境没有明显的影响和破坏。在相当长的时间里，自然条件主宰着人类的命运。

到了农耕时代，人类学会了耕种粮食，开始了刀耕火种、毁林开荒，这在一定程度上破坏了原有的自然环境。但由于当时生产力还很低下，科学、医疗水平不高，人均寿命较短，人口数量不多，因此对环境的影响十分有限。

然而，随着人类生活条件逐渐改善，人口数量不断增加，人工生态系统的范围日益扩大，致使自然生态系统不断缩小。从人类开始开采矿石、使用化石燃料以来，人类的活动范围开始侵入岩石圈。人类开垦荒地、平整梯田，尤其是自工业革命以来，大规模地开采矿石，破坏了自然界的元素平衡。自20世纪后半叶，伴随人类工农业蓬勃发展，大量开采水资源，过量使用化石燃料，并向水体和大气中排放大量的废水、废气，造成大气圈和水圈的质量恶化。

人类健康的基础是健康的生态系统，它是人类生存和发展的物质基础。当生态环境出了问题，人类还能"独善其身"吗？环境的恶化必将导致人类健康受损，甚至生存也受到威胁。恩格斯曾经说过，我们不要过分陶醉于我们对自然界的胜利。对于每一次这样的胜利，自然界都报复了我们。每一次胜利，在第一步都确实取得了我们预期的结果，但是在第二和第三步却有了完全不同的、出乎预料的影响，以至常常把第一个结果抵消了。

人类走到今天，所面临的生态环境问题已经发展到了区域性的环境污染和大规模的生态破坏，而且出现了温室效应、臭氧层破坏、酸雨、物种灭绝、土地沙漠化、森林锐减等大范围甚至全球性的环境危机，严重威胁着全人类的生存和发展。而且生态环境一旦遭到破坏，需要几倍的时间乃至几代人的努力才能恢复，甚至永远不能恢复。人类为恢复和改善已经恶化的环境，必须做长期不懈的努力，其任务是十分艰巨的。人类赖以生存的环境系统已经频频亮出"黄牌"，人类如再不清醒，终将被罚出"场"外。到那时，尽管人类为子孙后代留下数以亿计的财富，但由于前人"愚蠢"的行为，毁掉了后人生存的环境条件，再多的财富又有什么用呢？到那时，洁净的水、空气都将成为奢侈品。

三、环境问题

环境系统中的各种能量和物质的流动及转化都是紧密联系的，平衡环境系统的最基本条件就是能量流动和物质循环收支平衡。当然，在一定范围内环境系统是能够自我调节的，当能量流动和物质循环遭受破坏而使环境失去平衡与稳定的状态时，环境系统会自身渐次复原或者重新建立新的平稳状态。而当外部压力超过系统保持平衡的节点时，能量流动和物质循环就会发生根本的断裂而导致系统失衡，就会产生环境问题，甚至环境危机。

因此，所谓环境问题是指由于自然因素或人类活动作用于人们周围的环境，使得环境的构成与状态发生变化，环境质量下降，从而对人类的生产、生活及健康产生影响的问题。需要强调的是，当今世界性的环境问题并不是由自然因素引发的能量流动和物质循环的断裂而产生的"原生"问题，而是由人为因素造成的"次生"问题。

原生环境问题是指自然演变和自然灾害引起的问题，如地震、洪涝、干旱、台风、崩塌、滑坡、泥石流等。次生环境问题是由人类活动引起的，一般又分为环境污染和生态破坏两大类。如乱砍滥伐引起的森林植被的破坏，过度放牧引起的草原退化，大面积开垦草原引起的沙漠化和土地沙化，工业生产造成大气、水环境恶化等。

由于人类认知能力和科学技术水平的限制，在改造环境的过程中常常产生意料不到的后果，造成对环境的污染和破坏，因此我们面临的环境问题主要是次生环境问题。到目前为止已经威胁人类生存并已被人类认识到的环境问题主要有全球变暖、臭氧层破坏、酸雨、淡水资源危机、能源短缺、森林资源锐减、土地荒漠化、物种加速灭绝、垃圾成灾、有毒化学品污染等众多方面。

(一) 环境问题由来

环境问题自古有之，除了自然灾害之外，大多是随着经济与社会的发展而产生的。人类通过劳动将自身从自然界提升出来，经过了数万年的历史。人类社会在原始文明和农业文明的漫长历史中对自然界的影响并不大，人和自然基本处于和谐状态。但近现代工业文明的发展给人类创造巨大社会财富的同时，也极大地破坏了自然环境，造成大面积乃至全球性的生态危机，成为当今困扰人类社会的严重问题。

(二) 环境问题特点

当代环境问题不同于历史环境问题，具有如下新特征。

1. 全球性

早期的环境问题尽管在许多国家和地区程度不等地发生，但就其性质、范围以及影响来看仍属于局部地域，造成的影响也仅是针对特定的区域，对全球环境尚未构成威胁。而当代环境问题则不然。全球经济一体化后，国家间的环境安全如同经济安全一样，也是超越国界、紧密相关的。例如，南极企鹅、北极海豹的身上都被检测出杀虫剂DDT这种有毒物质，而且在大部分国家禁用这种杀虫剂之后，它在动物体内的含量却一直没有下降；在人迹罕至的珠穆朗玛峰积雪中也能查出禁用农药的成分。这说明，有些环境问题在世界各地的每个大洲、大洋都普遍发生。此外环境污染和生态破坏的速度惊人，并蔓延到整个地球，形成环境危机，危害涉及全人类。例如，温室效应、臭氧层破坏、大规模物种灭绝、土地沙漠化、水源和海洋资源危机、危险性废弃物污染等，已经遍布整个地球生态圈，包括大气圈、水圈和土壤圈。

2. 严重性

与经济安全相同，环境安全也成为人类社会安全的重要组成部分。从全球情况来看，自然环境系统已经处于崩溃的边缘，特别在发展中国家尤为突出，主要表现在如下方面。

(1) 大气污染

工业现代化急剧消耗了过多煤炭、石油和天然气，由此向大气排入的二氧化碳、甲烷等温室气体逐年上升，大气的温室效应也随之增强，引起全球气候变暖等一系列影响。气候变暖直接的后果是海平面上升，致使许多小岛屿国家的领土正逐年缓慢减少甚至消失。作为地球"保护伞"的臭氧层受到人类活动排放的大量氯氟烃类物质的破坏。人类活动还导致硫氧化物和氮氧化物增加而产生酸雨。酸雨对环境的影响是多方面的，会使土壤酸化，危害植物的生长；会使河流湖泊酸化，造成水生生物的减少或绝迹；会使建筑材料和工业设备遭受腐蚀而缩短使用寿命。

(2) 森林锐减

按照联合国粮农组织的报告，目前森林正以平均每年 73000 km^2 的速度消失。森林的减少削弱了它涵养水源的功能，导致物种减少和水土流失，对二氧化碳吸收的减少又进一步加剧了温室效应。

（3）生物多样性减少

近百年来，地球上的各种生物和生态系统因为人类对环境资源的不合理开发与污染而受到了极大冲击，生物多样性受到了很大的损害。据相关学者统计，每年全世界至少有五万种生物物种灭绝。

（4）水资源污染

由于工农业及生活污水以及大量化学废弃物的随意排放，超出了环境本身的自净能力，严重污染了海水、湖泊、地下水，使水这一人类生产、生活必需的物质成为"危险品"。

3. 不可逆性

不同层次的生态系统存在于人类生存的自然环境中，这些相对独立的生态系统之间又有一定的联系，共同组成一个看似复杂而实际有序的层级结构系统。生态系统属于开放系统，与外界有能量流动和物质交换。在交换过程中生态环境受外界干扰的自我调控机制有一定的限度，如果超过生态承载能力阈值就意味着生态系统的稳定性和有序性遭到破坏，通常会造成不可逆的后果。由于科学和技术的进步，人类具有大规模干预环境的能力，改变了环境中经过长期演化形成的物理、化学和生物过程，而有些过程具有不可逆性，或者确切地说在"人类时间"内不可逆（人类时间是比地质时间短暂得多的时间维度）。例如，人们可以重新造林，但是人工林中的植物、动物、微生物以及土壤无论如何也不能恢复到原始森林的面貌；热带海洋的珊瑚礁消失以后，很难在投放的人工珊瑚礁上重建生物多样性；黄土高原水土严重流失，那些千沟万壑的地面难以复原；已经灭绝的物种绝不可能再出现，等等。

4. 不可预见性

环境的变化是一个巨大的、长期的过程，难以在实验室中进行模拟。例如，农药 DDT 被证明具有良好的杀虫特性，但大规模地使用了几十年后，人们才发现它能够进入食物链，损害动物和人类的健康；氟利昂（氟氯化碳）具有优异的化学性能，广泛使用在各种小喷雾器中，直至几十年后人们才认识到它是破坏臭氧层的元凶；还有，二氧化碳作为一种常见的气体，大量排放引起全球变暖，这也是跟踪观察几十年后才发现的结果。许多天然并不存在的物质如 DDT、多氯联苯、氟利昂等被人工合成后，扩散于环境中，对生态系统和人类社会产生了不利的影响。

5. 复杂性

早期的污染来源单一，可以通过污染源调查治理来解决。而当前的环境问题污染源众多，分布广泛，人类的生产生活过程源源不断地带来污染物，而且无论经济发达国家或发展中国家都不能幸免，这极大地增加了解决问题的难度。

(三) 环境污染

环境污染是指人类直接或间接地向环境排放超过其自净能力的物质或能量，从而使环境的质量降低，出现对人类的生存与发展以及生态系统造成不利影响的现象。自然情况下，大气中也会有粉尘、二氧化硫等有害气体排放而造成大气污染，如火山喷发。但通常情况下，环境污染是由人类活动造成的。人类活动之所以会造成环境污染，是因为人类与其他生物有一个根本差别，即人类除了进行自身的生产外，还进行更大规模的物质生产，使得人类活动的强度远远大于其他生物。

人为原因对环境造成污染主要表现在如下方面：(1) 滥采滥用、不合理地利用自然资源。如滥伐森林破坏生态平衡，滥垦草原造成土壤沙化，滥采滥用矿产资源导致环境破坏等。(2) 任意排放有害物质。如排放大量废气、废水、固体废物等。(3) 生产生活高度集聚化。如城市发展引发的一系列环境问题，包括汽车尾气、噪声、生活垃圾、人口膨胀、住房、交通拥堵等。(4) 不合理工程建设。如一些水利工程破坏生态环境。

环境污染极大地破坏了大自然的环境，威胁人类生存、健康与可持续发展，甚至会导致生态灾难。20世纪30年代至60年代，工业发达国家相继出现了震惊世界的"八大公害"事件，环境污染造成在短期内人群大量发病和死亡。这些由工业污染造成的悲剧给人们留下了惨痛的记忆和教训。

1. 马斯河谷事件

马斯河谷是比利时境内马斯河旁一段长 24 km 的河谷地段。这一段河谷中部低洼，两侧有百米的高山对峙，使河谷地带处于狭长的盆地之中。马斯河谷地区是一个重要的工业区，建有3家炼油厂、3家金属冶炼厂、4家玻璃厂和3家炼锌厂，还有电力、硫酸、化肥厂和石灰窑炉，工业区全部处于狭窄的盆地中。1930年12月1日至15日，整个比利时大雾笼罩，气候反常。由于特殊的地理位置，马斯河谷上空出现了很强的逆温层，抑制了烟雾的升腾，使大气中烟尘积存不散，并在逆温层下积蓄起来。在这种逆温层和大雾的作用下，马斯河谷工业区内13家工厂排放的大量烟雾弥漫在河谷上空无法扩散，有害气体在大气层中越积越厚，其积存量接近危害健康的极限。第三天开始，在二氧化硫（SO_2）和其他几种有害气体以及粉尘污染的综合作用下，河谷工业区有上千人发生呼吸道疾病，症状表现为胸疼、咳嗽、流泪、咽痛、声嘶、恶心、呕吐、呼吸困难等。一个星期内就有60多人死亡，是同期正常死亡人数的十多倍。其中以心脏病、肺病患者死亡率最高。许多家畜也未能幸免，纷纷死去。

2. 多诺拉事件

多诺拉事件发生在美国宾夕法尼亚州多诺拉镇。由于该镇处于河谷，而且工厂过多，在1948年10月26日至31日，大部分地区受反气旋和逆温控制，加上连日持续有雾，使大气污染物在近地层积累。二氧化硫及其氧化作用的产物与大气中尘粒结合是致害因素，发病者5911人，占全镇人口的43%。症状是眼痛、喉痛、流鼻涕、干咳、头痛、肢体酸乏、呕吐、腹泻，死亡17人。

3. 洛杉矶光化学烟雾事件

该事件是世界有名的公害事件之一，20世纪40年代初期发生在美国洛杉矶市。全市250多万辆汽车每天消耗汽油约1600万升，向大气排放大量碳氢化合物、氮氧化物、一氧化碳。该市临海依山，处于50 km长的盆地中，汽车排出的废气在日光作用下，形成以臭氧为主的光化学烟雾。这种烟雾中含有臭氧、氧化氮、乙醛和其他氧化剂，滞留在市区久久不散。在1952年12月的一次光化学烟雾事件中，洛杉矶市65岁以上的老人死亡400多人。1955年9月，由于大气污染和高温，短短两天之内，65岁以上的老人又死亡400余人，许多人出现眼睛痛、头痛、呼吸困难等症状。这使得洛杉矶市被称为"美国的烟雾城"。

4. 伦敦烟雾事件

1952年12月4日至9日，伦敦上空受高气压控制，大量工厂生产和居民燃煤取暖排出的废气难以扩散，积聚在城市上空。同时，英国大部处于高气压控制之下，多下沉气流，污染物难以向高层大气扩散，导致污染物浓度持续上升。燃煤产生的粉尘表面会吸附大量的水，成为形成烟雾的凝聚核，这样便形成了浓雾。另外燃煤粉尘中含有三氧化二铁成分，可以催化另一种来自燃煤的污染物二氧化硫氧化生成三氧化硫，进而与吸附在粉尘表面的水化合生成硫酸雾滴。这些硫酸雾滴吸入呼吸系统后会产生强烈的刺激作用，使体弱者发病甚至死亡。许多人出现胸闷、窒息等不适感，发病率和病死率急剧增加。据英国官方的统计，在大雾持续的5天时间里，丧生者超过5000人，在大雾过去之后的两个月内超过8000人相继死亡。

5. 四日市事件

该事件于1961年发生在日本四日市。1955年以来，四日市相继兴建了三座石油化工联合企业，在其周围又挤满了三菱石化等十余个大厂和一百余个中小企业。石油冶炼和工业燃油产生的废气严重污染了城市空气，全市工厂年排出二氧化硫和粉尘总量达1.3×10^5 t，大气中二氧化硫浓度超出容许标准的5~6倍。在四日市上空500 m厚的烟雾中还漂浮着许多种毒气和有毒金属粉尘。重金属微粒与二氧化硫形成硫酸烟雾。由于大气污染，造成不少人患上了支气管哮喘、慢性支气管炎、哮喘性支气管炎和肺气肿等呼吸系统疾病，这些病统称为"四日市哮喘"。1961年四日市哮喘大发作，患者中慢性支气管炎占25%，支气管哮喘占30%，哮喘性支气管炎占40%，肺气肿和其他呼吸系统疾病占5%。1964年连续三天烟雾不散，哮喘病患者开始死亡。1972年，四日市哮喘病患者达817人，死亡超过10人。由于日本各大城市普遍使用高硫重油，致使四日市哮喘已蔓延全国。

6. 米糠油事件

米糠油是由稻谷加工过程中得到的副产品米糠通过压榨法或浸出法制取的一种稻米

油。1968年3月，日本爱知县米糠油工厂在生产时混入了多氯联苯，这种食用油被销售到日本各地，受害者达1.3万人。患者初期症状是痤疮样皮疹、指甲发黑、皮肤色素沉着、眼结膜充血等，重者恶心、呕吐、肌肉痛、咳嗽不止，甚至死亡。据统计，米糠油事件患病者超过5000人，死亡16人。

7. 水俣病事件

该事件于1953~1956年发生在日本熊本县水俣镇。从1949年起，位于日本熊本县水俣镇的日本氮肥公司开始制造氯乙烯和醋酸乙烯。由于制造过程要使用含汞（Hg）的催化剂，大量的汞便随着工厂未经处理的废水排放到了水俣湾。含甲基汞的工业废水污染水体，被水生生物食用后在体内转化成甲基汞，这种物质通过鱼虾进入人体和动物体内后，会侵害脑部和身体的其他部位，引起脑萎缩、小脑平衡系统破坏等多种危害，毒性极大。在日本，食用了水俣湾中被甲基汞污染的鱼虾人数达数十万。1972年日本环境厅公布：水俣湾和新县阿贺野川下游有汞中毒者283人，其中60人死亡。

8. 痛痛病事件

该事件于1955~1972年发生在日本富山县神通川流域。1955年，在日本神通川沿岸的一些地区出现了一种怪病，开始时人们只是在劳动之后感到腰、背、膝等关节处疼痛。原来是因为在日本富山县，当地居民同饮一条称为神通川河的水，并用河水灌溉两岸的庄稼。后来日本三井金属矿业公司在该河上游修建了一座炼锌厂。炼锌厂排放的废水中含有大量的镉，整条河都被炼锌厂的含镉污水污染，河水、稻米、鱼虾中富集大量的镉，然后又通过食物链，使这些镉进入人体富集下来，使当地的人们得了一种奇怪的骨痛病（又称痛痛病）。镉进入人体，使人体骨骼中的钙大量流失，使患者骨质疏松、骨骼萎缩、关节疼痛。曾有一个患者打了一个喷嚏，竟使全身多处发生骨折。另一患者最后全身骨折达73处，身长为此缩短了30 cm，病态十分凄惨。痛痛病在当地流行20多年，造成200多人死亡。

日益恶化的生态环境越来越受到各国的普遍关注。更多的人开始认识到，人类应当不断更新自己的观念，随时调整自己的行为，以实现人与环境的协调共处。人类的生存和发展必须依赖于自然，人类必须与自然和谐相处，要保护好自然，维护好环境的生态平衡，不能竭泽而渔，否则带给人类灾难的将会是人类自己。

近年来，我们已经意识到环境与人的重要性，党中央提出了"科学发展观""建设环境友好型社会"的概念，改变了过去一些地方政府只重视经济发展，不重视环境保护的错误做法。我们既要绿水青山，也要金山银山。宁要绿水青山，不要金山银山，而且绿水青山就是金山银山，这生动形象地表达了我们党和政府大力推进生态文明建设的鲜明态度和坚定决心。要按照尊重自然、顺应自然、保护自然的理念，贯彻节约资源和保护环境的基本国策，把生态文明建设融入经济建设、政治建设、文化建设、社会建设各方面和全过程。保护环境就是保护人类生存的基础和条件。只有保护和维持生态系统结构和功能的可持续性，修复生态系统的创伤，重建已破坏的地球生命支持系统，才能使人类的健康得到保障。

第二节　健康的定义

人人都渴望拥有健康的体魄，而每个人的健康状况在很大程度上又依赖于他所生活的环境。在环境中，有许多因素每时每刻作用于人的机体。这些因素可概括为物理的、化学的和生物学的，不仅错综复杂，而且处于经常不断的变化之中。人体借助机体内在调节和控制机制，与各种环境因素保持着相对平衡而表现出机体对环境的适应能力。但是人们的这种适应能力是有限的，当有害的环境因素长期作用于人体或者超出一定限度，就会危害健康，引起疾病，甚至造成死亡。

一、健康的含义

人体在正常情况下，各个系统、器官发挥着各自的功能。如肺、气管、支气管等组成的呼吸系统负责呼吸功能，吸进氧气、呼出二氧化碳，进行着身体与外界环境的气体交换；口腔、食道、胃、小肠、大肠、肛门等组成消化系统，负责消化功能，将水、食物摄入体内，进行消化，吸收机体需要的营养和水分，将剩下的残渣和废物即粪便排出体外；肾、输尿管、膀胱、尿道等组成泌尿系统，负责泌尿功能，它排出身体的可溶性毒废物质和多余的水分即尿液；心脏、动脉、静脉等组成循环系统，负责循环功能，它泵出具有营养成分的新鲜血液通过动脉流至全身，营养各个器官的组织、细胞，以保证各个组织、细胞的新陈代谢和功能。各组织、细胞新陈代谢产生的废物通过静脉带到肝脏进行解毒，再通过血液循环到肾脏，或不经过肝脏而直接通过血液循环到肾脏，随尿液排出体外。溶解在静脉中的废气主要是二氧化碳，通过循环回到肺，经呼气排出体外。大脑神经系统、内分泌系统和免疫系统调节着全身各组织器官的功能和新陈代谢活动，是机体的自我稳定的调节系统，维持着各器官与器官之间、系统与系统之间，以及机体与外界环境之间的协调和平衡。

然而，机体的平衡状态会被改变，即健康会向病态转变。当各种有害因素即病因作用身体时，身体对病因所引起的损害会发生一系列抗损害反应，机体通过自我稳定调节系统，努力维持着原来的平衡。但是，当病因引起的损害十分严重，使机体自我稳定调节系统的功能失败或发生紊乱，机体的平衡破坏，便会出现各种器官、组织的机能、代谢和形态结构的病理变化，进而引发机体各器官、系统之间，以及机体与外界环境之间的协调关系发生障碍，从而引起各种病理症状、体征和行为异常，特别是对环境适应能力和劳动能力的减弱甚至丧失。这时我们说机体生病了。可见，疾病是一种状态，是身体内部环境原有的稳定、平衡遭到破坏的状态，是身体生命活动的异常状态。疾病又是一个过程，是有害因素侵袭身体、身体与有害因素进行抗争、恢复原有平衡的过程。此外，疾病的发生也是一个渐变、由量变到质变的过程。

关于健康，世界卫生组织（WHO）给出的定义如下：健康不仅指没有疾病或虚弱现象，而且指一个人在生理上、心理上和社会适应上的完好状态。对于该定义，应从两个方面来理解：一方面，健康不仅仅是指身体方面的健康，还包括心理方面和社会适应等方面的健康。因为心理健康问题不仅导致人的精神痛苦，还可以通过干扰神经、内分泌、免疫和行为等作用，影响躯体健康，最终引发一些慢性疾病甚至癌症等严重的身体疾病。另一方面，健康和疾病之间不是对立的，健康与疾病之间没有截然的界限，两者之间是一条连续带，从疾病最严重一端到健康的顶峰，中间还有很宽的中间地带，大多数人处在中间"正常"的一般健康的位置。

二、环境与健康

生物和人类是地壳物质发展到一定阶段的产物，它们和地壳物质保持一种自然的平衡关系，即生态平衡。例如，在水塘里，鱼靠浮游动植物而生活；鱼死后，水里的微生物把鱼的尸体分解为基本的化合物，这些基本的化合物又是浮游动植物的营养源，浮游动物靠浮游植物为生；鱼又吃浮游动物。这样，在水塘里，微生物、浮游动植物、鱼之间就建立起生态平衡。

物质和能量在生态系统中进行循环，在生态循环这个庞大而复杂的体系中，一环扣一环，相互制约，相互依存。如果突然有一种新的化学物质进入这个循环系统，或者某种化学元素过多或过少，或者由于环境的剧烈变化，如地震、海啸、火山爆发、开垦荒地、开采矿藏、采伐森林、兴建大型水利工程、工业"三废"（废水、废气、废渣）和生活"三废"（粪便、垃圾、污水）的任意排放等，都可以使生态系统的平衡遭到破坏，进而给生物和人类带来危害，这就是人类生活环境的破坏。

环境的污染或破坏必然会影响人的身体健康。人类的疾病绝大部分是由生物的、机械的、物理的和化学的致病因素所引起。使环境污染的物质大部分是化学物质，如有毒气体、重金属、有机及无机的化合物、农药等；还有生物性因素（如病菌、虫卵等）和物理性因素（如噪声和振动、放射性物质的辐射作用等）。这些因素达到一定程度都可以成为致病因素。

疾病是机体在致病因素作用下机能、代谢、形态上产生变化的一个过程，这些变化达到一定程度就表现为临床症状和体征。在疾病过程中有些变化是属于代偿性的，有些属于损伤性的，当代谢过程相对较强时，机体内环境还保持着相对的稳定。在代偿范围内，如果致病因素停止作用，机体便向恢复健康的方向发展；但代偿能力是有限度的，如果致病因素继续作用，迟早会出现明显的临床症状和体征。

疾病的发生常常是内、外因素共同作用的结果。然而，从人类医学发展史来看，外在的环境因素是威胁人类健康的主要原因。20世纪中期以前，导致人类健康损害的致死性疾病主要是自然环境中的细菌、病毒引起的传染性疾病，如鼠疫、天花、霍乱、麻疹、结核等。20世纪中期以后，随着抗生素、疫苗的应用，这些传染性疾病已得到很好的控制。但是，由人类活动引发的生态环境恶化、环境污染成为导致癌症、心脑血管疾病、心理疾病等的重要原因，成为人类健康的主要威胁。

环境对健康的影响是复杂的，从环境对人类健康的作用方式来看，有直接影响和间接影响。如地震、洪水、海啸、泥石流、火山爆发、高温、低温等可直接导致人的死亡；而生态破坏、环境污染等则导致人的生存环境恶化，或使致病因素增加，或使人体抵抗力下降，从而间接影响人类健康。

（一）环境污染与人体健康

环境污染物作用于人体，可简单地分成相互关联的吸收、分布、代谢及排泄4个过程。吸收、分布和排泄过程称为生物转运，代谢过程称为生物转化或代谢转化。环境污染物通过各种途径和方式被机体吸收后，经血液运输分布到全身各组织器官，它们或被贮存在体内或在组织细胞内发生化学结构和性质变化而转变为代谢产物，最终与共代谢产物通过各种途径排出体外。

环境污染物对机体的毒性作用一般取决于两个因素：一是污染物的固有毒性和接触量，二是污染物及其活性代谢产物在靶器官内的浓度及持续时间，而后者与化学毒物在体内的吸收、分布、代谢和排泄过程有关。进入人体内的污染物会干扰或破坏机体的正常生理功能，使机体中毒或产生潜在危害；也可以通过机体的各种防御功能与代谢活动，降解之后排出体外。

1. 吸收

吸收是外源性化学物质经过各种途径透过机体的生物膜进入血液的过程。外源性化学物质主要通过呼吸道、消化道和皮肤吸收，在毒理学实验中有时也采用特殊的染毒途径如腹腔注射、静脉注射、肌内注射和皮下注射等。吸收后毒物经血液循环分布到全身各组织内。

（1）经呼吸道

呼吸道吸收是空气中的外源性化学物质进入机体的主要途径。从鼻腔到肺泡的各部分结构不同，对污染物的吸收情况也各有差异。人体内的肺泡数量很多、表面积很大，肺泡壁薄，遍布毛细血管，空气在肺泡内流速慢，肺泡上皮细胞对脂溶性、水溶性离子均具有高度的通透性，这些都有利于肺泡吸收污染物。因此，气态污染物经呼吸道吸入，以肺泡吸收为主，且毒物经肺吸收的速度相当快，仅次于静脉注射。此外，鼻腔的表面积虽然小，但鼻黏膜有高度通透性，因此经鼻腔吸收也应受到重视。

污染物由于在空气中存在的状态不同，经呼吸道吸收的机制也是不同的。对于气体和蒸气态的污染物，经呼吸道的吸收主要发生在肺部。鼻部可以过滤水溶性和高反应性气体，使其不能进入。气态物质到达肺泡后，经简单扩散透过呼吸膜而进入血液。对于气溶胶，吸收取决于气溶胶中化学物质的水溶性，气溶胶的沉积部位主要取决于所含颗粒物大小。一般来说，直径为 5 及以上的颗粒物通常在鼻咽部沉积，在有纤毛的鼻表面新液层，通过纤毛运动被清除。直径为 2~5 Mm 的颗粒物主要沉积在肺的气管、支气管区域，通过呼吸道纤毛部分的新液层逆向运动而被清除。直径为 1 km 及以内的颗粒物可到达肺泡，它们可以被吸收入血，或通过肺泡巨噬细胞吞噬移动到黏液纤毛远端的提升装置被清除或通过淋巴系统清除。颗粒物从肺泡中清除的效率不高，在第一天仅有大约 20% 的颗粒物被清除，超过 24 小时后剩余部分的清除非常缓慢。

沉积在呼吸道内表面的微粒主要有以下去向：①被吸收入血液。水溶性大的颗粒在沉积局部溶解后，可很快被吸收入血液，特别是附着在肺泡壁上的大部分被吸收。②附着在肺泡表面的难溶性颗粒物随黏液咳出或被吞咽入胃肠道。③附着在肺泡表面的难溶性颗粒物不论是否被巨噬细胞吞噬都可进入肺间质，有的长期滞留，有的可进入淋巴间隙和淋巴结，其中部分微粒还可以随淋巴液到达血液。④有些微粒可长期停留在肺泡内从而形成病灶。

（2）经胃肠道

胃肠消化吸收也是环境有害物质进入人体的一个重要途径。毒物的吸收可发生于整个胃肠道，甚至是在口腔和直肠中，但主要是在小肠，因肠道黏膜上有绒毛，可增加小肠吸收面积至 200~300 m²。该途径主要吸收饮水和食物中的污染物。虽然消化道的各个部位对这些外源性化学物质均有吸收，但起主要作用的是胃和小肠。整个消化道不同部位的 pH 值相差很大，使得污染物的解离度也不同，因此污染物在胃肠道不同部位的吸收也表现出很大差异。胃液酸度很高，一些弱碱性物质（如苯胺等）在胃里解离度较高，很难被吸收；而一些弱酸性物质（如苯甲酸等）在胃液中主要呈未解离状态，脂溶性大，容易被胃吸收。相反，小肠中的体液趋向于中性或弱碱性，因此对弱碱性物质吸收较多，而对弱酸性物质的吸收则相对较少。然而，由于小肠内还存在大量的绒毛和微绒毛，使得其比表面积增大约 600 倍，因此也可以吸收大量的有机酸类化合物。

简单扩散是外源性化学物质在胃肠道吸收的主要方式。相对分子质量小的（200 以下）、脂溶性大的（脂水分配系数大）、极性低的（解离度小）化学物质较易通过生物膜被吸收。滤过方式发生在小肠，其黏膜细胞膜上有直径为 0.4nm 左右的亲水性孔道，相对分子质量为 100 左右，直径小于亲水性孔道的小分子可随同水分子一起滤过而被吸收。例如，经口摄入的铅盐 10%、锰盐 4%、镉盐 15% 和铬盐 1% 可被滤过吸收。还有少数外源性化学物质，由于其化学结构或性质与体内所需的营养物质非常相似，还能通过主动转运的方式进入机体。例如铅可利用钙的运载系统，铬、钴和锰可利用铁的运载系统；抗癌药 5-氟尿嘧啶（5-FU）和 5-溴尿嘧啶可利用小肠上皮细胞上的嘧啶运载系统。脂肪经肠道吸收后，与磷脂和蛋白质一起形成乳糜微粒。经胞吐作用进入细胞外空间，通过淋巴管直接进入全身静脉血流。某些脂溶性外源性化学物质也可沿这一途径被淋巴管吸收。例如苯并芘、3-甲基胆蒽和顺-二甲氨基芴以及 DDT 都是通过这种方式吸收的。此外，偶氮色素及某些微生物毒素可通过胞吞作用进入肠黏膜上皮细胞。

(3) 经皮肤

经皮肤吸收是外源性化学物质由外界进入皮肤并经血管和淋巴管进入血液和淋巴液的过程。皮肤的通透性不高，但当皮肤与外源性化学物质接触时，它们也可透过皮肤而被吸收，例如，四氯化碳可透过完整健康的皮肤引起肝损害，有机磷杀虫剂和汞的化学物质可经皮肤吸收引起中毒。

污染物通过两种途径经简单扩散的方式被皮肤吸收，一是表皮，二是毛囊、汗腺及皮脂腺，但后者只占皮肤总表面积的0.1%~1%。污染物通过表皮吸收需经过三层屏障，即表皮角质层、连接角质层、表皮和真皮连接处的基膜。表皮角质层是表皮吸收的最主要屏障，一般相对分子质量大于300的物质不易通过无损的皮肤；连接角质层能阻止水、电解质和某些水溶性物质进入机体，但脂溶性物质可以通过；表皮和真皮连接处的基膜能阻止某些物质透过，但大多数物质通过表皮后，可自由地经乳突毛细管进入血液。经毛囊吸收的物质不需经过表皮屏障，可直接通过皮脂腺和毛囊壁进入真皮。电解质和某些金属，特别是汞可通过毛囊、汗腺和皮脂腺而被吸收。

外源性化学物质通过皮肤的吸收速度和吸收量受外源性化学物质的理化性质、生物体的皮肤性状、在皮肤表面汗液中溶解黏附等多种因素的影响。在通过角质层时，相对分子质量的大小和脂/水分配系数的影响较为明显。脂溶性化学物质透过角蛋白丝间质的速度与其脂/水分配系数成正比，但在吸收阶段，外源性化学物质将进入血液或淋巴液，是同时具有脂溶性和水溶性的液体，所以脂/水分配系数为1左右者更容易被吸收。非脂溶性的极性外源性化学物质的吸收与其相对分子质量大小有关，相对分子质量较小者也较易穿透角质层被吸收。此外，人体不同部位皮肤对外源性化学物质的吸收能力存在差异，角质层较厚的部位如手掌、足底，吸收较慢，阴囊、腹部皮肤较薄，外源性化学物质易被吸收。化学物质经皮肤附属物吸收和在穿透角质层时都有高度的物种依赖性。皮肤血流量和有助于吸收的皮肤生物转化也有物种差异。皮肤吸收的物种差异说明了农药毒性对昆虫和人的不同。例如，对人和昆虫以注射途径给予DDT的半数致死剂量（LD_{50}）相近，但当与皮肤接触时，DDT对昆虫的毒性远大于哺乳动物。这可能是由于DDT很容易穿过昆虫的壳质外甲，并且昆虫相对于其体重的体表面积大。当表皮发生损伤时，会加速外源性化学物质的吸收。

(4) 其他途径

外源性化学物质通常经上述3种途径吸收，但在毒理学动物实验中有时也采用腹腔、皮下、肌肉和静脉注射进行染毒。静脉注射可使外源性化学物质直接进入血液，分布到全身。因腹腔具有丰富的血流供应和相对广大的表面积，所以腹腔注射可使外源性化学物质的吸收迅速。经腹腔染毒的化学物质主要通过门脉循环吸收，因此在其到达其他器官前必先经过肝脏。皮下或肌肉注射时吸收较慢，但可直接进入体循环。

2. 分布

污染物进入血液和体液后，随血液和淋巴液的流动分散到全身各组织器官的过程称为分布。由于污染物在体内的分布与各组织器官的血流量、亲和力等有关，因此同一种污染物在机体内各部位的分布并不均匀；不同的污染物在机体内的分布情况也各有差异。污染物在体内都有其亲和组织、靶器官和贮存库，它们有可能是同一个部位，也可能是不同的部位。如甲基汞积聚于脑、百草枯积聚于肺，均可引起肺部组织病变；各种有机氯农药（如DDT、六六六）和有机汞农药（如西力生、赛力散）等进入人体后极易贮存在脂肪组织内却并不呈现出生物毒效应。体内的污染物蓄积库主要包括如下4类。

（1）血浆蛋白

污染物进入血液后，血浆中的各种蛋白都能与之结合，尤其白蛋白的结合能力最强，成为污染物最重要的贮存库。此外，不同化学物质与血浆蛋白的结合是有竞争性的。一种已被结合的化合物能被结合能力更强的化学物质所取代，使其呈现毒性或者毒性消失。如与血浆蛋白结合的胆红素可被DDE（DDT的代谢产物）竞争置换而游离于血液中，出现黄疸。

（2）肝和肾

肝和肾中含有一些特殊蛋白，与化学物质的结合能力更强，能将与血浆蛋白结合的污染物夺取过来，成为污染物的另一个蓄积库。例如肝、肾中的金属硫蛋白能与锌、铜结合；肝细胞中的一种配体蛋白可以结合多种有机酸、有机阴离子、偶氮染料及皮质类固醇等。此外，肝脏与外源污染物结合迅速。用铅染毒后30分钟，其在肝中的含量要比血浆中高50倍。

（3）脂肪组织

脂肪组织主要是许多脂溶性有机污染物的蓄积库，它能吸收环境中许多脂溶性化学物质，并分布和蓄积在体脂内，而不表现出生物毒性。如一些有机汞农药、有机氯农药都较易贮存在脂肪组织中。由于肥胖者比消瘦者体脂含量多，因此这类污染物对消瘦者的毒性效应要比肥胖者严重。但如果肥胖者的体脂迅速消耗时，其中所贮存的毒性物质就会释放到血液中，从而出现中毒症状。

（4）骨骼组织

骨骼组织也是环境污染物的一个分布场所，骨骼组织中的一些成分和某些化学物质（如氟化物、铅等）具有特殊的亲和力，如体内90%的铅都分布在骨骼组织中。污染物在骨骼中的沉积是否对人体有害取决于该污染物的化学性质，如铅对骨并无毒性，但骨氟增多可引起氟骨症；放射性锶可致骨肉瘤及其他肿瘤等。

3. 污染物在人体内代谢

代谢是指污染物进入人体后，经一系列生物化学反应转化成代谢产物的过程。代谢能解毒也能增毒，具有双重作用。一些污染物经生物转化，极性和水溶性增加，更易排出体外，毒性降低甚至消失；但还有一些污染物经代谢转化后，毒性反而增大或水溶性降低，致使毒性增强。如有机磷农药对硫磷在体内经代谢转化成对氧磷，其水溶性比原来增大

100倍，其毒性比对硫磷高；又如苯并芘及各种芳香胺致癌物，本身并不直接致癌，经代谢转化后产生了致癌作用。肝、肾、胃、肠、肺、皮肤和胎盘等组织对污染物都具有代谢转化的功能，其中肝脏代谢最活跃。外源性化学物质的生物代谢过程主要包括如下四种反应。

（1）氧化反应

氧化反应主要分为两种：一是微粒体混合功能氧化酶系催化氧化，该反应特异性低，大多环境污染物进入人体后都要经过这一氧化反应。如二甲基亚硝胺通过氧化形成 CHL 使细胞核内核酸分子上的鸟嘌呤甲基化，诱发突变或癌变；二是非微粒体混合功能氧化酶系催化氧化，这类反应通常发生在肝、肺、肾中，主要催化具有醇、醛、酮等基团化学物质的氧化。如乙醇在人体中被催化形成乙醛，进而氧化生成乙酸。

（2）还原反应

肠道属于厌氧环境，肠道菌以还原酶催化为主，污染物通过口或胆汁进入肠道后易于发生还原反应。肝、肾和肺中也常常发生还原反应。此外，体内还存在非酶促还原反应。

（3）水解反应

水解反应是指外源性化学物质在水解酶的催化作用下与水发生化学反应而引起化学物质分解的过程。水解酶多存在于血浆、肝、肾、肠、肌肉和神经组织中。水解反应是外源性化学物质在机体内的主要代谢方式，通过水解后毒性可以降低甚至消失，如有机磷杀虫剂。

（4）结合反应

结合反应是指环境污染物进入人体后，在代谢过程中与其他物质发生生物合成反应的过程。结合反应主要发生在肝脏，其次是肾脏、肺、肠、脾、脑中，大多数外源性化学物质及其代谢产物都要经过结合反应再排出体外。如苯甲酸可以和甘氨酸结合形成马尿酸而排出体外，氢氧酸可与半胱氨酸结合后随唾液和尿液排出体外。

4. 污染物对人体的危害

环境污染物通过各种途径进入体内，危害人体健康。由于污染物的毒性、浓度和人的个体差异以及污染时间长短等条件的不同，造成的危害也不同。

有的污染物在短时间内大量侵入人体而产生急性危害。如伦敦烟雾事件，当时的逆温层是在 60~90 m 的低空，从家庭炉灶和工厂烟囱排放的二氧化硫和烟尘不能及时扩散，导致市民最初感到胸闷、咳嗽、咽痛、呼吸困难进而发烧，最终导致病死率急剧上升，支气管炎病死率最高，其次是肺炎、肺结核以及患有其他呼吸系统疾病的患者。解剖发现，死者多是因为急性闭塞性换气不良造成急性缺氧或引起心脏病恶化而死亡的。还有苏联切尔诺贝利核电站发生的爆炸，导致大量放射性物质的泄漏，造成环境严重污染，人们的健康也受到严重危害。

有的污染物小剂量长期持续接触人体，在体内蓄积，或由于毒物对机体微小损害的逐次累积，就会引起慢性危害。一些污染物，尤其是有机污染物，因其自身性质的稳定性，在环境中很难降解，即使在很微量的情况下也可通过各种环境因素，特别是食物链的富集作用，在体内达到相当含量。例如，长期吸入二氧化硫污染的空气可以引起慢性阻塞性肺部疾患；人们长期生活在低浓度的污染环境中，儿童的生长发育会迟滞，免疫功能会降低，人群中慢性疾病的发病率和病死率将增高；有机氯可以通过水体、大气、食物进入人体并蓄积，使体内的含量逐渐增加；还有某些重金属铅、镉等也可随着外界环境污染程度的增加而在体内蓄积。

除了急性危害和慢性危害，有些污染物还能对人体造成潜伏更长的危害，可能是十几年、几十年，甚至危害作用在下一代显现出来，这就是通常所说的"三致效应"，即致癌、致畸、致突变。

（1）致癌

近几十年来，世界各国癌症的发病率和病死率不断上升。目前认为，诱导肿瘤发生的主要因素包括食物、环境污染物、职业及生活方式。一般估计，80%～90%的癌症与环境因素有关，其中主要是化学因素，占80%～85%。因此，要降低癌症发生率，首先必须识别、鉴定化学致癌物，然后采取措施加以预防。世界卫生组织下属的国际癌症研究所将致癌物质分为四大类。

一类：对人体有明确致癌性的物质或混合物，如黄曲霉素、砒霜、石棉、6价铬、二噁英、甲醛、酒精饮料、烟草、槟榔以及加工肉类。

二类A：对人体致癌的可能性较高的物质或混合物，在动物实验中发现充分的致癌性证据。对人体虽有理论上的致癌性，而实验性的证据有限，如丙烯酰胺、无机铅化合物、氯霉素等。

二类B：对人体致癌的可能性较低的物质或混合物，在动物实验中发现的致癌性证据尚不充分，对人体的致癌性的证据有限。相比二类A致癌可能性较低的物质，如氯仿、DDT、敌敌畏、茶卫生球、镍金属、硝基苯、柴油燃料、汽油等。

三类：对人体致癌性尚未归类的物质或混合物，对人体致癌性的证据不充分，对动物致癌性证据不充分或有限。或者有充分的实验性证据和充分的理论机理表明其对动物有致癌性，但对人体没有同样的致癌性，如苯胺、苏丹红、咖啡因、二甲苯、糖精及其盐、安定、氧化铁、有机铅化合物、三聚氰胺、汞及其无机化合物等。

四类：对人体可能没有致癌性的物质，缺乏充足证据支持其具有致癌性的物质，如己内酰胺。

（2）致畸

某些环境因素可以透过母体胚胎屏障，直接作用于胚胎细胞，引起胚胎发育障碍而导致胎儿畸形，主要包括化学性因素、物理性因素（如放射线）和生物性因素（如病毒）。

目前认为可以对人体产生致畸效应的主要环境污染物有如下几种：①甲基汞。日本发生过因水体甲基汞污染而导致的水俣病，其中也包括胎儿性水俣病。当地的孕妇因食用水体甲基汞污染的水生生物（鱼、贝类）或污染的粮食而引起先天性胎儿甲基汞中毒症状，患儿血、尿和头发内含汞量要明显高于对照区儿童。

此外，20世纪70年代发生的伊拉克甲基汞污染粮食事件中，有至少32名孕妇食用了甲基汞污染的粮食而影响了胚胎发育，其中10名存活下来的婴儿在一周内出现大脑麻痹症状。类似情况在苏联、瑞典和英国也有报道。②酒精。据法国、英国和瑞士调查显示，饮酒孕妇所生产的存活婴儿中，有1/600～1/1000患有酒精综合征。酒精综合征的主要表现为发育迟缓、小头、精神障碍、斜视、上眼睑下垂、耳部异常等症状。③多氯联苯。发生在日本的米糠油事件中，有13名孕妇食用了多氯联苯污染的食油，死亡2胎，存活11胎。13个胎儿均出现皮肤和黏膜暗棕色色素沉着、发育迟缓、齿龈发育不良、颅骨钙化异常等症状，还发现2个死胎都出现皮肤过度角化、皱缩和毛发滤泡囊性膨大。④一氧化碳。孕妇在孕期发生煤气中毒也会影响后代的正常生长发育，主要表现为胎儿基底神经节损伤、小头畸形以及各类脑病，另外在死胎中还发现胎儿基底神经节软化、大脑萎缩、脑积水等改变。⑤吸烟。孕妇吸烟容易诱导胎儿先天性心脏缺陷。研究表明，吸烟孕妇与不吸烟孕妇的危险度比为1.5∶1。孕妇吸烟日均超过20支所产胎儿缺陷率与不吸烟者的比值为1.6∶1，吸烟与不吸烟孕妇所产胎儿唇腭裂发生率危险度比为1.7∶1。

(3) 致突变

突变本是自然界的一种正常现象，在自然条件下发生的突变称为自发突变。从生物进化的观点来看，突变在一定程度上对生物体是有利的。新物种出现、生物进化都与突变密切相关。但当突变发生在体细胞时，会引起肿瘤、畸胎、高血压、动脉硬化等。而当突变发生在生殖细胞时，则会引起显性致死、生育能力障碍或遗传性疾病，从而影响后代的健康。目前，已发现的环境致突变污染物主要有亚硝胺类、苯并芘、三卤甲烷、甲醛、氯乙烯、氟化物、砷、铅、烷基汞化合物、DDT、敌敌畏、甲基对硫磷、谷硫磷、百草枯等。随着环境中这类物质种类和数量的不断增加，致突变物质对人类健康产生的潜在危害也日趋严重。

(二) 环境与健康研究的任务

环境与健康研究的基本任务在于揭示人类赖以生存的环境与机体之间的辩证关系，阐明环境对人体健康的影响及人体对环境的作用所产生的反应，调控两者之间物质、能量、信息交换，寻求解决矛盾的方法和途径，从而获得人体健康与环境协调的可持续发展。

具体包括如下内容：(1) 揭示各种环境因素与人体健康之间的关系。(2) 通过环境毒理学、流行病学研究，揭示环境污染物的健康效应、作用机制、相关疾病发生、发展规律，为控制这些疾病提供对策和依据。(3) 进行与健康相关的环境监测，通过对环境致病因子、人体健康水平等方面的监测，阐明环境污染对人体健康的影响，为疾病预防提供科学依据。(4) 研究环境健康基准，为相关法律、法规、标准制定提供依据。

三、毒理学基础

环境毒理学是研究环境污染物，特别是化学污染物对生物有机体，尤其是对人体的影响及其作用机理的科学。在探讨环境与健康的关系时，人们常常需要了解环境污染物在人体内的吸收、分布、转化和排泄特征，污染物的毒性作用大小、阈剂量、剂量效应关系，污染物的靶器官和靶组织，污染物毒性作用的基本特征和机理，污染物的特殊毒性作用，如致突变、致癌和致畸性，环境污染物对健康影响的早期指标和生物标记物，环境化学物质的安全性评价方法等。

（一）概述

毒理学一词的含义是描述毒物的科学。随着人类社会生产的发展和生活条件的改善，人们在从事生产或日常生活中接触化学品的种类和数量愈来愈多。全世界登记的化学物质已超过800万种，常用的也有7万~8万种。人在生活中不可避免地通过生产、使用或滥用等方式短时接触化学物质，也可能通过各种环境介质（水、土壤、食品等）长期持久地接触化学物质。对人体来说，这些化学物质是从外界环境中摄入的，而非机体内源产生，在一定条件下直接或间接损害人的健康，所以称为外源性化学物质。

毒理学的目的就是研究外源性化学物质与生物体之间的相互作用关系，阐明化学物质对生物体引起的有害效应性质和剂量-反应（效应）关系，确定化学物质对生物体引起有害效应的能力，为指导化学物质的安全使用和中毒防治提供依据。

基于对人类健康影响的考虑，毒理学一般以实验动物为对象，研究实验动物接触外源性化学物质后发生的毒效应，并用这些研究结果外推到人，预测对人类的影响，最终保护人类健康。

根据具体的研究目的，毒理学可以有许多分支。如以人自身为研究对象的临床毒理学或人群毒理学，以事故接触或职业、环境接触的人群为研究对象，观察不同接触后对健康的早期影响。此外，随着人们环境保护意识的增强、对人类所在的生态环境的关注，发展出生态毒理学，着重研究有毒有害因子对生态环境中各种生物的损害作用及其机制。随着分子生物学理论和技术的飞速发展，从分子水平上研究外源性化学物质与生物机体相互作用的分子毒理学也快速兴起。分子毒理学一方面探讨众多的外源性化学物质对生物机体组织中的各种分子，特别是生物大分子的作用机制，从而阐明外源性化学物质的分子结构与其毒效应的相互关系；另一方面从分子水平上表述生物体对外源性化学物质的效应，从而为中毒性疾病的防治、外源性化学物质危险度的评价提供重要的理论依据。无论哪个毒理学分支以及如何发展，始终要用到一些模式生物（离体或整体）研究外源性化学物质对机体的影响，并用其研究结果预测对人类健康的影响。

（二）毒物与毒性

所谓毒物通常是指在一定条件下以较小的剂量作用于生物体，扰乱破坏生物体的正常功能，或引起组织结构的病理改变，甚至危及生命的一些外源性化学物质。事实上，化学物质的有毒或无毒并不存在绝对界线。任何一种化学物质在一定条件下可能是有毒的，而在另一条件下则对人的健康是安全的。因此，化学物质有毒或无毒主要取决于剂量，只能以产生毒效应所需的剂量大小来加以区别。通常认为，凡是在日常可能接触的途径和剂量就会对机体产生损害，这样的外源性化学物质称为毒物。

目前，毒理学研究关注的常见外源性化学物质如下：①工业化学物质，如原料、中间体、辅助剂、杂质、成品、副产品、废弃物等。②环境污染物，如工业生产中排放入环境的废气、废水和废渣，以及农田使用农药对环境的污染。③食品中的有害成分，如天然毒素、食品变质后产生的毒素、不合格的食品添加剂和防腐剂等。④农用化学物质，如杀虫剂、杀菌剂、化肥、除草剂、植物生长激素等。⑤生活日用品中的有害成分，如烟酒嗜好品、化妆品、洗涤剂、染发剂、蚊香的某些组分。⑥生物毒素，如动物、植物和细菌毒素。⑦医用药物，包括兽医用药。⑧军用毒剂，主要指化学武器。⑨放射性核素。这些化学物质多数是人类在生产和生活中不可缺少或无法避免的物质，它们可以通过不同途径进入人体，给人们带来潜在危害，在一定条件下危害人体健康。

毒性通常是指外源性化学物质在一定条件下损伤生物体的能力，是化学物质本身固有的特性。根据观察指标的不同，毒性的描述范围也不同。在实验条件下，毒性是指化学物质引起实验动物某种毒效应所需的剂量（浓度）。化学物质的毒性大小与机体吸收该化学物质的剂量、进入靶器官的剂量及引起机体损害的程度有关。因此，化学物质毒性大小通常用剂量-效应关系表示。引起某种效应所需剂量愈小，则毒性愈大。不同化学物质对生物体引起毒效应所需的剂量差别很大。极毒化学物质只要接触几微克即可导致死亡；高毒性化学物质仅以小剂量就能引起机体损害；低毒性化学物质则需大剂量才会引起机体损害；另一些化学物质，即使给予几克或更多，也不会引起有毒效应，常被认为是实际无毒的化学物质。

（三）生物效应与生物标志

生物体是一个复杂的"开放"系统，通过各种生理过程和生化反应与环境交换物质和能量，并保持动态平衡。生物体对外源性化学物质的作用具有一定的代偿能力，以维持体内环境的平衡稳定。但是机体的代偿能力是有限的，如果生物体超量接触化学物质，代偿功能就会受损，使机体出现各种功能障碍，应激能力下降，维持体内稳态能力降低，以及对其他环境有害因素的敏感性增高等。接触化学物质后，各个体出现的效应并不完全一样。一般可分为5种情况：①所接触的化学物质（或代谢物）在体内的负荷虽有增加，但并不引起代谢、生理、生化或其他功能活动的改变；②体内负荷进一步增加，引起了代谢、生理功能或组织器官形态结构的轻微变化，但尚未具有病理生理学意义；③负荷水平足以导致有病理生理学意义的改变，但尚未出现明显的临床症状；④个体因过量接触化学物质使健康受到严重损伤，出现临床疾病；⑤严重中毒或死亡。

化学物质引起毒性效应的强度范围很宽，包括早期生物学效应、生理生化功能改变、器官组织病理改变、临床征象、疾病甚至死亡。从预防医学的观点研究化学物质对生物体的有害效应，应将这些有害的生物学改变看作化学物质对生物体生产毒性效应的连续过程。采用灵敏可靠的生物学指标作为观察终点，以便早期识别轻微可逆的有害效应，这对预防化学物质中毒具有十分重要的意义。

随着分子生物学和分子毒理学的发展，以及化学物质对机体免疫功能、神经行为、遗传及生殖过程有害影响的研究，研究人员正在尝试使用极其敏感的方法选择化学物质引起毒性效应的早期生物学指标作为观察终点，发现外来化学物质对健康的危害。凡是能检测化学物质引起有害效应的生理、生化、免疫、细胞分子变化的生物学指标，称为毒性效应的生物标志。生物标志是机体与环境因子（物理、化学或生物学的）相互作用所引起的任何可测定的改变，包括环境因子在体内的变化以及机体在整体、器官、细胞、亚细胞和分子水平上各种生理、生化改变，这些改变必须有明确的生物学意义。生物标志一般分为接触标志物、效应标志物和易感性标志物 3 类。

（四）研究层次

毒理学的着眼点是毒物对人体的健康效应。从这一点讲，人是最好的实验对象，与动物实验相比不存在任何种属差异，可以直接知晓对人的状况。事实上，不可能故意地把人作为实验对象，因此动物实验仍然是认识化学物质毒性，特别是新化学物质毒性的主要途径。从使用的实验对象来讲，毒理学实验从宏观到微观大概可分为 5 个层面，分别是人群研究、整体动物研究、离体器官和组织水平的研究、细胞水平研究和分子水平研究。

1. 人群研究

人群研究可以包括对事故性中毒患者的系统观察、志愿者试验和流行病学调查。通过中毒事故中受害者的临床观察获得关于人体的毒理学资料，既有化学物质中毒过程的进程变化资料，也有临床处治资料，对中毒控制急救具有重要价值。这是临床毒理学的主要工作内容。目前，中毒控制中心在收集积累资料、指导临床治疗中发挥着重要作用。志愿者试验在药物研发阶段是一个重要的步骤。如果要研究化学物质对人的精神和心理方面的作用，只能通过直接对人体进行观察才能了解。另外，也常常采用一些低浓度、短时间人体接触的实验，来测定化学物质对眼和黏膜的刺激作用、人的嗅觉阈值、对皮肤的刺激和致敏作用等。人群流行病学调查主要用于研究低剂量长期接触的危害。人群观察数大，则可发现过敏体质和易感的个体。在人群研究中接触某一化学物质的职业人群通常是最佳的研究对象，与一般人群相比，他们的接触水平高，更容易呈现健康损害。大多数的致癌物是依据职业流行病学调查资料确定的。出于人群长期接触的复杂性，在接触评估和效应评估以及两者之间关系分析时，要注意其他混杂因素的干扰作用。随着分子流行病学研究的发展以及观察指标的微观化，人群研究在毒理学中越来越受到重视。但是，无论何种人群作为对象，其研究过程必须符合伦理学的要求。

2. 动物实验

动物实验在毒理学的创立和发展中起了重要的作用，传统的毒理学研究主要是动物实验。例如用受试化学物质对小鼠或大鼠的致死量来估测它们对人体的毒性和急性中毒的表现，用亚慢性毒性试验测定化学物质的蓄积毒性，用慢性毒性试验提供人在长期接触条件下的安全剂量或浓度，为制定接触限值提供依据。由于动物对化学物质反应存在种属差异，所以常用几种实验动物，如小鼠、大鼠、豚鼠、兔、犬和猴等进行针对性研究。另外，在研究有机磷酸酯引起迟发性神经毒作用时常选用鸡。在生态毒理学研究中，还要选出鱼类、鸟类、昆虫和其他野生动物进行实验或现场观察。哺乳类动物与人体在解剖、生理、生化、能量和物质代谢方面比较接近，用动物实验结果外推于人比较可靠。但是动物实验耗资大、花时多，难以满足日益增长的毒理学研究需求。

现今活体动物实验与人体观察相结合仍然是毒理学研究的重要和必要的手段。问题在于应尽量减少动物的用量，综合利用实验动物，如采用慢性毒性试验与致癌试验相结合的设计方案。用一批动物连续进行，缩短实验周期，减少动物用量。目前，最常用的办法是在经典的动物实验设计上，开展更深入的研究，一次（批）给药可以同时观察多种指标。在动物实验时，落实 3R 原则是未来的发展方向。3R 即减少（reduction）、优化（refinement）和替代（replacement）的简称。减少是在满足实验要求又不损失应得信息的前提下，尽可能减少实验动物的数量。优化是在动物实验时，尽可能选择和改良实验操作技术，减轻动物可能遭受的痛苦，如采用非致死终点或浓缩样品减少灌胃次数。替代是不通过与动物相关的实验或过程去获取所需的知识，如采用体外细胞和组织培养替代活体动物实验。

3. 器官和组织水平的研究

器官灌流是毒理学研究的重要手段，是连接体外与体内实验的重要桥梁，常用的有心、肝、肾、肺、脑、小肠和皮瓣灌流。器官灌流模型中细胞的整体性、细胞间的空间关系仍维持原状，这是细胞培养、亚细胞系统（组织匀浆、细胞器）研究所不具备的特点。分离的灌流器官可用于研究该器官与毒物的相互作用、化学物质的代谢、毒物动力学或毒物的作用方式等。特定器官要使用特殊设计的器官灌流仪以及能维持器官存活状态的时间有限是器官灌流应用有限的主要原因。

4. 细胞水平的研究

细胞培养在毒理学研究中应用广泛，可用于研究外源性化学物质的毒性、可疑致癌物的筛查、解毒物的筛选，阐明化学物质的生物转化和毒作用机制。细胞是生物体最基本的单元，各种生理生化过程都由各种细胞和细胞群体完成。从动物或人的脏器初次分离的细胞称为原代细胞，一般尚保持原细胞的代谢活化和其他功能，在体外可以分裂增殖。随着细胞的传代，某些功能可能会消失，最终不再分裂增殖而死亡。建立的细胞受试系统可以研究化学物质对细胞形态、结构和功能的作用，对它们可做定位、定性和定量研究。化学物质和其他环境因素对不同细胞间和细胞内不同信号转导途径间的交互作用，以及其网络系统的结构和功能的作用越来越受到重视。转基因细胞系统的建立为细胞水平的研究开辟了广阔前景。在基因组学和蛋白质组学研究获得巨大突破和丰硕成果时，科学界认识到基因的表达和蛋白质间的相互作用最终应在细胞水平上进行整合功能的研究，因此，细胞组学正在形成和发展。细胞成活率、接种效率及增殖、生化、染色体畸变、突变、转化等都是常用的实验。超速离心技术的发展已经能将不同的细胞器或组分进行分离。亚细胞水平的体外试验可用于化学物质引起毒效应的亚细胞定位、生物转化及毒作用机制的研究。由细胞分离出不同的细胞器及其组分，如线粒体、细胞核、内质网、溶酶体、高尔基复合体、胞内体、微体、细胞骨架等，也直接用于毒理学实验。

5. 分子水平的研究

分子水平的研究是指研究外源性化学物质与从乙酰胆碱小分子到核酸、蛋白质、多糖、受体、生物膜等生物大分子的相互作用。可以在试管中直接用 DNA 片段观察化学物质与它们的加合作用或交联作用，分析加合物的结构、受试化学物质与 DNA 交联的部位。另外，也有学者利用红细胞膜来研究受试物对生物膜物理性能的影响。这类试验也可以在整体动物染毒后，提取组织的 DNA，分析 DNA 加合物、基因突变部位等。它们在深入揭示化学物质作用机制方面有独特的作用，是带动毒理学发展的主流。基因组学、后基因组学、毒物基因组学、蛋白质组学和糖原组学的研究都属于分子水平的研究。生物芯片，包括基因芯片、蛋白质芯片的应用，为分子水平的研究提供了高效手段。

毒理学研究方法还有其他分类。这些分类从另外一个角度反映了毒理学研究方法的特征，其内容在上面叙述的 5 个层面都能发现。如体内实验和体外实验，前者是在一定时间内采用不同接触途径，给予实验动物一定剂量的受试外来化学物质，然后观察实验动物可能出现的有害生物效应。后者是选出哺乳动物的器官、组织、细胞进行脱离动物整体的试验。它们都属生物学实验范畴。毒理学研究涉及受试化学物质及其代谢产物的定性和定量问题，需要应用分析化学的方法，对外来化学物质的成分及其杂质进行鉴定，对空气、水、土壤、食品等环境介质中的化学物质及共代谢物进行检测，对受试对象中的化学物质及代谢产物进行分离及定性、定量分析，这是毒理学中研究剂量的不可或缺的环节。

随着分析化学、生物学、分子生物学和遗传学的发展以及放射性核素技术的应用，近代毒理学研究内容得到飞速而深入的进展，研究内容已由描述性为主进入机制的探讨，在概念和方法上逐渐向全面发展。脏器灌流、细胞培养和细胞器分离制备等体外试验方法在毒理学中已普遍采用，并部分取代传统的整体动物试验，使化学物质毒性效应机制的研究可在整体水平、器官水平、细胞水平和亚细胞水平层次分明地深入推进。生物化学和分子生物学的概念和方法，例如酶、核酸和蛋白质的概念和方法，受体和离子通道的概念和方法，基因技术和单克隆抗体技术已成为毒理研究的重要工具，使毒理学中有关机制的探讨进入分子水平，并逐渐向生命本质问题靠拢。

在剂量效应模型方面，毒理学以往的基本实验方法多数采用"高剂量模型"，近年来也发生了变化。未来将更普遍应用人体细胞或组织培养的研究模型，使毒理学研究更科学地指示化学物质对人体健康损害的因果关系，也有可能使毒理学评价从"高剂量向低剂量推导"变成"低剂量原则"。毒理学实验不是看高剂量引起的致死等严重效应，而是观察化学物质在比较接近常态下的生物学过程，阐明化学物质造成健康损害的生物学机制。

第三节　生活理念与康养

一、传统养生思想与康养

《黄帝内经·素问》："东方之域……其民皆黑色疏理。其病皆为痈疡，西方者……其病生于内，北方者……脏寒生满病，南方者……其民皆致理而赤色，其病挛痹，中央者……其民食杂而不劳，故其病多痿厥寒热。"这说明"一方水土养育一方人"。不同地域的人，由于其生存的环境不同，导致他们的生活方式各异、饮食习惯不同，其常见病症也呈现地域特色。

《黄帝内经》是中国传统医学四大经典著作之一。它在养生方面认为，人的生理与病理、养生与诊疗，均体现了人与自然相参相应的关系。《素问·宝命全形论》有"人以天地之气生，四时之法成"，《素问·六节藏象论》有"天食人以五气，地食人以五味"，《灵枢·五癃津液别》有"天暑衣厚则腠理开，故汗出……天寒则腠理闭，气湿不行，水下留于膀胱，则为溺与气"。人生天地间，须依赖天地阴阳运动和滋养才能生存，要与环境协调统一，应四时变化，顺应自然养生，人的活动要与自然界的运动规律相顺应、相统一，否则可能产生病变。《素问·生气通天论》曰："圣人传精神，服天气，而通神明。"

二、人居环境理论与康养

希腊学者道萨迪亚斯最先提出了"人居环境"科学的理论，主要研究人类聚集区域的环境问题，涉及村落到城市不同尺度和层次的聚居环境，是系统研究区域和城市发展的学术理论。它研究人类为生存活动需求而构筑的各种空间、场所，是与生物圈相关联的科学与艺术研究，其研究是大容量、多层次、多学科的综合系统；人居环境科学首要关注的是人类居住的生存问题，这也是其基本的立足点；其次是发展的问题，即人类如何更好地居住——"诗意地栖居"。

康养只有在良好的环境基础上才能得以实现，而康养旅游是度假旅游，是更高级的旅游形式，是游客的第二居所，理所当然要"诗意地栖居在大地上"，这样才能对游客产生吸引力。

三、可持续发展理论与康养

可持续发展的概念是西方人提出来的,而可持续性发展思想在中国自古有之,《孟子·梁惠王》中"不违农时,谷不可胜食也;数罟不入洿池,鱼鳖不可胜食也;斧斤以时入山林,材木不可胜用也",就充分地表达了我国自古就有的可持续发展思想。

可持续发展研究主要关注经济增长与生态均衡发展的问题。面对人口、资源、环境与经济综合发展的问题,20世纪70年代,全球召开的人类环境大会通过《人类环境宣言》并提出环境原则,把资源、环境与经济发展等问题综合起来考虑。会议特别强调了三大目标:一是生态过程和生命支持体系必须延续下去,二是遗传的多样性必须包含,三是物种或生态系统的利用必须具有持久性。会议还首次提出了可持续发展的概念和定。20世纪末联合国环境与发展大会上达成了关于可持续发展全球范围内的共识。其主要原则有:公平性原则,代际间要将有限的资源进行公平分配;可持续性原则,人类的社会经济不能超越资源与环境的承载能力;发展原则,主要提倡改变增长质量和增长方式、减少贫困、满足就业、粮食保障、能源、水和卫生等基本的人类需求,以及区域间的和谐发展等内容;主权原则,可持续发展是不分国界的,但如何发展则是一个国家的权利;共同性原则,国家间差异巨大,但可持续发展是大家的总目标,各国应联合行动。

康养是人们为追求更好的生活,对自然环境所提出的更高的要求,而一个地方要想发展康养旅游,首要条件就是保护该地域的自然环境,这样才能为发展康养旅游奠定物质基础,促进该地域实现可持续发展。

四、需求层次理论与康养

美国著名社会心理学家马斯洛的需求层次理论是人本主义科学的理论之一,他把需求划分为生理需求、安全需求、爱和归属的需求、尊重需求和自我实现需求五类,按金字塔模式从低到高进行排序。第一是生理需求层次。食物、水、空气、性欲、健康,除性以外的需要,都是人生存的必备条件,任何一项的缺失都会使生命受到威胁,这也是级别最低、最具优势的需求。第二是安全需求层次。这个层次主要包括人身安全、生理无病痛的生命安全以及生活稳定的安全感等。第三是爱和归属的需求层次。每个人均需感情上有所寄托,希望得到相互关心与照顾。第四是尊重的需求层次。这个层次主要包括自我尊重和被尊重,个人的能力和成就能得到认可等。第五是自我实现需求层次。这个层次主要包括人自身价值得到发展,自我实现,发挥潜能等,是人达到至高人生境界的需求。

这五种需要按层次逐级递升,但不是完全固定的。前两种是低级的,也是生存必需的需求层次,后三种是较高层次的需求。各层次的需要相互依赖和重叠,有高层次的需要时低层次的需要也存在。

在现有的物质生活和精神生活极大丰富的背景下,同时部分地区环境污染相对严重的现实条件下,人们为了更加舒适地、更加健康地享受生活,对"生理需求"提出了更高的要求，特别是对食物、水、空气、健康提出了更高的要求以满足自身更好的生理需求。这个变化过程貌似又回到了最低的需求，实则是人们生活质量不断跃升后呈现螺旋式上升，实现了质的飞跃，康养旅游也就应运而生了。良好的自然环境能满足更高的生理需求，是发展康养旅游的基本物质基础。

第二章 水与康养的关系

第一节 水环境

一、水环境概述

水在地球上处于不断循环的动态平衡状态，水环境是指自然界中水的形成、分布和转化所处的空间环境。水环境主要由地表水环境和地下水环境两部分组成。地表水环境包括河流、湖泊、水库、海洋、池塘、沼泽、冰川等，地下水环境包括泉水、浅层地下水、深层地下水等。

在地球表面，水体面积约占地球表面积的71%，分别由海洋水和陆地水二部分组成，分别占总水量的97.28%和2.72%。后者所占总量比例很小，且所处空间的环境十分复杂。

水环境是构成环境的基本要素之一，是人类社会赖以生存和发展的重要场所，也是受人类干扰和破坏最严重的领域。水环境的污染和破坏已成为当今世界主要的环境问题之一。

二、天然水的循环与基本特征

天然水是海洋、江河、湖泊、沼泽、冰雪等地表水与地下水的总称，它会在一眨眼的工夫和数百年之间在液态水、水蒸气和冰之间变化形态。地球上的水总是在运动着，天然水的循环就是指水在地球表面、大气中与地下连续不断的运动。天然水在循环过程中不断与环境中的各种物质接触，并能或多或少溶解它们，因此天然水是一种成分复杂的溶液。天然水的基本化学成分和含量，反映了它在不同自然环境循环过程中的原始物理化学性质，是研究水环境中元素存在、迁移、转化、环境质量（或污染程度）与水质评价的基本依据。

天然水中一般含有可溶性物质和悬浮物质（包括悬浮物、颗粒物、水生生物等）。可溶性物质的成分十分复杂，主要是在岩石的风化过程中，经水溶解迁移的地壳矿物质。

水质是指水和其中所含的杂质共同表现出来的物理学、化学和生物学的综合特性。水质指标是表示水中杂质的种类、成分和数量，是判断水质的具体衡量标准。

有些指标用某一物理参数或某一物质的浓度来表示，是单项指标，如温度、pH值、溶解氧等；而有些指标则是根据某一类物质的共同特性来表明在多种因素的作用下所形成的水质状况，称为综合指标，比如生化耗氧量表示水中能被生物降解的有机物的污染状况，总硬度表示水中含钙、镁等无机盐类的多少。水质指标是判断和综合评价水体质量并对水质进行界定分类的重要参数。

下面仅介绍国家相关排放标准中的几种主要的水质指标。

（一）物理指标

1. 温度

水的许多物理特性、物质在水中的溶解度以及水中进行的许多物理化学过程都和温度有关。地表水的温度随季节、气候条件而有不同程度的变化，变化范围：0.1℃至30℃。地下水的温度比较稳定，一般在8℃至12℃。工业废水的温度与生产过程有关。饮用水的温度在10℃比较适宜。

测定：现场测定，与地点和深度有关，用0.1℃的汞温度计。

2. 颜色和色度

纯水是无色的。颜色有真色和表色之分。真色是由于水中所含溶解物质或胶体物质所致，即除去水中悬浮物质后所呈现的颜色。表色包括由溶解物质、胶体物质和悬浮物质共同引起的颜色。一般只对天然水和用水作真色的测定。

测定：用铂钴标准比色法。

3. 浑浊度和透明度

水中由于含有悬浮及胶体状态的杂质而产生浑浊现象。水的浑浊程度可以用浑浊度来表示。水体中悬浮物质含量是水质的基本指标之一，表明的是水体中不溶解的悬浮和漂浮物质的数量，水体中悬浮物包括无机物和有机物。悬浮物对水质的影响在于阻塞土壤孔隙，形成河底淤泥，还可阻碍机械运转。悬浮物能在1至2小时内沉淀下来的部分称之为可沉固体，此部分可粗略地表示水体中悬浮物之量。生活污水中沉淀下来的物质通常称作污泥，工业废水中沉淀的颗粒物则称作沉渣。

（二）化学指标

1. pH 值

一般天然水体的 pH 值在 6.0 至 8.5 之间。测定法主要有试纸法、比色法、电位法。试纸法虽简单，但误差大；比色法用不同的显色剂进行，比较不方便；现在普遍根据电位法原理设计的 pH 计测定 pH 值。

2. 硬度

水的硬度最初是指水中钙、镁离子沉淀肥皂水化液的能力。水的硬度分为总硬度、碳酸盐硬度和非碳酸盐硬度。碳酸盐硬度，又称暂时硬度，主要化学成分是钙、镁的重碳酸盐，其次是钙、镁的碳酸盐。由于这些盐类一经加热煮沸就分解成为溶解度很小的碳酸盐，硬度大部分可除去，故又称暂时硬度。非碳酸盐硬度，又称永久硬度，表示水中钙、镁的氯化物、硫酸盐、硝酸盐等盐类的含量。这些盐类经加热煮沸不会产生沉淀，硬度不变化，故又称永久硬度。水的总硬度是暂时硬度与永久硬度之和。水硬度的表示方法很多，在我国主要采用两种：a. 以度（°）计：以每升水中含 10mg CaO 为 1 度（°），也称为德国度；b. 用 $CaCO_3$ 含量表示，单位为 mg/L。

3. 碱度

碱度是指水中能与强酸发生中和作用的全部物质，亦即能接受质子 H^- 的物质总量。组成水中碱度的物质可以归纳为三类：a. 强碱，如 NaOH、$Ca(OH)_2$ 等，在溶液中全部电离生成 OH^- 离子；b. 弱碱，如 NH_3、$C_6H_5NH_2$ 等，在水中有一部分发生反应生成 OH^-；c. 强碱弱酸盐，如各种碳酸盐、重碳酸盐、酸酸盐、磷酸盐、硫化物和腐殖酸盐等，它们水解时生成 OH^- 或者直接接受质子 H^- 后两种物质在中和过程中不断产生 OH^-，直到全部中和完毕。

天然水中的碱度主要有：CO_3^{2-}、HCO_3^-、OH^-、$HSiO_3^-$、$H_2BO_3^-$、HPO_4^-、HS^- 等。其中 CO_3^{2-}、HCO_3^-、OH^- 是主要的致碱度阴离子。

碱度的测定：用中和滴定法进行。用酚酞为指示剂测得的碱度为酚酞碱度 P。用甲基橙为指示剂测得的碱度为甲基橙碱度，或称总碱度 T。从酚酞变色到甲基橙变色之间的，所用去的 H^+ 的物质的量，为 M。T = P + M。

4. 酸度

酸度是指水中能与强碱发生中和作用的全部物质，亦即放出 H^+ 或经过水解能产生 H^+ 的物质的总量。组成水中酸度的物质也可归纳为三类：a. 强酸，如 HCl、H_2SO_4、HNO_3 等；b. 弱酸，如 CO_2 及 H_2CO_3：H_2S、蛋白质以及各种有机酸类；c. 强酸弱碱盐，如 $FeCl_3$、$Al_2(SO_4)_3$ 等。

酸度的测定：用中和滴定法进行。

5. 溶解氧

空气中的分子态氧溶解在水中称为溶解氧。水中的溶解氧的含量与空气中氧的分压、水的温度都有密切关系。在自然情况下，空气中的含氧量变动不大，故水温是主要的因素，水温愈低，水中溶解氧的含量愈高。溶解于水中的分子态氧称为溶解氧，通常记作 DO，用每升水里氧气的毫克数表示。

在 20℃、100 kPa 下，纯水里大约溶解氧 9 mg/L。有些有机化合物在喜氧菌作用下发生生物降解，要消耗水里的溶解氧。如果有机物以碳来计算，根据 $C + O_2 = CO_2$ 可知，每 12 g 碳要消耗 32 g 氧气。当水中的溶解氧值降到 5 mg/L 时，一些鱼类的呼吸就发生困难。水里的溶解氧由于空气里氧气的溶入及绿色水生植物的光合作用会不断得到补充。但当水体受到有机物污染，耗氧严重，溶解氧得不到及时补充，水体中的厌氧菌就会很快繁殖，有机物因腐败而使水体变黑、发臭。

水中溶解氧的多少是衡量水体自净能力的一个指标，是研究水自净能力的一种依据。水里的溶解氧被消耗，要恢复到初始状态，所需时间短，说明该水体的自净能力强，或者说水体污染不严重。否则说明水体污染严重，自净能力弱，甚至失去自净能力。

6. 化学需氧量

化学需氧量（COD）指水体中能被氧化的物质在规定条件下进行化学氧化过程中所消耗氧化物质的量。以每升样水消耗氧的毫克数表示。水中各种有机物进行化学氧化反应的难易程度是不同的，因此化学需氧量指标是在规定条件下水中可被氧化物质的需氧量的总和。化学需氧量主要反映水体受有机物污染的程度。

当前测定化学需氧量常用的方法有：①高锰酸钾法，简称锰法，记为COD_{Mn}比较简便，多用于测定较清洁的水样；②重铬酸钾法，简称铬法，记为COD_{Cr}，其氧化程度比高锰酸钾法高，用于污染严重的水和工业废水的水样。同一水样用上述两种方法测定的结果是不同的，因此在报告化学需氧量的测定结果时要注明测定方法。国际标准化组织（ISO）规定，化学需氧量指COD_{Cr}，而把COD_{Mn}称为高锰酸钾指数。

化学需氧量的测定方法简便、迅速，但不能反映有机污染物在水中降解的实际情况。水中有机物的降解靠微生物的作用，因此，比较广泛用生化需氧量作为评价水体受有机物污染的指标。

7. 生化需氧量

生化需氧量（BOD）指地面水水体中微生物分解有机物过程中消耗水中溶解氧的量，是水体受有机物污染的最主要指标之一。

水体要发生生物化学过程必须具有存在好氧微生物，有足够溶解氧以及有能被微生物利用的营养物质这三个条件。

大量研究表明在好氧微生物的作用下有机物的分解大致分成两个阶段进行。第一阶段是主要氧化分解碳水化合物及脂肪等一些容易被氧化分解的有机物，氧化产物是二氧化碳和水，这个阶段称为含碳物质的氧化阶段，亦称碳化阶段。在20℃时碳化阶段可进行16天左右。在碳化阶段后的一段时间称为第二阶段，被氧化的对象为含氮的有机物，氧化产物为硝酸盐和亚硝酸盐，所以这个阶段亦称硝化阶段。虽然这两个阶段并不能截然分开，但是人们所关心的是第一阶段，目前资料或书籍中所遇到的 BOD 数值一般不包括硝化阶段 BOD 值，而是指碳化阶段 BOD 值。

微生物在分解有机物的过程中，分解作用的速度和程度同温度和时间有直接关系。为了使测定的 BOD 数值有可比性，采用在20℃条件下，培养五天后测定溶解氧消耗量作为标准方法，称为五日生化需氧量，以BOD_5表示。BOD 反映水中可被微生物分解的有机物总量，以每升水中消耗溶解氧的毫克数来表示。清洁水体中BOD_5含量应低于 3 mg/L，BOD_5超过这个值则表明水体已经受到严重污染。某些化工废水由于污染物不易被微生物分解或者对微生物活动有抑制作用，就不宜用 BOD 作为指标。

第二节　水体污染

一、水体污染的定义与分类

水体污染是指一定量的污水、废水、各种废弃物等污染物质进入水域，超出了水体的自净和纳污能力，从而导致水体及其底泥的物理、化学性质和生物群落组成发生不良变化，破坏了水中固有的生态系统和水体的功能，从而降低水体使用价值的现象。

自然界中的水体污染，从不同的角度可以划分为各种污染类别。

从污染成因上划分，可以分为自然污染和人为污染。自然污染是指由于特殊的地质或自然条件，使一些化学元素大量富集，或天然植物腐烂中产生的某些有毒物质或生物病原体进入水体，从而污染了水质。人为污染则是指由于人类活动（包括生产性的和生活性的）引起地表水水体污染。

从污染源划分，可分为点污染源和面污染源。环境污染物的来源称为污染源，点污染是指污染物质从集中的地点（如工业废水及生活污水的排放口）排入水体。它的特点是排污经常，其变化规律服从工业生产废水和城市生活污水的排放规律，它的量可以直接测定或者定量化，其影响可以直接评价。而面污染则是指污染物质来源于集水面积的地面上（或地下），如农田施用化肥和农药，灌排后常含有农药和化肥的成分，城市、矿山在雨季，雨水冲刷地面污物形成的地面径流等。面源污染的排放是以扩散方式进行的，时断时续，并与气象因素有联系。

从污染的性质划分，可分为物理性污染、化学性污染和生物性污染。物理性污染是指水的浑浊度、温度和水的颜色发生改变，水面的漂浮油膜、泡沫以及水中含有的放射性物质增加等；化学性污染包括有机化合物和无机化合物的污染，如水中溶解氧减少，溶解盐类增加，水的硬度变大，酸碱度发生变化或水中含有某种有毒化学物质等；生物性污染是指水体中进入了细菌和污水微生物等。

事实上，水体不只受到一种类型的污染，而是同时受到多种性质的污染，并且各种污染互相影响，不断地发生着分解、化合或生物沉淀作用。

二、水体污染源

水体污染源分为自然污染源和人为污染源两大类型。

自然污染源指自然界本身的地球化学异常释放有害物质或造成有害影响的场所。

人为污染源指人类活动产生的污染物。人为污染源包括工业污染源、生活污染源和农业污染源（表2-1）。

表 2-1 水体主要污染源分类及所含主要污染物类型

	污染源特点污染物类型	自然污染源	人为污染源																			
			城市				工业 废水·废液															农村		
			能源	污水	径流	起源	食品	纺织印染	造纸	制革	炼油	化工	黑色冶金	有色冶金	机械	火电	煤矿	油矿	金属矿	非金属矿	废渣	农药·化肥	农家肥·垃圾	径流
1	致浊物	⊙	⊙	⊙	⊙	⊙	⊙	⊙	⊙	⊙	⊙	⊙	⊙	⊙	⊙	⊙	⊙	⊙	⊙	⊙	⊙	⊙	⊙
2	致色物	·	⊙	·			⊙	⊙	⊙	⊙		⊙	⊙	⊙					⊙		⊙	⊙	
3	致嗅物	·	⊙	·		⊙			⊙	⊙	·	·					·		⊙		⊙	⊙	·
4	病原微生物	·	⊙	·		⊙			⊙	⊙									·		·	⊙	
5	需氧有机物	·	⊙	⊙		⊙	·	⊙	⊙	·	⊙	·				⊙					·	⊙	·
6	植物营养素	·	⊙	·							⊙										·	⊙	⊙
7	无机有害物	·	⊙	·							⊙	·		⊙		·	⊙	·		·	·	·
8	有机有毒物	·									⊙		⊙								·	⊙	·
9	重金属	·	·	·	·			⊙		⊙	⊙	·			⊙		⊙				·		·
10	易分解有机有毒物	⊙	⊙	·					⊙											·	·	⊙	⊙
11	难分解有机有毒物		·							⊙	⊙										·	⊙	⊙
12	油		·						⊙	·					·		⊙						
13	热									·	·			⊙									
14	放射性	·															·	⊙	⊙				
15	硫、氮氧化物	⊙	⊙	·	⊙				⊙	·	⊙	⊙		⊙									

注：·存在危害；⊙严重危害。

工业污染源：由于不同企业、不同产品、不同工艺、不同原料、不同管理方式，排放的废水水质、水量差异很大。工业废水是污染源之一。它具有量大、面广、成分复杂、毒性大、不易净化、难处理等特点。

生活污染源：主要是生活中各种洗涤水，一般固体物质小于1%，并多为无毒的无机盐类、需氧有机物类、病原微生物类及洗涤剂。生活污水的最大特点是含氮、磷多，细菌多，用水具有季节变化规律。

农业污染源：包括牲畜粪便、农药、化肥等。农村污水具有两个显著特点：一是有机质、植物营养素及病原微生物含量高，二是农药、化肥含量高。

三、水体无机污染物

（一）铝（Al）

1. 铝在环境中的分布及污染

19世纪20年代，奥斯特在丹麦哥本哈根，通过实验发现金属铝。铝在自然界分布极广，地壳中铝的质量分数仅次于氧和硅，居第三位。铝在自然界普遍存在的原生矿物有长石、辉石和云母等铝硅酸盐矿物，以及在风化作用下转变成的多种次生矿物，如高岭石、蒙脱石和伊利石等。铝在矿物中主要以氧化物的形式存在，其矿物有250多种，但最重要的是铝土矿 $Al_2O_3 - nH_2O$、冰晶石 Na_3AlF_6。

铝的环境污染主要由铝的工业生产引起，还有有色冶金、化工制药、涂料工业、合成橡胶等工业废水中也有铝，其排放造成环境污染。此外，在生产铝的过程中，由铝土矿提炼矾土时会产生大量泥状残渣——赤泥，全世界每年产生的赤泥在 4×10^7 t 以上，赤泥的有效处理已经成为当前制铝工业亟待解决的问题。

2. 铝的环境化学及迁移转化

铝在自然界的化学性质十分活泼，从未发现铝的单质，只有铝的氧化物。铝在环境中以 +3 价离子状态存在。在水中铝离子容易发生水解，生成羟基配合物和无定形氢氧化铝溶胶。氢氧化铝是两性的，它既溶于酸又溶于碱。

铝离子还能与水中的氟离子、硫酸根等无机配体以及水杨酸、腐殖酸、富里酸等有机配体形成配合物，增加天然水中可溶性铝的浓度，促进铝随水流迁移，铝可以与磷酸根、硅酸根等形成难溶化合物，使水中铝向底泥迁移。

此外，环境中的铝还容易与除锂以外的碱金属硫酸盐结合成矾类化合物，比如硫酸铝钾 $KAl(SO_4)_2 \cdot 12H_2O$。

一般天然水pH范围在5至9。当pH在7至9时，铝离子生成 $Al(OH)_3$ 沉淀，容易使水中铝向底泥中迁移、在pH在5至7时，铝呈溶解态或溶胶态，一般可以随水流迁移。

铝以铝硅酸盐和铝的氢氧化物的形式存在于土壤中。在弱酸性或弱碱性土壤中，铝容易被固定，迁移能力弱；在酸性或碱性较强的土壤中，铝的活性强，容易发生淋溶迁移。

目前在污染严重的地区，酸雨对土壤中铝的活性及迁移转化有显著的影响；首要因素是雨水的酸度，雨水的酸度越大，影响越大。在酸雨长期淋溶作用下，土壤逐渐酸化，使土壤活性铝增加，促进铝的淋溶迁移。只有活性铝才会对植物产生毒害作用，所以这时的铝对植物的毒害也大。

3. 铝对动物和人体的生物效应

铝是动物和人体的有害元素。以前人们一直认为，铝不能被肠道吸收，也没有毒害作用及生理功能，因此对铝的生物学作用研究较少。但是近20年来发现，动物和人口服及吸入过多的铝以后，可以引起毒性和异常变化。

①铝对动物的生物效应

研究表明，动物体内含铝过高，会干扰磷的代谢，产生各种骨骼病变。一般说来，除了烷基铝外，铝对动物的急性毒性很低，金属铝和不溶性铝化合物，无论经任何途径进入体内，一般均不产生明显的损害。

②铝对人体的生物效应

正常成人每天从饮食中摄入的铝大部分随粪便排出体外、少量经肠道吸收，分布于体内各器官。从呼吸道吸入的铝，主要贮积在肺组织内。研究表明，适量的铝在实现人体内各元素的平衡及相互作用中占有一定的地位。当人体内铝过量时，对人体会产生毒性作用，干扰磷的代谢，产生多种骨骼病变。铝对中枢神经系统的不良影响尤为显著。研究表明，老年性痴呆患者的脑神经原中铝含量比非痴呆老年人高6至40倍。从而认为老年性痴呆、精神及神经障碍以及脑的其他病变是铝的毒性所致。长期摄入铝或铝的化合物可以使胃酸及胃液分泌减少，胃蛋白酶的活性受到抑制。长期从事与铝化合物有关的生产工人，可以产生铝尘肺等职业病。

（二）铬（Cr）

1. 铬在环境中的分布及污染

1797年，沃克兰从西伯利亚红铅矿中首先发现铬这一元素。铬是在环境中广泛分布的元素。估计全世界铬的埋藏量为2.66×10^9t。地壳中所有岩石都含有铬，现已发现铬矿近30种，主要是以+3价铬存在的$FeO - Cr_2O_3$。由于风化、火山爆发、风暴、生物转化等自然作用，岩石中的铬进入土壤、大气、水及生物体内。

有关铬的工业生产均可以产生含铬三废（废气、废水、废渣），如处理不当就造成环境污染。冶炼、燃烧、耐火材料、化学工业等排放的含铬灰尘扩散面大，污染面宽，产生的危害大。堆放的铬渣也是重要的污染源。许多国家的内河湖泊中流进了大量含铬废水。我国部分江河湖泊及地下水也受到不同程度的污染，有些地区出现了值得引起注意的铬污染问题。上海苏州河由于长期接受含铬废水，致使上下游均受到严重污染。成都、西安等地用含铬废水污灌土壤，对土壤和农作物都造成危害。

2. 路的环境化学及迁移转化

铬在潮湿的空气中是稳定的，具有抗腐蚀的性质。在自然环境中，铬以多种价态形式存在，通常是+2、+3和+6价形式。Cr^{2+}在空气中迅速被氧化成Cr^{3+}。铬的常见氧化物是Cr_2O_3和CrO_3。常见的铬酸盐Na_2CrO_4、K_2CrO_4和重铬酸盐$Na_2Cr_2O_7$、$K_2Cr_2O_7$是强氧化剂。+3价铬与+6价铬在一定条件下又可以互相转化。在天然水体中，在有机物和还原剂的作用下，+6价铬可以还原成+3价铬。因此，在缺氧条件下的水体中，铬一般以+3价形式存在。但水体中的+6价铬在富氧条件下是稳定的。

天然水体中的胶体物质对铬的吸附作用很明显。例如在水体中广泛存在的黏土矿物，对+3价铬和+6价铬都能吸附，但吸附的程度有所不同。由于黏土矿物在水体中形成带负电荷的胶体微粒，所以吸附荷正电Cr^{3+}的能力大于吸附荷负电CrO_4^{2-}、$Cr_2O_7^{2-}$的能力。胶体物质对格的吸附作用对铬在环境中的迁移转化起重要作用。

3. 铬对动物和人体的生物效应

铬是动物和人体的必需元素，是机体内葡萄糖利用的一种必需成分。+3价铬协助胰岛素发挥生物作用，对糖和脂肪的代谢是必需的。铬缺乏将导致糖、脂肪或蛋白代谢系统的紊乱。铬过量可以影响体内的氧化-还原和水解过程以及与核酸、核蛋白结合，干扰酶系统而引起中毒。

①铬对动物的生物效应

实验表明，动物缺铬可以使胆固醇或血糖升高，或糖耐受不正常而出现动脉粥样硬化。动物铬中毒以后出现呕吐、流涎、呼吸和心跳加快，甚至死亡。

②铬对人体的生物效应

铬是人体内分泌腺的组分之一。+3价铬协助胰岛素发挥生理作用，是糖和胆固醇代谢所必需的。铬缺乏将导致糖和脂肪代谢系统紊乱，出现动脉粥样硬化症和心脏病。目前市场上已经出现了治疗糖尿病的含铬药物。食品中海藻类

含铬最高，鱼贝类、豆类、果类次之，再次是动物蛋白、蔬菜、谷类。在食品精制过程中造成馅的大量损失。如果过分强调"食不厌精"，就会引起铬的缺乏。

各种形态铬的毒性不相同。金属铬很不活泼，是无毒的。一般认为，+2价化合物也是无毒的。+3价铬化合物被消化道吸收少，毒性不大。+6价铬化合物毒性大，比+3价铬大100倍。口服重铬酸钾，对胃肠有刺激作用，出现呕吐、腹泻，严重者休克、呼吸困难，肾功能衰竭。

铬侵入呼吸道有刺激腐蚀作用，引起溃疡、鼻中隔穿孔、咽喉炎、支气管炎等。铬对皮肤的损害有腐蚀性反应和变态反应，引起接触性皮炎、过敏性湿疹和溃疡。以上危害主要见于职业性接触。

目前世界上公认某些铬化合物可以致肺癌，称为铬癌。过去认为只有+6价铬才有致癌作用，但是在动物实验中发现，金属铬、焙烧铬矿粉和氧化铬均有致癌活性。溶于酸不

溶于水的铬化合物被认为是最危险的。动物实验证明，铬化合物还具有致突变作用与细胞遗传毒性。

(三) 镉（Cd）

1. 镉在环境中的分布及污染

19世纪初，德国人施特罗迈尔从不纯的碳酸锌中首先发现镉。镉以微量广泛分布在环境中，质量分数超过10^{-6}的只发生于富矿层或因人类活动的污染地区。由于镉与锌的化学性质非常相似，所以镉的矿物与锌矿常常共生，以硫化镉（CdS）、碳酸镉（$CdCO_3$）和氧化镉（CdO）形式存在。冶炼厂和工业区空气中镉污染的来源主要是各种含镉物质的冶炼和燃烧。通过多种不同来源散发的镉化合物附着于烟尘之中，有色金属冶炼厂是主要的污染源，煤燃烧、塑料焚烧物、某些汽车轮胎和润滑油中的镉，也是镉污染的来源。

湿法有色金属冶炼厂主要通过废水排放而污染环境，以酸性废水含镉量最大。矿山废水、镀铬废水、镉化工生产废水的外排都造成镉污染。

镉对土壤的污染途径主要有两个，一是工业废气中镉扩散沉降累积于土壤中，二是用含镉废水灌溉农田，使土壤受到严重污染。日本受镉污染的农田占重金属污染总面积的82%，主要由于重金属开采和冶炼排放废水造成的。

2. 镉的环境化学及迁移转化

镉在潮湿的空气中会缓慢氧化，加热易挥发，其蒸汽有毒，可与空气中的氧结合成氧化镉。化合物中以氧化镉毒性最大，而且属于累积性的。在自然界中，镉主要以+2价形式存在。最常见的镉化合物中，硝酸镉、氯化镉、硫酸镉均溶于水；氧化镉、氢氧化镉难溶于水，属碱性化合物。

镉在环境中存在的形态很多，大致可以分为水溶性镉、吸附性镉和难溶性镉。镉在水中可以简单离子或配离子形态存在，镉能和氨、氰根离子、氯离子、硫酸根离子形成多种配离子而溶于水。在岩石风化过程中，镉常以硫酸盐和氯化物的形式存在于土壤溶液中。然而水中的镉离子在天然水的pH范围（5~9）内都可以发生逐级水解而生成羟基配合物和氢氧化物沉淀。在缺氧条件下，土壤中的硫主要以-2价存在，镉则以硫化镉沉淀的形式存在。此外，各种胶体对镉有吸附作用，其中黏土矿物表面由于离子吸附交换而强烈吸附镉，蓄积在黏土矿物表面的吸附态镉一般浓度较高，受pH等多种因素的影响可以发生解吸作用。

3. 镉对动物和人体的生物效应

镉对动物和人体是有毒的。镉可以与含巯基（-SH）、羟基（-OH）及氨基（-NH_2）的蛋白质分子结合，从而抑制一些酶系统的活性。此外，镉和巯基（-SH）的亲和力比锌大，所以可以取代机体内含锌酶中的锌，使其失去功能。

①镉对动物的生物效应

动物实验表明，镉可以引起动物急性和慢性中毒。吸入毒性比口服大60倍，主要病变为肺炎和肺水肿。口服中毒则有催吐作用。动物饲以含低浓度氯化镉的饲料，可出现贫血、体重下降、血浆蛋白降低等症状。给妊娠大鼠注入氧化镉，可使小鼠畸形。

②镉对人体的生物效应

人的机体中都含有微量镉，是从空气、水和食物中摄取的。过量镉对人体产生毒性效应，一在工业接触中，可见到的两种镉中毒是肺障碍病症和肾功能不良，长期摄入微量镉，通过器官组织中的积蓄还会引起痛痛病。

（四）汞（Hg）

1. 汞在环境中的分布及污染

汞在地壳中的总储量达 1.6×10^{11} t，它是稀有的分散元素，以微量广泛分布在岩石、土壤、大气、水和生物中，构成汞的地球化学循环。存在于岩石中的含汞矿物有近20种，主要有辰砂、黑辰砂、硫汞锑矿和汞黟铜矿。

我国是世界上产汞最多的国家之一，储量居世界前列。我国汞矿床主要集中在西南和中南。环境中汞的主要来源是生产汞的厂矿，有色金属的冶炼，以及使用汞的部门。大气中汞污染的重要来源是汞和其他有色金属的冶炼。化工生产中汞的排放是水体中汞的主要污染源，又以氯碱工业。汞化合物的合成与使用造成的汞污染最为严重。日本由于汞污染造成震惊世界的水俣病。土壤汞污染有农业和工业污染。农业污染大部分是有机汞农药所致；工业污染因含汞废水、废气、废渣的排放而污染土壤。我国汞污染比较普遍，在许多灌区都发现不同程度的汞污染。

2. 汞的环境化学及迁移转化

汞是室温下唯一的液体金属，熔点很低，为 $-38.87℃$。液体汞有一定的蒸气压，具有挥发性。吸入汞蒸气会危害人体健康。汞是比较稳定的金属，在室温下不被空气氧化，加热至沸腾时才缓慢与氧作用生成氧化汞（HgO）。汞不与盐酸和稀硫酸作用，仅与氧化性酸作用。汞与硫结合的能力较大，液体汞与硫黄混合即可以生成硫化汞（HgS），通常采用硫黄覆盖法来处理地面汞污染。

汞在自然界以金属汞、无机汞和有机汞的形式存在。无机汞有+1价和+2价化合物。+1价汞化合物只有少数的盐是溶于水的，如硝酸亚汞，其他+1价汞盐都是微溶的，在水中微弱水解，汞离子不能形成配合物。+2价汞离子生成配合物的倾向很强，能与卤素离子、氢氧离子、氰根离子及有机配体生成一系列稳定的配合物。Hg^{2+} 与 S^{2-} 生成稳定的硫化汞（HgS）沉淀。有机物、黏土矿物、金属氧化物等对汞化合物具有吸附能力，其吸附作用与吸附剂的种类、汞化合物的形态以及环境条件有关。

3. 汞对动物和人体的生物效应

汞对动物和人体是有毒元素。汞进入生物体内，与蛋白质中的巯基SH有高度的亲和力，结合成硫醇盐，可以使一系列含巯基酶的活性和蛋白质的合成受到抑制，以致功能发生变化而中毒。

人体吸收汞及其化合物经过三种途径。主要是经消化道，其次是呼吸道以及皮肤吸收。对于无机汞来说，离子型汞和金属汞在肠道的吸收均低，平均吸收率仅为7%。金属汞主要以汞蒸气经呼吸道吸入人体。汞蒸气经肺泡吸收率很高，在75%至80%之间。由于汞在金属中是较富于脂溶性的，通过皮肤可达到某种程度的吸收而中毒。

人体对汞有一定的解毒和排毒能力，血液和组织中蛋白质中的巯基（–SH）能迅速与汞结合，并逐渐把汞集中到具有解毒功能的肝脏和肾脏，它们一面排汞，一面把汞暂时蓄积起来，当肾内金属硫蛋白与汞结合耗尽的时候，就会引起肾脏损害，排汞能力随之降低。

头发也具有排泄汞的作用。排出的汞随头发的生长而保留，分析头发的成分，就可以推算出体内汞向头发排泄的情况，因此，人群头发中汞的浓度可以有效地用作监测环境汞污染水平的指标。

汞中毒的症状是疲乏、多汗、头痛以及易怒。随即是战栗、手指和脚趾失去知觉，视力模糊及肌肉协调萎靡，出现运动失调、听觉损害、语言障碍等。

（五）砷（As）

1. 砷在环境中的分布及污染

砷储量最多、分布最广的矿石是砷黄铁矿，还有雄黄、雌黄等，但多伴生于铜、铅、锌等的硫化矿物中。

砷的污染是由于岩石风化、水循环运输等自然释放和燃煤、矿石开采冶炼、含砷农药使用、地热发电等人类活动造成的。人为活动的污染重于天然释放。

2. 砷的环境化学及迁移转化

砷在室温下氧化很慢，但当加热灼烧时，则燃烧生成白色的三氧化二砷和五氧化二砷，成为有剧毒的物质。三氧化二砷在水中溶解，生成两性氢氧化物 H_3AsO_3，因其酸性较强，故称亚砷酸。五氧化二砷易溶于水，生成砷酸，它的酸性比 H_3AsO_3 强，不与强酸反应。H_5AsO_4 相当容易被还原，可以作为氧化剂。碱金属的砷酸盐和亚砷酸盐都溶于水、其余金属的这两类盐都不溶于水，但溶于酸。

环境中砷的化合物种类很多，有固态、液态、气态三种。固态的有 As_2O_3（砒霜）、As_2O_5、As_2S_2（雄黄）、As_2S_3（雌黄）等。液态的有 $AsCl_3$ 等。气态的有 AsH_3 等。一般砷以 –3、0、+3、+5 四种价态存在。单质砷只有在极少情况下产生。

3. 砷对动物和人体的生物效应

目前认为砷不是动物和人体的必需元素。砷及其化合物对生物体内的巯基 SH 具有特殊的亲和力，特别与丙酮酸氧化酶的巯基结合，成为螯合物，使酶失去活性，影响细胞正常代谢，导致细胞死亡，造成组织营养障碍而产生急性和慢性砷中毒。

+3价砷可以与机体内酶蛋白的巯基反应，形成稳定的螯合物，使酶失去活性，因此具有较强的毒性，如砒霜、三氯化砷、亚砷酸等都是剧毒的物质。+5价砷与巯基亲和力不强，当摄入+5价砷以后，只有在体内还原为+3价砷时，才能产生毒性作用。

慢性砷中毒还伴随着砷的致癌作用，主要包括医药源性中毒、职业性接触和环境砷污染致癌三个方面。使用砷制剂治疗牛皮癣可以导致皮肤癌。制造含砷农药和职业接触砷的工人可以患皮肤癌和肺癌。长期饮用高砷水的人群可以患皮肤癌。

（六）氟（F）

1. 氟在环境中的分布及污染

氟是构成地壳的固有元素之一。地壳中氟的平均浓度比氯还要高。氟的主要矿物有萤石（CaF_2）、冰晶石（Na_3AEF_6）以及氟磷灰石 [$CaF_2 \cdot 3Ca_3(PO_4)_2$]。其他的氟矿石还有氟盐（$NaF$）、氟镁石（$MgF_2$）、氟铝石（$AlF_3 \cdot H_2O$）等。这些矿物所在区域的地层含氟量高，流经这些地层的水中可以含有大量的氟化物，会造成地方性氟中毒。矿石的开采也会造成环境氟污染。

氟的环境污染以大气污染最为严重，还有废水和废渣的污染。氟污染主要来自磷矿石加工，铝和钢铁的冶炼，以及煤的燃烧过程。陶瓷、玻璃、塑料、农药、原子能等工业也排放含氟污染物。通常，钢铁厂、铝厂、磷肥厂以及氟石矿区周围的环境多受到氟的严重污染。此外，火山活动也使氟进入自然环境。

2. 氟的环境化学

氟是已知元素中电负性最高的，所以化学性质非常活泼，可以氧化所有的金属形成氟化物，可以与大多数非金属直接发生猛烈的反应，因此，在环境中没有氟的单质存在，它仅以 -1 价形态存在，其环境化学特征主要有：

①许多氟化物具有挥发性

有些氟化物的沸点低，在常温或较低的温度下就能气化，例如四氟化硅和氟化氢，它们是造成大气氟污染的主要物质。还有一些挥发性的氟化物，虽然沸点高，但在某些强烈的自然条件下（如火山爆发），可以发生显著地球化学迁移。

②环境中大多数氟化物都具有一定的水溶解

很多氟化物易溶于水。一些氟矿物的溶解度比较低，但在水中也有溶解性。

③氟与许多元素有形成配合物的趋势

氟可以与铝、硅、钙、镁、硼等元素形成配合物，并且比较稳定。氟配合物中有一部分是易溶于水的，使氟以配合物形态迁移；另一部分不溶于水，可以使氟固定。只有在酸性环境条件下，才能形成氟配合物。

④无机胶体和有机胶体对氟有强烈的吸附作用

例如，黏土矿物、氢氧化铝、有机质等都能吸附和吸收气态和液态的氟化物，起固定氟化物的作用，同时也使氟在环境中富集。

3. 氟对动物和人体的生物效应

①氟对动物的生物效应

氟是动物必需的微量元素。它对牙齿和骨骼的形成与结构均有重要功能。氟缺乏或过多都可使动物产生不良的影响。动物缺氟时，影响钙、磷的代谢与氟磷酸钙的形成，导致骨骼疏松，影响骨骼的正常发育。动物摄入氟量过多，可以出现急性或慢性中毒。可以使牙齿及骨骼变色，形成斑齿，影响牙齿和骨骼的正常结构，还导致代谢障碍，影响体内氟、钙、磷的正常比例，形成大量的氟化钙，引起骨密度增加，骨质增生，血钙降低，抽搐症。

②氟对人体的生物效应

氟是人体必需的微量元素。人从食物、水、空气中摄取氟，主要经呼吸道和胃肠道进入人体，90%蓄积于骨和牙齿等硬组织，余下分布于软组织中。血液含氟量是诊断地方性氟病的特异性指标之一。肾脏是氟的主要排泄器官。尿液含氟量是诊断地方性氟病的另一项特异性指标。

人体缺氟时，由于在牙釉质中不能形成氟磷灰石，而羟基磷灰石的结构又不太致密，易受口腔微生物和酸的破坏，容易发生龋齿。这在儿童尤为明显。从20世纪40年代起，世界上不少国家和地区，采用在饮水、食盐或牛奶中加氟的措施来预防龋齿，都取得一定的效果。根据我国广州市的经验，他们曾在供水中加氟6年，儿童的龋齿发病率降低了50%。牙齿局部使用氟化物也可以显著降低龋齿的发病率，在这方面，氟化物牙膏在某些地区起到了积极的作用。

氟化物过量又会发生氟中毒，氟中毒可以分为两种情况，在生活环境中接触一定浓度的氟化物引起工业性氟中毒，由于地理条件而引起的则称为地方性氟中毒。

四、水体有机污染物

有机化合物的经典的定义是含碳化合物，有机化合物种类繁多，数量巨大，并以惊人速度在增长。国民经济各部门以及人类的生活，都生产和排放着大量的有机化合物。有机化合物与人类息息相关，但也是污染自然环境的罪魁。环境中存在的有机化合物，都可以认为是污染物。碳水化合物、蛋白质、脂肪和维生素是人类生命过程不可缺少的营养物质，但它们排入水中，可使水中氮磷增加，引起水体富营养化，造成水华或赤潮，就成为污染物。

（一）有机汞

汞的有机化合物是汞及其化合物中毒性最强的物质。典型的有机汞为甲基汞，分子式为 $[CH_3Hg]^+X^-$（X为卤素原子），和二甲基汞，分子式为 CH_3HgCH_3。甲基汞为剧毒物质，进入人体后可被吸收80%，在体内代谢为无机汞，均匀分布在全身器官组织中，肝、肾、头发里含量较多。人体对甲基汞的耐受量，约在 0.5 mg/kg。由于甲基汞更易透过细胞膜和血脑屏障而渗入脑组织，因此，甲基汞对中枢神经系统的毒性比其他汞的化合物强。从甲基汞中毒尸检测得，脑内汞积蓄量占全身汞负荷量的 10% 至 15%，而且小脑部位汞含量最高。

甲基汞中毒的三大症状是运动失调、视野缩小和语言障碍。著名的水俣病事件的"猫舞蹈病"即是典型的甲基汞中毒症状。甲基汞可使妇女不能妊娠，妊娠者则引起流产或死产。甲基汞是胎毒物质，即使母亲摄入量很少，其体内的甲基汞也会通过胎盘侵害婴儿，使新生儿患先天性甲基汞中毒，如先天性痴呆、运动失调、语言障碍、性格异常、肢体变形和斜视等。甲基汞还对精细胞的形成有抑制作用，可使男性生育能力降低，甲基汞中毒患者极难治愈，目前尚无有效的特殊疗法。

氯碱、树脂化工厂、化肥厂、制药厂、电器厂、电池厂和金矿等都排放含汞的工业废水、废渣。进入水体的汞以元素汞、甲基汞和二甲基汞 CH_3HgCH_3 存在。汞被水体中的胶体泥沙、微粒和悬浮物等吸附而沉淀在底泥，微生物将无机汞转化为甲基汞及二甲基汞。乏氧时无机汞主要生成易挥发的二甲基，逸入大气。而富氧时主要生成甲基汞。甲基汞除了碳与汞之间的共价键外，另一个键则与氯离子形成离子键，因而溶于水，也具脂溶性，可以通过食物链在虾、鱼、贝类等生物体内积累。甲基汞化学性质非常稳定，在生物体内难分解，水中也难被日光分解，在鱼体内的半衰期为 70，实验证实，鱼体内的甲基汞极难清除，无论洗涤、冷冻、油炸、蒸煮、烘干等都不能将其清除。检验烹调过的鱼发现鱼中汞的损失还不到 20%，甲基汞历史上曾用作农药、杀菌剂，在农业上拌种消毒时用。现在已禁止使用。

（二）有机锡

三丁基锡，分子式为 $(C_4H_9)SnX$（X = F，Cl，OAC 等），常用作木材的防腐杀菌剂、消毒剂，因其对革兰氏菌有杀灭作用。为防止海洋轮船免受海洋生物的侵蚀，在喷刷船漆时也要加入三丁基锡。其他烷基锡常用于 PVC 塑料的化学稳定剂，以防止 PVC 的热老化和光老化，加入有机锡的 PVC 可制成水管，食品级 PVC 材料，屋顶材料和窗架等。其他有机锡化物如醋酸三苯基锡、氢氧化三苯基锡在农业上用作杀螨剂、杀菌剂和杀真菌剂，用于防治马铃薯和水稻的枯萎病，甜菜和芹菜的叶锈病，咖啡的叶锈病等。二氯化二甲基锡等可用作玻璃的镀层材料以改善玻璃的抗破裂性、光泽性和导电性等有机锡也常用作化工生产的催化剂。

（三）石油

烃类化合物是石油的主要成分。石油是动植物的残骸，两亿五千万年前因地壳变动埋入地下，在漫长的地球化学过程中形成。

石油对海洋的污染，愈来愈引起人们关注。全世界石油的总产量的 60% 在海上运输，船舶事故、洗舱水、压舱水及其他含有石油的废水都将大量烃类带入大海；海底油田、沿海油库的漏油或非法排放以及偶然事故都造成石油泄漏；工业排放含油废水和大气中石油烃的沉降也引起海洋石油的污染。

石油密度为 0.829 至 0.896 kg/m³，化学性质稳定。石油进入水体后，首先形成浮油，在油膜扩展和漂流过程中，其中25%至30%的石油低沸点组分部分（C_1－C_5）迅速挥发，进入大气，造成大气污染。而低级芳香烃（C_6－C_8）如苯、甲苯、二甲苯等和低级烷烯烃（C_4—C_8）如辛烷、己烷、庚烷等在水面上形成一层很薄的油膜。残余的焦油团块长期漂浮在海面上，阻断了海洋和空气的接触，给海洋生物如海鸟、海豹等海洋生物带来灭顶之灾，使海洋的生态平衡遭到严重破坏，也给海洋养殖、海洋捞捕业带来极大损失。据推算，100 吨泄漏的石油可分散在 8 平方千米的海面上，形成 0.02 mm 的油膜，每天可向大气挥发一吨左右的低分子烃，为光化学污染创造了条件。

海面的油污染的去除方法有：用稻草、米糠、泡沫塑料等能漂浮在水面上的多孔物质进行吸收，然后予以回收或烧毁；或以白垩等粉状物撒布于海面，使油聚集成较重的质点沉降；或用泵抽吸海洋表面，或在海面上直接燃烧油层。用合成洗涤剂使油凝聚，以便除去等，或用溶于油的铁磁性流体（含铁的油溶性物质），撒布油面，然后用电磁铁收集；也可用特别选育的能够分解石油的微生物，使石油降解，有的微生物可在 48 小时内，将 50% 至 75% 的油，降解成小分子或无害的物质。

（四）烃

1. 石油液化气、汽油、煤油、柴油等

石油液化气、汽油、煤油、柴油是石油的不同温度的馏分，含碳原子数从 C_1 至 C_{18} 逐步增加，都属于烃。烃类作为内燃机、炉灶等能源，在燃烧的过程中，产生大量的有毒气体如二氧化硫、二氧化氮、多环芳烃、醛、一氧化碳等，引起大气污染。例如，引起光化学烟雾二次污染。

2. 甲烷

甲烷是天然气、沼气的主要成分，为主要的能源和石油化工原料。甲烷是仅次于二氧化碳的第二大温室气体，有较强的温室效应。

甲烷主要来自天然气、沼泽地和稻田的有机物的发酵腐烂、食草动物肠中发酵以及海洋中的沉积物的缺氧分解。我国广大农村利用农副产品及人畜粪尿等有机物，经微生物的作用，产生沼气以解决农村的能源问题。这对保护森林植被，秸秆还田，提高农民生活水平有很大意义，但要防止甲烷的逃逸。20 世纪初年澳大利亚甚至在牧民中推广防止牲畜放屁的疫苗，以减少家畜排放甲烷。据统计，甲烷占澳大利亚温室气体排放中的 14%，其中大部分为牛、羊消化过程中所产生，牛的甲烷排放量占到澳大利亚牲畜总排放量的 70%。

3. 苯及苯系物

苯及苯系物通常指苯、甲苯、二甲苯等。这些芳烃在相关化工厂及其周边地区产生污染。现在随着家庭装修的普及，苯及苯系物业已成为家庭的重要污染之一。

苯及苯系物对人的皮肤、黏膜有局部刺激作用，可引起皮炎。吸入高浓度苯时，可引起中枢神经痉挛、酩酊、出现强烈兴奋、眩晕、头疼等症状，甚至因呼吸中枢痉挛而造成死亡。苯及苯系物作用于造血组织，诱发贫血、白细胞减少等各种症状，长期慢性中毒会造成血性白血病。

4. 多环芳烃污染

分子中有两个或更多的芳香环系的烃，称为多环芳烃。多环芳烃可分为孤立多环芳烃（苯环彼此分离）和稠合多环芳烃（苯环借两个相邻的碳原子结合）。

环境中的化学物质是诱发癌症的主要因素，多环芳烃是引起人和动物癌症的最重要的致癌剂之一。

最简单的多环芳烃为萘。萘有防虫、防蛀和防酶作用，曾作为"卫生球"用于衣物储存。萘有毒，可能导致溶血性贫血。资料证明，长期接触萘的人，会发生喉癌、胃癌和结肠癌等癌症。

英国医生波特在18世纪发现扫烟囱的工人高发阴囊癌。19世纪末煤焦油工人高发癌症，烟灰和煤焦油中的致癌物就是多环芳烃。

构成我国能源75%的煤以及柴油、煤油、汽油、煤气和天然气等的燃烧，排放大量多环芳烃，如热电工业、焦炭的生产等。煤的燃烧过程产生的多环芳烃比其他燃料产生的高得多。人们不科学的生活习惯，不良的烹调方式及煤炉不完全燃烧也会产生多环芳烃。有机物在焦化和燃烧过程中产生大量的苯并芘，700℃时燃烧时产生的苯并芘在最多。据资料，全世界每年散发的苯并芘约为5000吨。

多环芳烃污染大气、水体、土壤和食品，并通过呼吸、饮食和接触等进入人体，经复杂生化作用，诱发人的癌症。

多环芳烃常随煤烟漂浮在大气中，大部分附着在直径$3\mu m$以下的固体飘尘表面。直径为$0.5\mu m$的飘尘，即可吸入颗粒物，能直接携带多环芳烃进入人的肺泡，并沉积下来引起肺癌。流行病学调查显示，肺癌发病率与多环芳烃的污染密切相关。历史上，英国的能源以煤为主，随着工业的发展，英国成为肺癌发病率最高的国家，苏格兰、英格兰与威尔士两地的肺癌每十万人死亡率分别为46.61%和40.55%，其中男性达86.94%和74.38%，而工业化落后的国家如埃及和泰国的肺癌死亡率分别为1.51%和2.58%，与前者相差甚远。我国肺癌死亡率为7.41%，上海、北京、天津三个大城市的肺癌死亡率分别为25.58%、12.00%和11.75%，高于全国其他城市，而西藏、甘肃的肺癌死亡率仅分别为2.35%和2.48%。这些数据表明致癌多环芳烃的吸入是肺癌的主导诱因。

冶金、焦化、石油化工行业的人群摄入较多环芳烃，有肺癌、皮癌、喉癌和膀胱癌的高发趋势。石油、沥青、内燃机等行业的长期接触石油产品的人群，食品行业中的厨师，一日三餐进行烹调的家庭主妇更应密切注视致癌多环芳烃的污染。

5. 含氮有机农药

农药包括杀虫剂、杀菌剂、植物生长激素等。

杀虫剂包括触杀、胃毒的接触性杀虫剂以及通过植物的根、茎、叶等内吸而进入植物全身的所谓内吸杀虫剂。其结构的特点是往往含有极性基团，或在生物体内经酶的催化后形成的极性基团使得农药具有亲水性，因而可随植物组织液输送；也具有亲油性，可透过植物的腊质膜而成为全身性杀虫剂。

含氯农药的环境问题使得有机氮农药迅速发展。有机氮农药在环境中分解迅速，而且对人体的毒害较小。有机氮农药为内吸和触杀型。

有机氮农药对神经系统有强烈刺激作用。生物体内合成的乙酰胆碱起着传导神经纤维刺激作用，而可分解乙酰胆碱的胆碱酯酶可调节乙酰胆碱的含量，从而控制神经的正常的活动。有机氮农药在结构上与乙酰胆碱相似，可与胆碱酯酶结合，干扰胆碱酯酶控制、调节乙酰胆碱，致使乙酰胆碱积累而引起神经的过敏兴奋，造成昆虫的震颤、痉挛麻痹而死亡。

有机氮农药对大多数农作物都有效，但对蜜蜂的毒性较大，对人也影响胆碱酯酶的活性，而出现神经症状。但中毒后恢复较快，解毒剂为阿托品。

其他类型的杀虫剂还有杀虫脒，其毒性不大，鼠的半致死量口服 LD_{50} 为 335 mg/kg，经皮＞4000 mg/kg，对蜜蜂也较安全。海滨沙滩上有一种动物沙蚕含有毒素，苍蝇接触其尸体后会死亡，科学家根据沙蚕毒素的结构合成出一种称沙蚕胺的农药，具广谱、速效和长效作用，并有一定内吸作用。

有机含氮杀菌剂有托布津，甲基托布津，对稻、麦、果、瓜、蔬、豆的多种病害的防治效果很显著，如麦芽霉病，白薯黑斑病等。其他类型的杀菌剂还有广谱的内吸杀菌剂多菌灵，蔬菜和果树病害用的百菌清等。

除草剂可使植物接触部位异常生长，导致功能丧失而迅速死亡。

有机含氮除草剂第一类是 1,3,5－三嗪的衍生物，例如悉灭嗪，俗称西玛津，在玉米出苗前施用可除去玉米田里的90%的杂草，对玉米还有促进生长的功效，对其他农作物如小麦、大豆、马铃薯、苹果及甘蔗的选择性除草也适用。

第二类是酰胺型的衍生物，包括酰基芳胺型、服素型、氨基甲酸酯型的衍生物，都具高度的选择性。如敌稗，用于水稻田除草。

其他类型的含氮除草剂，有稻田施用的除草醚和草枯醚，两者的优点是对水中生物鱼贝类毒性小，可保障水产养殖安全。广谱除草剂百草枯和杀草快可在土壤迅速分解，适用于播种前除草，常用于森林和果园的除草。

含氮的植物生长调节剂包括顺丁二酰肼，可防止土豆和大蒜在储藏时的发芽。矮壮素，可促进农作物的生长发育成矮壮形，以防范农作物的倒伏。

所谓的神经性毒剂就是有机磷化物。早期的军用毒剂有沙林，也称GB；后来的沙曼，也称 GD 以及 VX 等，这些毒剂对人的毒性很大，致死量为 1mg。神经毒剂的解毒药为生物碱阿托品。

6. 酚

酚具特殊的气味，易溶于水，易被氧化。环境中常见的酚主要为苯酚、甲酚、五氯酚及其钠盐。苯酚俗称石炭酸，常温下可挥发，散放出特殊的刺激性气味。甲酚又称煤酚，为无色或黄色的液体，在空气中遇日光可变为棕色和棕黑色，其 50% 的肥皂溶液，俗称"来苏儿"，用作医院的杀菌剂。

酚是水质污染的一个重要标志，微量的酚可使水产生不适的味觉和嗅觉。酚作为一种原浆毒，对一切生物个体都有毒杀作用，酚使细胞原浆中的蛋白质变形，形成不溶性蛋白质。在低浓度酚的空气中，能引起皮炎。吸入高浓度酚，可引起中枢神经障碍。酚的急性中毒症状主要表现为中枢神经抑制，神志不清，反射消失，面色苍白、口唇青紫，体温、脉搏、呼吸、血压降低，可在 2 至 8 小时内，因呼吸中枢神经麻痹而死亡。慢性中毒症状常见有呕吐、咽下困难、流延、腹泻、食欲不振等，并伴有精神不安、头痛、头晕及精神扰乱等。

酚污染主要是含酚废水的对水体的污染。产生含酚工业废水的有焦化厂、炼油厂、石油化工厂、造纸厂、塑料厂、农药厂、印染厂和木材厂等。

双酚 A 学名 2，2－二（4 羟基苯基）丙烷，简称二酚基丙烷，白色晶体，熔点 156℃ 至 158℃，主要用于制备环氧树脂（约占 65%）和聚碳酸酯（约占 35%）。其钾盐或钠盐是生产聚砜的原料，少量用作橡胶防老剂。

双酚 A 是重要的有机化工原料，苯酚和丙酮的重要衍生物，主要用于生产聚碳酸酯、环氧树脂、聚砜树脂、聚苯醚树脂、不饱和聚酯树脂等多种高分子材料。也可用于生产增塑剂、阻燃剂、抗氧剂、热稳定剂、橡胶防老剂、农药、涂料等精细化工产品。工业上双酚 A 系由苯酚和丙酮在酸性介质中缩合制得。

在塑料制品的制造过程中，添加双酚 A 可以使其具有无色透明、耐用、轻巧和突出的防冲击性等特性，尤其能防止酸性蔬菜和水果从内部侵蚀金属容器，因此广泛用于罐头食品和饮料的包装、奶瓶、水瓶、牙齿填充物所用的密封胶、眼镜片以及其他数百种日用品的制造过程中。

7. 二噁英

二噁英类是指氯苯氧基一类化合物，包括多氯二苯并二噁英（PCDDs），其学名为多氯二苯并［b，e］－对二氧六环及多氯二苯并呋喃（IPCDFs）。

多氯二苯并二噁英（PCDDs）多氯二苯并呋喃（PCDFs）

多氯二苯并二噁英（PCDD）有 75 个同族体，多氯二苯并呋喃（PCDF）135 个，统称为 PCDD/Fs，共有 17 个化合物有毒。

最毒的是一种称为 2，3，7，8－四氯二苯并二噁英（TCDD）的物质。

TCDD 为白色固体，为脂溶性物质；热稳定性非常好，700℃不分解；耐酸碱、耐氧化剂、化学性质稳定；在环境可长期稳定存在，其半衰期为 7 至 10 年。

脂溶性的二噁英可经过食物而逐级浓缩进入人体，积聚在人的肝和脂肪中，不易代谢。以海洋鱼类为主要食物的北极因纽特人，所居住的环境几乎无污染，但体内的二噁英含量与发达国家的重污染地区的人的含量相差无几。

二噁英类已被世界卫生组织列为剧毒化合物，被国际癌症研究中心列为人类一级致癌物。它不仅具有致癌性、致畸性，还具有内分泌毒性和免疫抑制作用，引起肝损伤，尤其对人类生长发育、生殖功能和繁衍的影响最令人担忧。

二噁英主要影响生殖系统和内分泌系统激素的分泌，造成男性的女性化，如精子数急剧下降、睾丸发育中断、永久性性功能障碍、性别的自我认知障碍等。女性可造成子宫癌变畸形、乳腺癌等，还可能造成儿童的免疫力、智力和运动能力永久性障碍，如多动症、痴呆、免疫功能低下等。

二噁英的毒性可通过母亲在怀孕和哺乳的过程中的传递，超微量的剂量即可对婴幼儿产生毁灭性和无可挽回的危害。欧美各国已将防治二噁英的主要保护人群定为婴幼儿。

二噁英的危害还具潜伏性，其污染爆发可能有跨时代的效应。健康的母亲，摄入了过量的二噁英，仍然可能生育出看上去健康的婴儿，但 20 多年后，婴儿已成人并也要生育的孩子时，问题才爆发。

二噁英对大鼠的 LD_{50} 为：皮肤接触，1 至 100 μg/kg，毒性相当于 DDT（一种白色无味的农药）的 2 万倍！经口摄入 10 至 20 μg/kg，毒性相当于 DDT 的 4000 倍。

二噁英来自氯化物及含氯农药生产时的副产物；有机物的焚烧，特别是 PVC（聚氯乙烯）制品如电线、电缆外皮、大棚残膜的焚烧，生活垃圾、农作物的焚烧以及火灾事故；造纸工业中的木质素的去除和漂白工序；冶金工业中的炼钢、炼铁、炼铜生产过程；内燃机燃料不完全的燃烧等；其他如放焰火，化工生产的事故也会造成二噁英的污染。

我国二噁英的来源为：我国生产过 8000 吨用作电力电容浸渍剂的多氯联苯，其二噁英含量比比利时污染鸡高 300 倍，这是一个潜在的巨大威胁；我国每年生产 6000 吨五氯酚钠用于杀灭钉螺，其二噁英含量较比利时污染鸡高 200 倍；有机氯化工厂产品及工业垃圾；有机废物的任意焚烧，包括多氯联苯、废 PVC 等。

二噁英的降解主要是断裂二噁英分子中 C－O，C－Cl 键。通过 1250℃至 1450℃时的热降解，以及化学分解、光分解和生物降解法将二噁英分解成小分子。

西方发达国家目前二噁英的最大发散源是垃圾焚烧炉。丹麦 85 年 45 个城市固体废物焚烧炉共排放 1.6 至 3.2 kg 二噁英，日本每年焚烧排放 3.0kg 以上的二噁英。日本公众曾对焚烧炉产生恐慌情绪，认为焚烧炉下风口婴儿死亡率增高，癌症死亡率增高。

历史上著名的二噁英污染事件有比利时污染鸡事件、日本的米糠油事件、意大利塞维索三氯粉生产车间爆炸造成地区污染。

杜绝、减少二噁英污染首先应严格控制、检测、监测多氯联苯等有机氯化学物质的焚烧；规定、限制产量大的有机氯化工产品的二噁英含量；加强对含多氯联苯的废旧电容器的回收与保管；建立我国垃圾焚烧炉、工业废物焚烧炉及医院废弃物焚烧炉的许可证制度、严格行业规范，严格检测；加强公民的环境常识教育；等等。

8. 多氯联苯

多氯联苯（PCB）为联苯的多氯化产物，商品多氯联苯是多种异构体的混合物。因其化学稳定好，热容大，热稳定性强，绝缘性能优而广泛用作热载体和电容器、变压器油，含氯原子超过 5 个以上的多氯联苯（PCB）可引起鼠和小鼠的肝癌。多氯联苯的最大危险在于可产生二噁英、丢失一台含多氯联苯的废旧电容器，其可造成的食品污染相当于 2400 万只比利时污染鸡！

日本发生的米糠油事件与多氯联苯有关。

9. 有机氯农药

有机氯农药曾在 20 世纪 70 年代末以前广泛使用。多数含氯农药经动物实验证实是致癌的。有机氯农药化学性质极其稳定，可在自然界长期存在。在土壤中六六六可保存六年半，狄氏剂可存在八年，DDT 可保存十年以上。所以，DDT 可被大气环境和水环境带至地球任何一个角落，在地球南北极都能检测到 DDT 及其衍生物。有机氯农药可经食物链的传递积累放大而发生生物富集作用，作为食物链的终端的人类经受最后和最大的危害。

①DDT

学名为 1，1，1－三氯－2，2－双（对氯苯）乙烷，白色结晶体，有多种异构体，其中对位异构体有强烈的杀虫效能，工业品中对位异构体的含量在 70% 以上。历史上作为杀虫剂，使人类免除疟疾、大脑炎、霍乱等蚊蝇传播的疾病的侵扰。

DDT 作为农药和家庭杀虫剂时溶解在有机溶剂或制成乳化剂时，很易被人的皮肤吸收而中毒。DDT 可导致人腹泻、胃肠痉挛和头颈颤等，吸入 20 mg/kg 人会死亡。DDT 可引发小鼠肝癌和肺癌，但致癌活性较弱。DDT 阻碍海鸟的钙代谢，使海鸟的蛋壳脆而薄，在海鸟孵化时碎裂。DDT 进入蟹卵，可引起幼蟹的死亡。

DDT 化学性质稳定，不易挥发，在 190 度以上才开始分解；难于被自然界微生物分解，可在环境中长期积累。长期使用 DDT 的结果，昆虫已产生抗性。

②六六六

六六六学名为 1，2，3，4，5，6－六氯环己烷，白色或淡黄色粉状结晶体。工业品含有 α、β、γ 和 δ 异构体，仅 γ-体具杀虫活性。

六六六曾是广泛使用的杀虫剂，在环境中高度稳定。其中的 a，2 体可引起鼠和小鼠的肝癌，日体可引起良性瘤。

③其他含氯杀虫剂

除 DDT，六六六外，还有几种杀虫能力更强的有机氯杀虫剂，如七氯，艾氏剂，狄氏剂等。这些有机含氯农药作用于昆虫的中枢神经。艾氏剂等的生物降解较 DDT 快，杀虫活性高于 DDT，但对哺乳动物的毒性较 DDT 要强得多。艾氏剂等仍然属于持久性农药范畴。

含氯农药在肝中积累，高剂量可引起脑溢血、肝硬化、不育等。艾氏剂和狄氏剂能提高肺淋巴肉瘤的发生率。

④有机氯杀菌剂

六氯苯可作杀菌剂，经动物试验发现其可引起肝癌和血管内皮癌。2，4，6-三氯苯酚，可作木材防腐剂，高剂量时可引起胃癌和扁平细胞癌。1，2-二溴-3-氯丙烷，土壤消毒剂，可引起肝癌、胰腺癌或淋巴癌。毒杀酚，又称八氯莰烯以及氯丹或八氯化六氢甲基茚均，可引起肝癌和甲状腺癌。

⑤除草剂

有机氯化物除草剂为 2，4-二氯苯氧乙酸，简称 2，4-D，可杀死阔叶植物，而对禾本科植物影响较小，因此可防除水稻、小麦和玉米等作物的田间杂草。低浓度除草剂还是植物生长调节剂，用于促进果树生根、开花、早熟等。其他系列含氯除草剂都是苯氧羧酸的衍生物。重要的有 2，4，5-三氯苯氧乙酸，简称 2，4，5-三 T，可杀死阔叶植物。2，4，5-三 T 经动物实验证实可引起突变。

第三节　水体污染对人体健康的危害

一、水中无机污染物对人体健康的危害

对环境造成污染的无机物称为无机污染物，水体中的无机污染物包括无机阴离子、金属及其化合物。当无机元素以不同价态或以不同化合物的形式存在时其环境化学行为和生物效应大不相同。

表 2-2　水体无机污染物的种类及危害

污染物	危害
铝	人体摄入铝后仅有 10% 至 15% 能排泄到体外，大部分会在体内蓄积，与多种蛋白质、酶等人体重要成分结合，长期摄入会损伤大脑，导致痴呆，还可能出现贫血、骨质疏松等疾病。而且这种损害对于智力是不可逆的。
铬	一种毒性很大的重金属，容易进入人体细胞，对肝、肾等内脏器官和 DNA 造成损伤，在人体内蓄积具有致癌性并可能诱发基因突变。铬分 3 价铬和 6 价铬，其中 6 价铬对人体危害极大。六价铬为吞入性毒物/吸入性极毒物，皮肤接触可能导致过敏；更可能造成遗传性基因缺陷，吸入可能致癌，对环境有持久危险性。但这些是六价铬的特性，铬金属、三价或四价铬并不具有这些毒性。

续表

污染物	危害
镉	吸入含镉气体可致呼吸道症状，经口摄入镉可致肝、肾症状。
汞	汞中毒以慢性为多见，主要发生在生产活动中，长期吸入汞蒸气和汞化合物粉尘所致。以精神-神经异常、齿龈炎、震颤为主要症状，大剂量汞蒸气吸入或汞化合物摄入即发生急性汞中毒。
砷	长期低剂量摄入砷化物达一定程度，会导致慢性砷中毒，引起神经衰弱症候群等。长期接触砷与皮肤癌、肺癌的发生有明确的因果关系，并与肝癌、膀胱癌等内脏癌的发生密切相关。以皮肤损害为主的全身性疾病，显示于皮肤干燥、粗糙、头发脆而易脱落，掌及趾部分皮肤增厚，角质化，最后出现皮肤癌，癌变潜伏期30到50年。

（一）痛痛病

痛痛病是发生在日本富山县神通川流域部分镉污染地区的一种公害病，以周身剧烈疼痛为主要症状而得名。发病地区局限于以神通川为中心，由东侧熊野川、西侧井田川两支流分别汇入神通川所形成的扇形地带。

1. 痛痛病的病因

据日本厚生省1968年公布的材料，痛痛病发病的主因是当地居民长期饮用受镉污染的河水，并食用这样的河水灌溉长成的含镉稻米，致使镉在体内蓄积而造成肾损害，进而导致骨软化症。妊娠、哺乳、内分泌失调、营养缺乏（尤其是缺钙）和衰老被认为是此病的诱因。神通川水中的镉是从哪里来的呢？原来神通川上游有三井基础矿业公司开办的冶炼铅、锌的工厂，而镉和锌同属于ⅡB族，在自然界往往共生。炼锌废水中含有镉，顺着神通川流到下游造成危害。

但是据日本公共卫生协会痛痛病综合调查组公布的结果，除镉以外，可能还存在着地区性的发病原因，根据是：①自从确诊三例病人以来，未再发现新病例，而镉污染依然存在。②在其他镉污染地区，肾小管损害发生率虽然高于非污染区，却没有痛痛病病例发生。③职业性镉中毒仅仅出现肾小管损害，而没有骨软化症。④把镉投给实验动物，不能复制出痛痛病的症状。

2. 痛痛病的特征和临床症状

痛痛病的发病年龄一般在30至70岁，患者均为多子女的妇女，在当地居住数十年，一直饮用神通川水，食用镉米。痛痛病的潜伏期可以长达10至30年，一般为2至8年。初期，腰、背、膝关节疼痛，随后遍及全身。疼痛的性质为刺痛，活动时加剧，休息时缓解。由于髋关节活动障碍，步态摇摆（当地人称为鸭子步）。数年后骨骼变形，身长缩短（比健康时缩短20至30 cm），骨骼严重畸形。骨脆易折，甚至轻微活动或咳嗽都能引起多发性病理骨折。患者疼痛难忍，卧床不起，呼吸受限制，最后往往死于其他并发症。

（二）地方性氟中毒

地方性氟中毒是同地理环境中氟的丰度有密切关系的一种世界性地方病，主要流行于印度、俄罗斯、波兰、捷克、德国、意大利、英国、美国、阿根廷、墨西哥、摩洛哥、日本、朝鲜、马来西亚等40多个国家。我国除个别省市以外，都有不同程度的流行，主要流行于贵州、山西、陕西、内蒙古、宁夏、甘肃、四川、山东、河北、天津、辽宁、吉林、黑龙江等省、直辖市、自治区，北京市的门头沟、顺义、昌平等区县也有发生。它的基本病征是氟斑牙和氟骨症。

1. 氟斑牙

氟斑牙也叫氟斑釉或氟牙症。中国20世纪80年代《地方性氟中毒防治工作标准》规定，生活于高氟区（饮水中含氟量大于1 mg/L或食物中含氟量高的地区）的居民，牙齿出现斑釉即诊断为氟斑牙出生于高氟区的8至15岁儿童，如氟斑牙患病率在30%以上，即可定为地方性氟中毒地区。氟斑牙可分为白垩型（牙面无光泽，粗糙似粉笔）、着色型（牙面呈微黄、黄褐或黑褐色）和缺损型（牙釉质损坏脱落呈斑点状或呈黑褐色斑块并有花斑样缺损，轻度患者须在良好光线下仔细辨认才能查出。重度患者对面谈话即可判明。恒齿在生长发育中易得氟斑牙，钙化完全后即不再受损害。

2. 氟骨症

患氟斑牙、有骨关节痛和功能障碍等表现的人，经X射线检查有骨质硬化等症状，而且尿氟量高于正常，即可诊断为地方性氟骨症。轻度氟骨症患者只有关节疼痛的症状，没有明显体征；中度患者除关节疼痛外，还出现骨骼改变；重度患者出现关节畸形，造成残疾。

3. 地方性氟中毒的病因

氟是人体所必需的微量元素之一。地方性氟中毒是由于当地岩石、土壤中含氟量过高，造成饮水和食物中含氟量高而引起的。高氟区居民长期饮用高氟水引起饮水型氟中毒。

不少国家和我国个别城市人为向自来水中加氟。含氟牙膏在我国已销售多年。近年来一些国外牙膏也再利用多种促销手段抢占中国市场，其中大多含氟，必须指出，这些做法并非到处适用在由于地质地理条件或工业氟污染造成的高氟区，居民摄入的氟已经过多，再向自来水中加氟或使用含氟牙膏，就是雪上加霜了。所以，供销和使用含氟牙膏都要因地制宜，避免盲目性和一刀切。每年"爱牙日"关于含氟牙膏的宣传也要科学和全面才好。

二、水体富营养化对人体健康的危害

富营养化是指生物所需的氮、磷等营养物质大量进入湖泊、河口、海湾等缓流水体，引起藻类及其他浮游生物迅速繁殖，水体溶解氧量下降，鱼类及其他生物大量死亡的现象。在受影响的湖泊、缓流河段或某些水域增加了营养物，由于光合作用使藻的个数迅速增加，种类逐渐减少，水体中原是以硅藻和绿藻为主的藻类，变成以蓝藻为主，呈暴发性繁殖。在自然状况下，这一过程是很缓慢地发生，但在人类活动作用下，可加速这一过程的进行。

水体出现富营养化现象时，浮游生物大量繁殖，因为占优势的浮游生物颜色不同，水面往往呈蓝色、红色、棕色、乳白色等。这种现象在江河湖泊中称为"水华"，在海中则叫作"赤潮"。

1. 富营养化的形成

天然水体中磷和氮（特别是磷）的含量在一定程度上是浮游生物数量的控制因素。生活污水和化肥、食品等工业的废水以及农田排水都含有大量的氮、磷及其他无机盐类。天然水体接纳这些废水以后，水中营养物质增多，促使自养型生物旺盛生长，某些藻类的个体数量迅速增加，而藻类的种类则逐渐减少。水体中的藻类本来以硅藻和绿藻为主，蓝藻的大量出现是富营养化的征兆，随着富营养化的发展，最后变成以蓝藻为主。藻类繁殖迅速，生长周期短。藻类及其他浮游生物死亡后被好氧微生物分解，不断消耗水中的溶解氧，或被厌氧微生物分解，不断产生硫化氢等气体。从两个方面使水质恶化，造成鱼类和其他水生生物大量死亡。藻类及其他浮游生物残体在腐烂过程中，又把生物所需的氮、磷等营养物质释放到水中，供新的一代藻类等生物利用。因此，富营养化了的水体，即使切断外界营养物质的来源，水体也很难自净和恢复到正常状态。藻类源源不断地得到营养物质，一代一代繁殖下去，死亡的藻类残体沉入水底，一代一代堆积，湖泊就逐渐变浅，成为沼泽，最后变为陆地。

2. 富营养化的指标

关于水体富营养化问题的成因有不同的见解。多数研究者认为，氮、磷等营养物质浓度升高，是藻类大量繁殖的原因，其中又以磷为关键因素。影响藻类生长的物理、化学和生物因素（如阳光、营养盐类、季节变化、水文、水的 pH 值，以及生物本身的相互关系）是极为复杂的。因此，很难预测藻类生长的趋势，也难以定出表示富营养化的指标。目前一般采用的指标是：水体中氮含量超过 0.2 mg/L，磷含量大于 0.01 mg/L，生化需氧量 BOD 大于 10 mg/L，pH 在 7 至 9 的淡水中细菌总数每毫升超过 10 万个，表征藻类数量的叶绿素 – a 含量大于 10 μg/L。

3. 富营养化的危害

富营养化造成水的透明度降低，阳光就难以穿透水层，从而影响水中植物的光合作用和氧气的释放，而表层水面植物的光合作用，可能造成溶解氧的过饱和状态。溶解氧过饱和以及水中溶解氧少，都对水生动物（主要是鱼类）有害，造成鱼类大量死亡。富营养化水体中底层堆积的有机物质在厌氧条件分解产生的有害气体，以及一些浮游生物产生的生物毒素（如石房蛤毒素）也会伤害鱼类。富营养化水中含有亚硝酸盐和硝酸盐，人畜长期饮用这些物质含量超过一定标准的水，会中毒致病。

4. 赤潮

海洋中一些浮游生物暴发性繁殖引起水色异常的现象叫作赤潮（又称红潮，国际上通称为"有害藻华"），是海洋中某一种或几种浮游生物在一定环境条件下暴发性繁殖或高度聚集，引起海水变色，影响和危害其他海洋生物正常生存的灾害性海洋生态异常现象。主要发生在近海海域。以浮游植物来说，世界各地已报道的4000多种微藻中，能引起赤潮的种类约有200多种，而其中大约有1/3的微藻能产生毒素。赤潮是一个历史沿用名，实际上，赤潮并不一定都是红色的，它可以因引发赤潮的生物种类和数量不同而呈现出不同颜色。如夜光藻、中缢虫等形成的赤潮是红色的，裸甲藻赤潮则多呈深褐色、红褐色，角毛藻赤潮一般为棕黄色，绿藻赤潮是绿色的，一些硅藻赤潮一般为棕黄色。因此，赤潮实际上是各种色潮的统称。发生赤潮的海区，赤潮生物主要分布在离水面几十厘米到一厘米左右的海水表层。赤潮生物因种类不同，浓度有很大的差异。夜光藻引起的赤潮，每毫升海水中有夜光藻1000个以上；一种绿色鞭毛藻引起的赤潮，每毫升海水中这种绿色鞭毛藻可高达几十万个。

海洋富营养化，为赤潮生物大量繁殖提供了丰富的营养盐类，这是形成赤潮的基本原因。此外，海水受污染后，铁、锰等重金属和维生素B_{12}、四氮杂茚、间二氮杂苯等有机氮化合物的含量增加，促使赤潮生物在短时期内大量繁殖，这是赤潮发生的诱因。例如，海水中铁、锰的含量比通常情况下高10至20倍时，赤潮生物可成10倍地增长繁殖。赤潮的发生还同海区的气象、水文条件有关。一般认为，阳光强烈，水温升高，海水停滞，海面上空气流稳定等有利于赤潮生物的集结，是赤潮出现的自然条件有人认为，水底层出现无氧和低氧水团，往往会引起赤潮。

赤潮由于发生地点的不同，有外海型和内湾型之分，有外来型和原发型之别，还因出现的生物种类不同而有单相型、双相性和多相型之异。

20世纪末联合国把赤潮列为世界三大近海污染问题之一。国际海洋考察理事会发表了"有害赤潮对海水养殖业和海洋渔业影响"的报告。为加强全球范围赤潮的研究和监测，联合国教科文组织的政府间海洋学委员会等组织均成立了赤潮研究专家组或工作组，制定赤潮研究或监测计划。我国于20世纪80年代在广州成立了"南海赤潮研究中心"，成立了有害赤潮专家组中国委员会。除了对赤潮进行监测，对赤潮生物的分类、生态、生理及赤潮毒素进行大量调查研究外，近几年还利用遥感等先进技术开展赤潮的预测、预报，21世纪初，我国国家海洋局向沿海省市下发了《关于加强海洋赤潮预防控制治理工作的意见》，我国要积极建设一个全国性的赤潮综合防治体系，以有效减轻赤潮灾害造成的损失，促进海洋经济的持续健康发展，要建立和完善国家与地方相结合，专业与群众相结合的全国预测预报监测网络，实现赤潮监测监视业务化；开展赤潮预测预警工作，形成全国预报预警系统和信息系统;建立赤潮灾害响应应急体系,采取应急行动,减轻灾害损失;加大海洋环境综合整治力度,控制赤潮发生;加强赤潮信息的管理。

5. 水华

水华又称水花、藻花,是淡水水体中某些蓝藻类过度生长的现象。形成水华的主要优势种有束丝藻、微胞藻、鱼腥藻、空球藻、隐球藻等。大量发生时,水面形成一层很厚的绿色藻层,能释放毒素,对鱼类有毒杀作用,藻类死亡、腐败、分解后,消耗大量水中溶解氧,使水体产生恶臭,不仅破坏水产资源,也影响水体美学与游乐。

我国主要淡水湖泊都已呈现出富营养污染现象,其主要原因是它们接纳了各种污染源排放的污染物,使水体溶解氧降低、水质恶化。例如,云南的滇池地处高原盆地,与外界沟通甚少,湖水置换一次需要5至7年。滇池紧邻云南的省会昆明市,原来是昆明市的饮用水源,但同时也是昆明市污水的受纳体,从工农业生产的废水,到生活污水,都排入滇池。千百年来,滇池靠自身有限的自净能力维持着清洁,献出碧波清流和肥美的鱼虾。但是,20世纪最后三四十年,滇池接连遭受致命的重创,先是"大炼钢铁",周围大片森林被砍伐;后是"以粮为纲",围湖造田,1/3的湖面被蚕食;进入20世纪80年代,粗放的工农业增长方式和城市人口的过快增长使污染负荷猛增,造成滇池富营养化十分严重,水质已经只能满足灌溉水质的要求。滇池内湖中水葫芦覆盖面积和生长厚度逐年增加,内湖外湖中都出现了蓝藻滋生的现象,原来的旖旎风光变成了一片污秽。

富营养化水体的水质下降,仅这一点就对人体健康产生很大威胁。水质下降有时只表现为气味和口味的变化,有时可能却含有致病毒素,例如:在富营养化水体中容易生长的铜绿微藻,含有一种肝毒素,可以在鱼体内富集,人食用鱼后该毒素可转移至人体内,危害人体健康。赤潮水体使人不舒服,渔民称之为"辣椒水",与皮肤接触后,可使皮肤出现瘙痒、刺痛、红疹等现象;如果溅入眼睛,疼痛难忍;有赤潮毒素的雾气能引起呼吸道发炎。

第四节 水污染防治

一、水体自净

广义的水体自净是指受污染的水体由于物理、化学、生物等方面的作用,使污染物浓度逐渐降低,经一段时间后恢复到受污染前的状态;狭义的水体自净是指水体中微生物氧化分解有机污染物而使水质净化的作用。

水体自净能力是有限度的。研究水体自净,就是要探索水体自净的规律,正确计算和评价水体的自净能力,依据最优化设计方案确定所排入污水必须处理的程度,达到有效防治水体污染的目的。

影响水体自净过程的因素很多，主要有：河流、湖泊、海洋等水体的地形和水文条件；水中微生物的种类和数量；水文和复氧（大气中的氧接触水面溶入水体）状况；污染物的性质和浓度等。

水体自净机理包括沉淀、稀释、混合等物理过程，氧化还原、分解化合、吸附凝聚等化学和物理化学过程以及生物化学过程。各种过程同时发生，相互影响，并相互交织进行。一般来说，物理和生物化学过程在水体自净中占主要地位。

1. 物理净化过程

污水或污染物排入水体后，可沉性固体逐渐沉到水底形成污泥。悬浮体、胶体和溶解性污染物因为混合稀释，逐渐降低浓度。污水稀释的程度用稀释比表示，对河流来说，即参与混合的河水流量与污水流量之比。污水排入河流须经相当长的距离才能达到完全混合，因此这一比值是变化的。达到完全混合的时间受许多因素的影响。

2. 化学净化过程

化学净化过程中化学反应的产生和进行取决于污水和水体的具体状况。如在一定条件下，水体中难溶性硫化物可以氧化为易溶性的硫酸盐；可溶的 +2 价铁、锰的化合物可以转化为几乎不溶解的 +3 价铁、+4 价锰的氢氧化物而沉淀下来。又比如水体中硅、铝的氧化物胶体或蒙脱石、高岭石一类胶体物质，能吸附各种阳离子或阴离子而与污染物凝聚并沉淀。

3. 生物净化过程

悬浮和溶解于水体中的有机污染物，在有溶解氧时会因好氧微生物作用，氧化分解为简单的、稳定的无机物，如二氧化碳、水、硝酸盐和磷酸盐等，使水体得到净化。在这个过程中，要消耗一定量的溶解氧。溶解氧除水体中原有的以外，主要来自水面复氧和水体中水生植物光合作用。在这个过程中，复氧和耗氧同时进行。

水体存在的生物群落可以反映河流自净的进程。河流被污染时，对污染敏感的蜉蝣稚虫、鲤鱼、硅藻就会消失，而真菌、泥蠕虫和某些蓝绿藻则占优势。经过自净作用水质恢复洁净，水生生物群落结构也随之变化，因此，可以用水生生物群落结构来判断和评价水体自净的状况。

对不同水体进行考察并掌握各种水体的自净规律，就能充分利用水体自净能力，减轻人工处理污染的负担，保证水体不受污染，并据此安排合理的生产布局和以最经济的方法控制和治理污染源。

一些城市在治理水系的时候，把河岸与河底都"硬化"，铺上一层水泥块。但事与愿违，这样做的河道反而更快地污染变质了。原因在于，天然水体包括天然水、底泥和水生生物，是一个完整的生态体系。如果把天然水与底泥隔开，就破坏了天然水体这个生态体系，大大降低了水体的自净能力，所以水质变坏得更快。因此，治理污染必须符合自然规律，否则将南辕北辙，越治理越坏。

二、饮用水卫生

饮用水卫生是为使饮用水的理化性状和细菌学指标达到规定的生活饮用水卫生标准而采取的措施,其目的和意义是保证饮用水安全卫生,避免发生水传染病和急慢性中毒。

1. 水源选择

水源选择目的是选用符合生活饮用水水质要求的水源进行防护。水源分地面水和地下水。江河、湖泊和水库等是地面水源;深、浅层地下水或引用泉水属地下水源。地面水水量丰富,易于汲取,但水量季节变化大,易受污染,难于防护;而地下水源水质良好,水质和水量较稳定,不易受污染,易于防护,但水的硬度高,水量不如地面水充足。进行水源选择时,应从卫生、经济、技术和水资源等多方面进行综合评价,要选择水质良好、水量充足、便于防护和经济技术指标合理的水源。

水质良好。水质要求如下:只经加氯消毒即可供生活饮用的水源水,其所含大肠菌群数平均每升不得超过1000个;经净化处理(混凝沉淀和砂滤等)又经加氯消毒后始可供饮用的水源水,所含大肠菌群数平均每升不得超过一万个因为混凝沉淀可以除去细菌的50%至80%,砂滤可除去细菌的80%至98%;氯化消毒可以除去细菌的99.7%。若水源水的总大肠菌群数为每升一万个,以最差的情况来估计,经混凝沉淀、砂滤和氯化消毒之后,每升水平均只剩下三个细菌群,这便符合饮用水卫生标准的要求。净化和消毒处理方法一般不能除掉水中的溶解性物质、放射性物质和气味等,因此作为生活饮用水的水源水,其感官性状和一般化学指标应符合生活饮用水卫生标准的规定,控制在不妨碍生活饮用和对健康无害的范围内,如蒸发残渣不超过 1.00 mg/L,总硬度以碳酸钙($CaCO_3$)计不超过 450 mg/L,无异臭异味,重金属含量、有毒物质含量和放射性指标应符合饮用水水质的规定。在高氟或有地方性甲状腺肿的地区,应分别选用含氟、含碘量适宜的水源水,否则应根据需要采取预防措施,使其含碘量大于 10 μg/L,氟含量在 0.5 至 1.0 mg/L。若水源水中含有生活饮用水卫生标准中未列入的有害物质时,其含量应符合地面水中有害物质最高容许浓度的有关规定。

水量充足。水源水量要能满足生产用水、公共事业用水和居民生活用水等的需要。在估计居民总用水量时,应按用水量定额和总人口数进行计算。日变化系数为最高日用水量与平均日用水量之比,一般为 1.25 至 1.50。此外还应考虑时变化系数。它是最高时用水量与平均时用水量之比,一般为 1.50 至 2.50。在考虑总用水量时,还要考虑城镇今后发展远景和人们生活水平提高之后,用水量将增加的情况。

经济技术合理。选择水源时,经济技术指标要合理,在卫生要求可以达到而经济又许可的条件下,应结合两者考虑问题。当经济技术指标不能达到合理要求时,为确保居民健康不受危害,卫生部门应阐明水质不良可能对居民健康带来的影响和危害,供决策者在选择水源时考虑。

便于防护。水源的位置应便于设置卫生防护带,使地面水源或地下水源免受污染。因为如果水源受到严重污染,即使经过完善的净化和消毒处理,也很难保证供水水质良好。取水点设在城镇、工矿企业的上游,并以选用地下水源为宜。

2. 水源卫生防护

为了保证水源不受污染,对水源要严格规定防护地带。规定以地面水为集中式给水水源的卫生防护地带在取水点周围半径100米的水域内,严禁在其中从事可能污染水源的任何活动,并应设明显的防护范围标志。取水点上游1000米到下游100米的水域内,禁止工业废水和生活污水排入。

饮用水卫生。在上游1000米以外排放污水时,应符合当地废水排放标准和地面水水质卫生要求,在沿河岸边的防护带内,禁止堆放废渣,设立有毒化学物品仓库、堆栈或装卸垃圾、粪便和有害物品的码头;禁止使用工业废水和生活污水灌溉农田和使用持久性或剧毒农药;禁止从事放牧业等。在供生活饮用水的水库和湖泊,应将取水点周围部分水域或整个水域及其沿岸列入卫生防护带。受潮汐影响的河流也要确定其取水点上、下游及其沿岸的防护范围,由有关部门视具体情况研究确定。

水厂生产区范围的、单独设立的泵站、沉淀池和清水池应明确划定界限,周围应保持良好的卫生状况,并设立明显的标志。生产区外围不小于10米以内,不得设置生活居住区和修建禽畜饲养场、渗水厕所、渗水坑;不得堆放垃圾、粪便、废渣或铺设污水管道。在上述界限范围内,应充分绿化。

3. 水源地卫生防护带

以地下水为集中式给水水源的卫生防护带,应根据水文地质条件、取水构筑物的形式和附近地区的卫生状况来确定。其防护措施应按地面水为水源的水厂区要求执行。取水构筑物的防护范围,影响半径的范围以及岩溶地区地下水的水源卫生防护范围,由有关部门研究确定。为保护地下水源,使用人工回灌水的水质原则上应符合生活饮用水水质标准的规定;工业废水和生活污水禁止排入渗坑或渗井。在单井或井群的影响半径范围内,禁止使用工业废水或生活污水灌溉农田;禁止使用持久的或剧毒农药;禁止修建渗水厕所、渗水坑,不得堆放废渣和铺设污水渠道,也不得从事破坏深层土层的活动。若取水层在水井影响半径范围内不露出地面或取水层与地面水没有互相补充关系时,可根据具体情况设置较小的防护范围。在水厂生产区范围内,按地面水水厂生产区的要求执行。

对分散式给水水源,其卫生防护带的规定是:若以地面水为水源,则与以地面水为集中式给水水源的卫生防护带相类似;若以地下水为水源,则在水井周围30米范围内,不得设置渗水厕所、渗水坑、粪坑、垃圾堆和废渣堆等污染源。

4. 水质净化和消毒

水质净化包括混凝沉淀和砂滤,其目的是利用机械及重力作用清除原水的悬浮性胶体物质,以提高水的透明度,改善其理化性状;消毒则是利用消毒药剂杀灭水中的肠道致病微生物,以防止介水肠道传染病的传播和流行。

①混凝沉淀

凝结剂加入浑水中，与水中的碱相作用形成带正电荷的氢氧化物胶体，使水中带阴电荷的微小悬浮物中和，形成较大的絮状物而下沉。若原水中碱度不够，可向水中加入生石灰或漂白粉，以促进絮状物不断形成，提高混凝沉淀效果。

常用的凝结剂有明矾、硫酸亚铁、三氯化铁、碱式氯化铝、氯化铝、硫酸铁、碳酸镁和阳离子型高分子聚合物等。

雨水冲刷和地表径流将泥土、腐殖质、微生物、水生物和各种不溶解的杂质带入水中，形成水中的浑浊物。这些浑浊物在水中自然下降的速度很慢。因此，对天然水中的微小悬浮物必须采用混凝沉淀法，使其迅速下沉。

混凝沉淀不仅能除去水中悬浮物，还可借助其沉淀和吸附作用除去水中的溶解性物质和部分细菌。用铝盐凝结，可除去水中的氟化物；用明矾在高 pH 值下凝结，可除去水中的暂时性硬度（俗称水垢）和铁、锰等；用碱式氯化铝凝结，可除去水中的溶解性有毒物质镉、铬、铅、汞等。

②砂滤

经过混凝沉淀较清洁的水，再通过 30 至 60cm 厚的砂层过滤。砂滤具有隔滤、吸附和沉淀作用，在沙粒表面的胶体物质和细菌沉淀形成胶质生物膜，提高了净水效率，此时绝大部分杂质和细菌能在表面被阻留。砂滤可进一步清除水中更细小的胶体物和更多的细菌、厚虫和蠕虫卵，因此砂滤不仅可改善饮用水的浑浊度，还可改善水的理化和生物学性状。

③消毒

水经过混凝沉淀和砂滤处理后，其细菌学指标一般仍不能达到饮用水质卫生标准的要求，故必须进一步对水进行消毒处理，杀灭水中的病原体。当水源为地下水时，水质透明，不需混凝沉淀和砂滤，便可直接消毒。水厂饮用水消毒法有氯化消毒法，臭氧消毒法和紫外线消毒法等。常用的是氯化消毒法，所用消毒剂为液氯或氯的化合物（漂白粉、漂白粉精、次氯酸钠、氯胺－T、次氯酸钙等）。

5. 氯化消毒的原理

氯化消毒的原理是利用氯可在水中迅速形成次氯酸（HClO）的原理：漂白粉加入水中后亦能水解成次氯酸；次氯酸分子体积微小，电荷为中性，易经细胞壁渗透入细菌体内，抑制和破坏菌体内的各种酶系统（主要是磷酸丙糖脱水酶对 HOCl 更为敏感），使巯基被氧化而破坏，影响细菌体内的氧化还原作用，使其体内葡萄糖代谢产生障碍，导致细菌死亡，达到消毒目的。

要获得良好的氯化消毒效果，应具有下列保证条件：水的 pH 值要低，一般在 7 左右为宜，以减少次氯酸的解离，因为次氯酸根（ClO^-）带负电荷，不易发挥消毒作用；水质要透明，以利次氯酸接触病原体；水温不宜太低，水温高则杀菌能力快，因此要根据水温高低增减加氯量，使加入的氯充分混合，有一定的接触反应时间（一般不应少于 30 分钟）；接触 30 分钟后，要求在接近水厂或加压站附近管网中水的游离性余氯含量不应低于 0.3mg/L，在末梢管网中水的游离性余氯不应低于 0.05mg/L。可检测消毒后水中细菌学指标,来评定消毒效果,细菌总数(37℃、24小时培养)不应大于100个/毫升,大肠菌群数每升水不超过3个。在配水管网较长,死头较多的地区,为保证饮用水水质安全,应考虑中途加氯。

6. 氯化消毒法消毒效果

使用方便,长期使用后未发现对健康有不良影响。可是由于环境污染严重,水源受到各种有机物严重污染,人们发现,水经氯化消毒后,氯与水中有机碳氢化合物形成微量的致癌性卤代烃——三卤甲烷类化合物。这类化合物主要共有四种:氯仿($CHCl_3$)、一溴二氯甲烷、二溴一氯甲烷和溴仿($CHBr_3$),有人用477mg/L和180mg/L的氯仿剂量分别对小鼠和大鼠进行致癌试验,发现有致癌现象。但饮水中氯仿的实际含量甚微,不至对人类形成威胁,而且对人群的流行学调查亦未发现饮水氯化消毒与癌症有什么关系。尽管水中三卤甲烷类化合物含量甚微,对动物致癌剂量又很大,对饮用这种自来水的人群进行环境流行学调查亦未得致癌结论,然而这类化合物对人类仍是一种潜在的危险。故有些国家已规定出水中氯仿含量不得超过70μg/L,美国规定饮水中三卤甲烷类化合物含量不得超过100μg/L,中国生活饮用水水质标准中规定的氯仿含量为60μg/L,四氯化碳含量为3μg/L。

三、废水处理

废水中的污染物种类繁多,按污染物的形态分有:溶解性的、胶体状的和悬浮状的污染物;按化学性质分有:有机污染物和无机污染物;有机污染物按生物降解的难易程度又可以分为可生物降解的有机物和不可生物降解的有机物。废水处理就是利用各种技术措施把各种形态的污染物从废水中分离出来,或者把它们分解、转化为无害和稳定的物质,从而使废水得到净化的过程。

根据使用技术措施的作用原理和去除对象,废水处理方法可以分为物理处理法、化学处理法和生物处理法三大类。主要废水处理技术及去除对象见表2-3。

表2-3 废水处理方法的分类及去除对象

分类	处理工艺	处理对象	适用范围
物理处理法	调节池	均衡水质和水量	预处理
	格栅	粗大悬浮物和漂浮物	预处理
	筛网	较细小的悬浮物	预处理
	沉淀	可沉物质	预处理
	气浮	乳化油、密度接近1的悬浮物	预处理或中间处理
	离心机	乳化油、固体物	预处理或中间处理
	旋流分离器	较大的悬浮物	预处理
	砂滤池	细小悬浮物、乳化油	中间或深度处理

续表

分类	处理工艺	处理对象	适用范围
化学处理法	中和	酸、碱	预处理
	混凝	胶体、细小悬浮物	中间或深度处理
	化学沉淀	溶解性有害重金属	中间或深度处理
	氧化还原	溶解性有害气体	中间或深度处理
	吹脱	溶解性气体	预处理或中间处理
	萃取	溶解性有机物	预处理或中间处理
	吸附	溶解性物质	中间或深度处理
	离子交换	可离解物质	深度处理
	电渗析	可离解物质	深度处理
	反渗透膜	盐类	深度处理
生物处理法	好氧生物处理	胶体和溶解性有机物	中间处理
	厌氧生物处理		中间处理
	土地处理		深度处理
	稳定塘		深度处理

1. 废水的物理处理法

利用物理作用进行废水处理的方法属于物理处理法，分离去除废水中不溶性的悬浮颗粒物是其主要目的。主要工艺有筛滤截留、重力分离、离心分离等，使用的处理设备和构筑物有格栅和筛网、沉砂池和沉淀池、气浮装置、离心机、旋流分离器等。

①格栅和筛网

格栅是一组平行金属栅条制成的有一定间隔的框架。把它倾斜放置在废水渠道上，用来去除废水里粗大的悬浮物和漂浮物，以免后面的装置堵塞。筛网是穿孔滤板或金属网制成的过滤设备，用以去除较细小的悬浮物。

②沉淀法

利用重力的作用，使废水中比水重的固体物质下沉，与废水分离，这种方法叫作沉淀法。沉淀法简单易行，效果好，得到广泛应用。

在废水处理中，沉淀法主要用于：在沉砂池去除无机砂粒。在初次沉淀池去除比水重的悬浮状有机物。在二次沉淀池去除生物处理出水中的生物污泥。在混凝工艺以后去除混凝形成的絮凝体。在污泥浓缩池中分离污泥中的水分，浓缩污泥。气浮法。在废水中通入空气，产生细小气泡，附着在细微颗粒污染物上，形成密度小于水的浮体，上浮到水面，主要用来分离密度与水接近或比水小，靠重力无法沉淀的细微颗粒污染物。离心分离。当含有悬浮物的废水在离心设备中高速旋转的时候，质量不同的悬浮物和废水受到的离心力不同，所以二者可以分离。按照产生离心力方式的不同，离心分离设备可以分为旋流分离器和离心机两种类型。

2. 废水的化学处理法

利用化学反应分离、回收废水中的污染物，或者把它们转化成无害的物质，叫作化学处理法。主要的工艺有中和、混凝、化学沉淀、氧化还原、吸附等。

①中和法

利用化学反应使酸性废水或碱性废水中和，达到中性的方法叫中和法。"以废治废"是优先考虑的原则，尽量利用废酸和废碱进行中和，或者让酸性废水和碱性废水直接中和。实在没有可能再利用药剂（中和剂）进行处理。

②混凝法

向废水中加入混凝剂，使其中不能自然沉淀的胶体状污染物和一部分细小悬浮物经过脱稳、凝聚、架桥等反应过程，形成一定大小的絮凝体，在后续沉淀池中沉淀分离，使胶体状污染物与废水分离，叫作混凝法。利用混凝，可以降低废水的浊度、色度、去除高分子物质、悬浮状或胶体状的有机污染物和某些重金属污染物。

③化学沉淀法

向废水中加入化学药剂，与废水中某些溶解性污染物质发生反应，形成难溶性物质沉淀下来，以降低废水中溶解性污染物的浓度，叫作化学沉淀法。化学沉淀法一般用来处理含重金属的工业废水。按照沉淀剂的种类和生成难溶物质的不同，可以把化学沉淀法分为氢氧化物沉淀法、硫化物沉淀法和钡盐沉淀法。

④氧化还原法

向废水中加入氧化剂或者还原剂，使其中溶解的有毒有害物质被氧化或者被还原，转变成无毒无害物质的方法，叫作氧化还原法。废水处理常用的氧化剂有臭氧、氯气、次氯酸钠等；常用的还原剂有铁、锌、亚硫酸氢钠等。

⑤吸附法

利用多孔固体吸附剂，让废水中的污染物通过固－液相界面上的物质传递，转移到固体吸附剂上，从废水中分离去除的方法，叫吸附法。按照吸附剂表面吸附机理的不同，分为物理吸附、化学吸附和离子交换吸附。废水处理中的吸附一般是多种吸附机理同时存在。常用在废水处理中的吸附剂有活性炭、磺化煤、沸石等。

⑥离子交换法

在固体颗粒和液体的界面上交换离子的过程，叫离子交换，利用离子交换剂对物质选择性交换的能力，去除水和废水里的杂质和有害物质的方法，叫离子交换法。

⑦膜分离法

能让溶液中一种或几种成分无法透过，但其他成分能透过的膜，叫半透膜。利用特殊半透膜的选择性透过作用，把废水里的颗粒、分子或离子与水分离的方法，叫作膜分离法。主要包括电渗析、扩散渗析、微过滤、超滤、反渗透等。

3. 废水的生物处理法

在自然界无所不在的微生物可以把有机物氧化分解，转化成稳定的无机物。利用微生物的这种功能，废水的生物处理法采用一定的人工措施，营造适合微生物生长、繁殖的环境，让微生物大量繁殖，加强它们氧化、分解有机物的能力，从废水中去除有机物。

按照所用微生物的呼吸特性，废水生物处理可以分为好氧生物处理和厌氧生物处理和自然生物处理法。按照微生物的生长状态，废水生物处理法又可以分为悬浮生长型（比如活性污泥法）和附着生长型（生物膜法）。下面介绍上述3种处理方法。

①好氧生物处理法

应用好氧微生物，在有氧环境下，把废水中的有机物分解成二氧化碳和水的方法叫作好氧生物处理法。这种方法处理效率高，应用面广，是废水生物处理的主要方法。好氧生物处理的主要工艺有：活性污泥法、生物滤池、生物转盘、生物接触氧化等。

②厌氧生物处理法

应用兼性厌氧菌和专性厌氧菌在无氧条件下降解有机污染物，最后生成二氧化碳、甲烷等物质的方法，叫作厌氧生物处理法、主要用于有机污泥、高浓度有机工业废水的处理，比如啤酒废水、屠宰厂废水等，也可以用来处理低浓度城市污水。以前污泥厌氧处理的构筑物一般采用消化池，近20多年来，出现一系列新型高效的厌氧处理构筑物，比如升流式厌氧污泥床、厌氧流化床、厌氧滤池等。

③自然生物处理法

应用在自然条件下生长、繁殖的微生物处理废水的方法叫作自然生物处理法。这种方法工艺简单，建设费用和运行成本都比较低，但其净化功能受自然条件的限制。主要处理技术有稳定塘和土地处理法。

4. 废水处理工艺流程

废水中污染物的成分非常复杂，不可能用单一的处理单元就把全部污染物都去除掉。一般要把多个处理单元组合成合适的处理工艺流程。要确定废水的处理工艺，主要根据应该达到的处理程度。处理程度主要与原废水的性质、处理后废水的出路以及接纳处理后废水水体的环境标准和自净能力有关。

①城市废水的一般处理工艺流程

城市废水的一般处理主要应该去除悬浮物和溶解性有机物。工艺流程见图2-1。按照不同的处理程度，可以分为预处理、一级处理、二级处理和三级处理。

a. 预处理

包括格栅、沉砂池，去除城市污水中的粗大悬浮物和密度大的无机砂粒。

b. 一级处理

主要用沉淀池进行物理处理，部分去除污水中的悬浮状固体物质。

c. 二级处理

主要用活性污泥法、生物膜法进行生物处理，大幅度去除污水中胶体状或溶解性的有机物。处理后出水可以达到国家规定的污水排放标准。

d. 三级处理

主要用生物除氮脱磷法或混凝沉淀、过滤、吸附等物理化学方法进行处理，进一步去除废水中残存的有机物和氮、磷，以符合更严格的废水排放要求或回用要求。

②工业废水的处理工艺流程

因为工业废水水质成分非常复杂，并且随行业、原料、生产工艺而有相当大的变化，所以不可能有通用的处理工艺流程。要根据具体工业废水的水量、水质、处理程度要求，选择合适的单元技术组合成工艺流程。

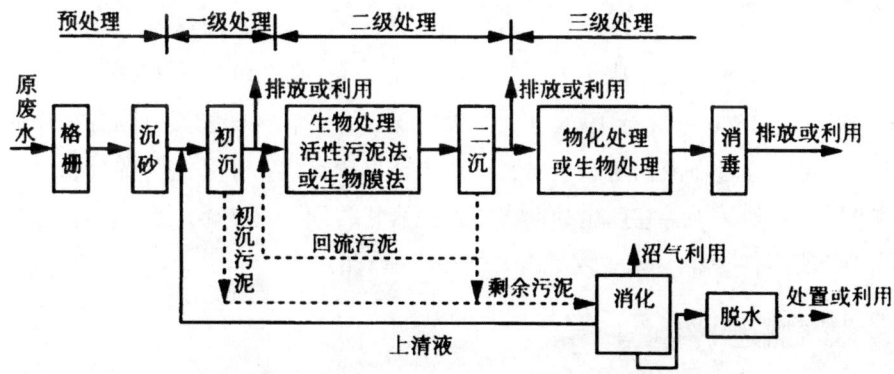

图2-1 城市废水的一般处理工艺流程

第三章 大气、土壤与康养的关系

第一节 大气与康养的关系

人的生存必须依靠空气，成年人平均每天约需 1 kg 粮食和 2 kg 水，但对空气的需求就大得多，每天约 13.6 kg（合 10 m^3）。如果空气中含有有害的物质，则有害物质随空气不断地吸入肺部，通过血液而遍及全身，可对人体健康直接产生危害。此外，大气污染对人的影响不同于其他污染，它产生的毒害不仅速度快，而且易扩散、范围广。世界上发生过的严重"公害事件"中，大多数是由大气污染造成的。

一、大气概述

大气是由多种复杂物质（气体组分、大气污染物等）组成的混合物。大气污染主要来源于人类生产和生活活动。大气污染会直接或间接影响人体健康，可以导致人体感官和生理机能的不适，出现临床症状或急慢性中毒等表现。

（一）大气结构和组成

地球最外层被一层总质量约为 3.9×10^{15} t 的混合气体包围着，它仅占地球总质量的百万分之一。受地心引力作用，大气质量主要集中在下部，即 50% 的质量集中在离地面 5 km 以下。根据大气在垂直方向上温度、化学成分、电荷等物理性质的差异及垂直运动情况，将大气圈自下而上分为对流层、平流层、中间层、热层和逸散层。其中，与人类关系最为密切的是对流层，主要天气过程（如雨、雪、冰雹）等均出现在此层。

需要说明，从自然科学角度，大气和空气两个词并无实质差别，常被作为同义词。但在环境科学中，为了便于说明问题，常将两个词分别使用。通常对于室内和特指某个区域（如车间、厂区等工作场所，车站、影院等公共场所）供动植物生存的气体，习惯上称为空气。这类场所的污染就用空气污染，并规定相应的质量标准和评价方法。在以大区域或全球性的气流作为对象，研究大气物理、大气气象和自然地理时，常用大气一词。

大气或空气是由多种气体混合组成的。其中，氮占 78%、氧占 21%，两者共计占空气总体积的 99%，与氦、氖、氩、氪、氙、氡等稀有气体共同构成空气中恒定组分。此外，空气中还有可变组分，主要指二氧化碳和水蒸气。通常情况下，二氧化碳的含量为 0.02%～0.04%，水蒸气含量小于 4%。这些组分在空气中的含量随季节和气象及人类活动影响而发生变化。含有上述恒定及可变组分的空气被认为是清洁空气。

(二) 大气（空气）污染

随着人类生产、生活的不断聚集，以及化石燃料的高强度使用，使得大量有害物质进入大气，造成局部空气中污染物浓度升高，并无法及时稀释扩散，从而引发空气质量下降，日积月累逐渐发展成为空气污染问题。例如人口超过千万的超大城市持续大量向空气中排放污染物质，使得空气污染问题日益突出。

大气污染来源分为天然源和人为源。其中天然源主要有火山喷发、森林火灾、沙尘、海浪飞沫等。但大气污染的主要来源是人类生产和生活活动，概括为如下4类。

1. 化石燃料燃烧

化石燃料燃烧过程是向大气输入污染物的重要源头。例如，煤燃烧时产生大量烟尘，形成一氧化碳、二氧化碳、二氧化硫、氮氧化物和有机化合物等有害物质。

2. 工业企业排放

工业生产过程中排放到大气中的污染物质种类多、数量大，是城市和工业区大气的主要污染源头。例如，石油化工企业排放二氧化硫、硫化氢、二氧化碳、氮氧化物、烃类有机物；有色金属冶炼工业排放二氧化硫、氮氧化物及含重金属元素的烟尘；钢铁企业在炼钢、炼焦过程中排放烟尘、硫氧化物、氰化物、硫化氢、一氧化碳、酚类、苯类、烃类；酸碱化工厂排放二氧化硫、氮氧化物、硫化氢及各种酸性气体。总之，工业过程排放的污染物与工业企业的生产性质密切相关。

3. 交通运输排放

交通运输工具行驶过程中排放的尾气是造成大气污染的主要来源，如汽车、飞机、船舶等。尾气中含有一氧化碳、氮氧化物、碳氢化合物、硫氧化物和含铅化合物等多种有害物质。随着现代交通运输业的飞速发展，交通工具数量巨大，往来频繁，因此排放污染物的量也十分可观。

4. 农业排放

施用农药及化肥大大提高了农作物产量，但却给环境带来了负面效应。田间施用农药时，一部分农药会随喷洒逸散到空气中，残留在农作物表面的也能挥发到大气中。进入大气的农药可以被悬浮颗粒物吸收并随气流传输，造成大气污染。化肥大量施用给大气环境带来的负面影响也正逐渐被关注。例如，氮肥在土壤中经一系列变化过程会产生氮氧化物并释放到空气中；氮氧化物在反硝化作用下会形成部分氧化亚氮，不溶于水，可传输到平流层，并与臭氧相互作用，使臭氧层遭到破坏。

(三) 空气污染指数

为客观反映空气污染状况，近年我国开展了城市空气质量指数（AQI）日报工作。AQI是将常规监测的几种空气污染物浓度简化成为单一的概念性指数值形式，并分级表征空气质量状况及污染程度,从而反映城市空气的短期质量状况和变化趋势。目前计入空气质量指数的项目有细颗粒物($PM_{2.5}$)、可吸入颗粒物(PM_{10})、二氧化硫(SO_2)、二氧化氮(NO_2)、一氧化碳(CO)和臭氧(O_3)六项,AQI 与污染物浓度的关系如表 3-1 所示。

表 3-1 AQI 与污染物浓度的关系

AQI	$PM_{2.5}$（日均值）/（μm/m³）	PM_{10}（日均值）/（μm/m³）	SO_2（日均值）/（μm/m³）	NO_2（日均值）/（μm/m³）	CO（日均值）/（μm/m³）	O_3（日均值）/（μm/m³）
50	35	50	50	40	2	160
100	75	150	150	80	4	200
150	115	250	475	180	14	300
200	150	350	800	280	24	400
300	250	420	1 600	565	36	800
400	350	500	2 100	750	48	1000
500	500	600	2 620	940	60	1200

根据《环境空气质量指数(AQI)技术规定(试行)》(HJ 633-2012),空气污染指数划分为六挡,对应于空气质量的六个级别。从一级优、二级良、三级轻度污染、四级中度污染,直至五级重度污染、六级严重污染,级别越高,说明污染越严重,对人体健康的影响也越明显,AQI 分级及对健康的影响如表 3-3 所示。

表 3-2 AQI 分级及对健康的影响

空气质量指数	空气质量指数级别	空气质量指数类别及表示颜色		对健康影响情况	建议采取的措施
0~50	一级	优	绿色	空气质量令人满意,基本无空气污染	各类人群可正常活动
51~100	二级	良	黄色	空气质量可接受,但某些污染物可能对极少数异常敏感人群健康有较弱影响	极少数异常敏感人群应减少户外活动
101~150	三级	轻度污染	橙色	易感人群症状有轻度加剧,健康人群出现刺激症状	儿童、老年人及心脏病、呼吸系统疾病患者应减少长时间、高强度的户外锻炼

续表

空气质量指数	空气质量指数级别	空气质量指数类别及表示颜色		对健康影响情况	建议采取的措施
151~200	四级	中度污染	红色	进一步加剧易感人群症状,可能对健康人群心脏、呼吸系统有影响	儿童、老年人及心脏病、呼吸系统疾病患者避免长时间、高强度的户外锻炼,一般人群适量减少户外运动
201~300	五级	重度污染	紫色	心脏病和肺病患者症状显著加剧,运动耐受力降低,健康人群普遍出现症状	儿童、老年人和心脏病、肺病患者应停留在室内,停止户外运动,一般人群减少户外运动
>300	六级	严重污染	褐红色	健康人群运动耐受力降低,有明显强烈症状,提前出现某些疾病	儿童、老年人和患者应当留在室内,避免体力消耗,一般人群应避免户外活动

空气污染指数为0~50,空气质量级别为一级,空气质量状况属于优。此时,空气质量令人满意,基本无空气污染,各类人群可正常活动。

空气污染指数为51~100,空气质量级别为二级,空气质量状况属于良。此时空气质量可接受,但某些污染物可能对极少数异常敏感人群健康有较弱影响,建议极少数异常敏感人群减少户外活动。

空气污染指数为101~150,空气质量级别为三级,空气质量状况属于轻度污染。此时,易感人群症状有轻度加剧,健康人群出现刺激症状。建议儿童、老年人及心脏病、呼吸系统疾病患者减少长时间、高强度的户外锻炼。

空气污染指数为151~200,空气质量级别为四级,空气质量状况属于中度污染。此时,易感人群症状进一步加剧,健康人群心脏、呼吸系统可能会受到影响,建议疾病患者避免长时间、高强度的户外锻炼,一般人群适量减少户外运动。

空气污染指数为201~300,空气质量级别为五级,空气质量状况属于重度污染。此时,心脏病和肺病患者症状显著加剧,运动耐受力降低,健康人群普遍出现症状,建议儿童、老年人和心脏病、肺病患者停止户外运动,一般人群减少户外运动。

空气污染指数大于300,空气质量级别为六级,空气质量状况属于严重污染。此时,健康人群运动耐受力降低,有明显强烈症状,提前出现某些疾病,建议儿童、老年人和患者留在室内,避免体力消耗,一般人群应避免户外活动。

二、大气中有害因素

大气中的有害因素主要指各类大气污染物。大气污染物是指由于人类活动或自然活动排入大气，对人和环境产生有害影响的物质。随着经济和环境保护的发展，大气污染物的名单越来越长。目前，已认定的大气污染物质超过100种。大气污染物依据不同的划分方式，可以得到不同的类别。大气污染物根据其存在形态，可分为气溶胶态污染物和气态污染物两大类。

(一) 气溶胶态污染物

气溶胶是指可以在气体介质中悬浮的固体或液体颗粒，其沉降速度可以忽略。结合气溶胶产生来源、存在相态和物理化学特性，从大气污染控制角度，气溶胶态污染物可以分为如下4个形态。

1. 粉尘

指悬浮于气体介质中的较小固体颗粒，尺寸在 $1 \sim 200$ μm 范围内。国际标准化组织（ISO）将直径小于 $75 \mu m$ 的固体颗粒悬浮体定义为粉尘；而直径大于 $75 \mu m$，能在空气或烟道中传输的固体颗粒称为粗尘。粉尘颗粒形状往往不规则，在重力作用下能发生沉降，但在某一时间内能保持悬浮状态。粉尘通常在破碎加工、运输、建筑施工、工业活动，或土壤、岩石风化、火山喷发过程中形成。

2. 烟尘

指气溶胶态物质在燃烧、冶金等过程中形成的细微颗粒物，通常包括3种类型：①烟矣，指在冶金过程中形成的固体粒子气溶胶，它是熔融物质在挥发过程中产生的气体物质的凝结物，在生成过程中总伴有诸如氧化类的化学反应；烟的粒径通常小于 $1 \mu m$，在金属铝、锌、铅的冶炼过程中，在高温熔融状态下，能够迅速挥发，并氧化生成氧化铝、氧化锌和氧化铅等烟尘。②飞灰，指燃料燃烧中产生的呈悬浮状的非常分散的细小灰粒，包括燃料完全和不完全燃烧残留的固体残渣，尺寸一般小于 10 μm，主要在炉窑中产生，尤其以粉煤为燃料燃烧时排出的飞灰比较多。③黑烟，指燃烧产生的能见气溶胶，主要是化石燃料燃烧时，在高温缺氧条件下，烃类物质热分解生成的炭黑颗粒，粒径尺寸一般为 $0.01 \sim 1$ μm。

3. 灰霾

灰霾的气象定义是悬浮在大气中的大量微小尘粒、烟粒或盐粒的集合体，使空气浑浊、水平能见度降低到 10 km 以下的一种天气现象。灰霾形成的主要原因：一是水平方向静风现象的增多。近年来随着城市化的飞速发展，城市大规模扩张，大楼越建越高，增大了地面摩擦系数，从而使流经城区的风速明显降低。静风现象增多，不利于大气污染物向城区外围扩散稀释，并容易在城区内积累高浓度污染。二是垂直方向的逆温现象。污染物在逆温现象下，低空的气温反较高空为低，导致污染物的停留和蓄积，不能及时向高空扩散。三是大气中悬浮颗粒物的大量增加，直接导致了大气能见度降低，使得整个城市看起来灰蒙蒙一片。

因此，大气颗粒物排放是灰霾形成的内因，不良气象条件是外因。灰霾看起来呈黄色或橙灰色是由于灰霾由灰尘、硫酸盐、硝酸盐等粒子组成，多散射波长较长的光造成的。

4. 雾霾

雾霾是雾和霾的统称。雾是一种正常的自然现象，由大量悬浮在近地面空气中的微小水滴或冰晶组成的气溶胶系统，多出现于秋冬季节，是近地面层空气中水汽凝结（或凝华）的产物。雾的存在会降低空气透明度，使能见度恶化。形成雾时，大气湿度应该是饱和或接近饱和（相对湿度一般在90%以上）。由于液态水或冰晶组成的雾散射的光与波长关系不大，因而雾看起来呈乳白色或青白色。而当大气相对湿度小于80%时，霾会造成大气混浊、视野模糊、能见度恶化。当相对湿度在80%~90%范围内时，大气混浊、视野模糊导致的能见度恶化是霾和雾的混合物共同造成的，但其主要成分是霾。因此，可以说雾霾是由于人类大量排放的颗粒污染物在雾天大量积聚造成的特殊天气现象。近年来，雾霾频发，已严重影响了人民的生产生活，直接威胁到身体健康。

（二）气态污染物

气态污染物是在大气中以分子状态存在的污染物。气态污染物种类繁多，影响较多的气态污染物同样来源于燃料燃烧。依据与污染源的关系，大气污染物可分为一次污染物和二次污染物。其中，一次污染物主要有碳氧化物、氮氧化物、硫氧化物、碳氢化合物，以及与工业生产相关的污染物质；二次污染物是一次污染物在物理、化学或生物因素的作用下发生变化，或是与环境中的其他物质发生反应所形成的新污染物，也称继发性污染物。例如，二氧化硫在空气中被氧化成硫酸盐气溶胶；汽车尾气中的氮氧化物、碳氢化合物在日光照射下发生光化学反应生成臭氧、过氧乙酰硝酸酯、甲醛和酮类等。二次污染物的形成机制往往很复杂，毒性也较一次污染物强，对生物和人体的危害也更严重。

主要的气态污染物有如下6种。

1. 碳氧化物

主要有两种，即一氧化碳（CO）和二氧化碳（CO_2），是各种大气污染物中排放量最大的。其中，化石燃料燃烧排放是最大的人工污染源。燃料完全燃烧产生二氧化碳，缺氧不完全燃烧时形成一氧化碳。一氧化碳极易与血红蛋白结合，形成碳氧血红蛋白，使血红蛋白丧失携氧的能力和作用，造成组织窒息，严重时致人死亡。一氧化碳对全身的组织细胞均有毒性作用，尤其对大脑皮质的影响最为严重。全球每年一氧化碳排放量约为2×10^8 t，为大气污染物之首，主要来自燃料燃烧和汽车尾气。通常一氧化碳在自然作用下维持在一个稳定水平。但对于大量使用化石燃料的集中城区，一氧化碳浓度远远高于自然水平。尤其是在大城市交通繁忙时期或冬季取暖季节，由于废气不能及时扩散，一氧化碳浓度可能达到危害环境的水平。来源于燃烧和生物呼吸作用的二氧化碳是无毒气体,参与地球碳循环。但随着化石燃料大量使用,地球上二氧化碳浓度逐渐增加,被认为是加剧温室效应的主要来源。

2. 含氮化合物

大气污染物中含氮化合物主要有一氧化氮（NO）、二氧化氮（NO_2）、一氧化二氮（N_2O）、三氧化二氮（N_2O_3），以及氨（NH_3）、氰化氢（HCN）等,通常用符号 NO_x 表示。造成大气污染的主要是一氧化氮、二氧化氮,主要源自化石燃料燃烧,以柴油、汽油为燃料的机动车排放最多。化石燃料在燃烧过程中主要生成一氧化氮和少量二氧化氮,进入大气的一氧化氮在空气中进一步氧化为二氧化氮。此外,氮肥厂、硝酸生产企业、石化企业等在生产过程中也产生 NO_x。

3. 含硫化合物

大气中含硫化合物主要指二氧化硫（SO_2）、三氧化硫（SO_3）和硫化氢（H_2S）等。二氧化硫来源广、数量大,是影响和破坏全球大气环境质量的主要污染物。化石燃料燃烧、有色金属冶炼、石油炼化、造纸、硫酸生产、火力发电等过程都向大气排放二氧化硫。其中化石燃料燃烧占 70% 以上。三氧化硫往往伴随二氧化硫产生,但数量比较少。硫化氢的来源除了有机物的腐败外,主要是造纸厂、污水厂、农药厂、炼化厂等工业生产排放。硫化氢不稳定,在有大气颗粒物存在时,很快被氧化成二氧化硫或三氧化硫。硫氧化物是造成硫酸烟雾类二次污染的主要物质,还参与酸雨形成。

4. 碳氢化合物

大气中碳氢化合物主要指挥发性的各类有机烃类化合物,由碳、氢两种元素组成,如烷烃、烯烃、芳烃等。除自然源外,人工源主要是化石燃料不完全燃烧和石油类物质蒸发。其中,汽车尾气为主要排放源。此外,石油炼化、油漆制造、油漆涂装等都会产生碳氢化合物。有些复杂的碳氢化合物,如多环芳烃（PAH）中的苯并芘具有致癌作用,油炸食品和抽烟都会产生苯并芘。此外,碳氢化合物还能与氮氧化物共同作用形成光化学烟雾。

5. 卤素化合物

主要是含氯化合物和含氟化合物,来自钢铁、石油、农药、化肥等工业的生产过程。虽然这些氟氯烃类气体排放数量不多,但仍能影响局部地区环境质量,同时,它们也是破坏臭氧层的主要成分之一。

6. 光化学烟雾

光化学烟雾又称"光化学污染"。排入大气的碳氢化合物和氮氧化物等一次污染物在阳光的作用下发生化学反应,生成臭氧、醛、酮、酸、过氧乙酰硝酸酯等二次污染物。参与光化学反应过程的一次污染物和二次污染物的混合物所形成的浅蓝色有刺激性的烟雾污染现象称为光化学烟雾。光化学烟雾成分很复杂,但其主要有害成分是臭氧,具有强氧化性,可刺激人和动物的眼睛和呼吸道黏膜，影响植物生长，影响建材质量，降低大气能见度。

三、大气污染对人体健康的影响

成人每天呼吸 10~12 m^3 空气，大气中的有害物质主要通过呼吸道进入人体，还有少量经过皮肤和消化道进入人体。成人肺泡总面积约为 60~70 m^3，且布满毛细血管。大气污染物进入人体，引起人体感官和生理机能不适反应，产生亚临床和病理改变，出现临床体征，或存在遗传效应，发生急、慢性中毒，甚至死亡。据英国官方的统计，在上世纪的伦敦烟雾事件中，在大雾持续的 5 天时间里丧生者超过 5000 人，是 20 世纪十大环境公害事件之一。

大气污染对人体健康的影响取决于大气中有害物质种类、浓度、性质、持续时间等因素。例如，飘尘对人体的危害就取决于粒径、溶解度、硬度、化学成分以及吸附在表面的微生物等。此外，呼吸道各部分的结构不同，对毒物的阻挡和吸收也不相同。通常，吸入人体越深、停留时间越长、吸入量也越大。有毒物质吸入后很快被肺泡吸收并由血液送至全身，不经过肝脏转化就起作用，因此由呼吸道进入人体的危害最大。因此，大气污染直接影响人体健康。

下面分别介绍主要污染物质对人体健康的影响。

（一）二氧化硫

二氧化硫易溶于水，进入呼吸道后，大部分被阻滞在上呼吸道。在湿润的黏膜上生成有腐蚀性的亚硫酸，进一步可氧化为硫酸，具有强刺激作用。当人体每天吸入浓度为 1×10^{-4} 的二氧化硫，8 小时后支气管和肺部会出现明显的刺激症状，导致肺部组织受损。如果二氧化硫和粉尘同时吸入，在肺部联合作用，则毒性将增加 3~4 倍，导致肺泡壁纤维增生，进而形成肺纤维性变，更进一步就会发展成肺气肿。基于这种原因，冶炼厂工人由于在工作时同时吸入二氧化硫和粉尘，很容易发生支气管疾病。

二氧化硫经肺泡吸收进入血液后，会破坏酶活性，影响人体新陈代谢，对肝脏造成一定程度的损伤。慢性毒性实验显示，二氧化硫具有全身性毒性，并抑制免疫系统。兔子在二氧化硫的浓度为 20 mg/m^3 的环境中每天暴露 2 小时，半年后，对伤寒病的免疫反应明显下降。此外，通过对长期接触平均浓度为 50 mg/m^3 的二氧化硫的人群调查发现：慢性鼻炎患病率较高，表现为鼻黏膜肥厚或萎缩、嗅觉迟钝等；患牙齿酸腐蚀症增多；脑通气功能明显改变，肺活量及最大通气量降低；肝功能与正常组对比，差异显著。

二氧化硫和悬浮颗粒物还产生联合毒性作用，两者一起进入人体，气溶胶微粒能把二氧化硫带到肺深部，使毒性增加 3~4 倍。当悬浮颗粒物中含有 Fe_2O_3 等金属氧化物成分时，可以催化二氧化硫氧化成酸雾，吸附在微粒表面，被带入呼吸道深部，硫酸雾的刺激作用比二氧化硫强 10 倍。二氧化硫还具有促癌作用，动物实验证明，10 mg/m^3 的二氧化硫可加强致癌物苯并芘的致癌作用。二氧化硫和苯并芘的联合作用，使动物肺癌的发病率高于单个致癌因子的发病率。此外,二氧化硫进入人体,血中的维生素便会与之结合,使体内维生素平衡失调,从而影响新陈代谢。二氧化硫还能抑制和破坏或激活某些酶的活性,使糖和蛋白质的代谢发生紊乱,从而影响机体生长发育。

(二) 二氧化氮

氮氧化物包含多种化合物,都具有不同程度的毒性。由于空气中主要为一氧化氮和二氧化氮,并以二氧化氮为主,且二氧化氮的毒性是一氧化氮的4~5倍,因此,氮氧化物的健康影响评价多来自二氧化氮的研究结果。

二氧化氮易溶于水,能侵入呼吸道深部细支气管及肺泡,并缓慢地溶于肺泡表面的水分中,形成亚硝酸、硝酸,对肺组织产生强烈的刺激及腐蚀作用,引起肺水肿。体外实验显示,二氧化氮可激活细胞的氧化应激系统,引起肺组织内以淋巴细胞和巨噬细胞浸润为主的炎症反应。亚慢性和慢性动物实验表明,暴露于二氧化氮中可导致脾脏、肝脏、血液系统病理改变。吸入的二氧化氮以亚硝酸根和硝酸根的形式进入血液,其中亚硝酸根可以与血红蛋白结合生成高铁血红蛋白,导致组织缺氧。二氧化氮还能与大气中的二氧化硫及臭氧协同作用,造成呼吸系统损伤。一氧化氮浓度高时,进入人体后与血红蛋白结合生成高铁血红蛋白,引起组织缺氧,导致高铁血红蛋白血症。在一般情况下,当污染物以二氧化氮为主时,对肺的损害比较明显,二氧化氮与支气管哮喘的发病也有一定的关系;当污染物以一氧化氮为主时,高铁血红蛋白血症和中枢神经系统损害比较明显。

(三) 臭氧

大气中臭氧层对地球生物的保护作用现已广为人知,它吸收太阳释放出来的绝大部分紫外线,使动植物免遭这种射线的危害。臭氧主要存在于距地球表面20~35 km的同温层下部的臭氧层中。在常温常压下,稳定性较差,可自行分解为氧气。臭氧具有青草的味道,吸入少量对人体有益。但近地面高浓度的臭氧会刺激和损害眼睛、呼吸系统等黏膜组织,对人体健康产生负面作用。

臭氧的毒性主要体现在它的强氧化性上,可以破坏细胞壁,引发急性毒性。对人体的危害主要是影响呼吸系统,容易对肺部产生急性危害,如肺气肿。近年来不断增加的哮喘病,有些可能与臭氧污染有关。动物实验发现,臭氧降低动物对感染的抵抗力,损害巨噬细胞功能。此外,臭氧还能损害体内某些酶的活性和产生溶血反应。

(四) 一氧化碳

一氧化碳是含碳的物质燃烧不完全时产生的,是大气中分布最广和数量最多的污染物之一。它会结合血红蛋白生成碳氧血红蛋白,碳氧血红蛋白不能提供氧气给身体组织。这种情况称为血缺氧。一氧化碳浓度高至6.67×10^7可能会导致高达50%人体的血红蛋白转换为碳氧血红蛋白,可能会导致昏迷和死亡。最常见的一氧化碳中毒症状有头痛、恶心、呕吐、头晕、疲劳和虚弱的感觉,此外还会出现视网膜出血、异常樱桃红色血症状。一氧化碳可能令孕妇胎儿产生严重的不良影响。

流行病学调查发现，暴露于一氧化碳中可能严重损害心脏和中枢神经系统，并留下后遗症。低浓度一氧化碳暴露还可诱发冠心病患者心律不齐、心电图异常等。

（五）可吸入颗粒物 PM_{10}

可吸入颗粒物是指空气动力学当量直径不大于 $10\mu m$ 的颗粒物，称为 PM_{10}。PM_{10} 随呼吸空气而进入肺部，以碰撞、扩散、沉积等方式滞留在呼吸道不同的部位。滞留在鼻咽部和气管的颗粒物与进入人体的二氧化硫等有害气体产生刺激和腐蚀黏膜的联合作用，损伤黏膜、纤毛，引起炎症和增加气道阻力。持续不断的作用会导致慢性鼻咽炎、慢性气管炎。滞留在细支气管与肺泡的颗粒物也会与二氧化氮等产生联合作用，损伤肺泡和黏膜，引起支气管和肺部炎症。长期持续作用还会诱发慢性阻塞性肺部疾患并出现继发感染，最终导致肺源性心脏病（简称肺心病）病死率增高。此外，对于呼吸系统，PM_{10} 与肺组织细胞接触后，可以作用于上皮细胞和巨噬细胞，使它们释放活性氧或活性氮，产生腐蚀和刺激作用。PM_{10} 进入肺组织后，还可激发体内的脂质过氧化反应，使体内氧化和抗氧化系统失去平衡，一方面使得脂质过氧化酶增高，另一方面使体内的抗氧化系统耗竭，表现为谷胱甘肽过氧化物酶下降，从而导致谷胱甘肽转化为氧化型，进而使上皮细胞受到损伤，细胞通透性增加，最终引起肺部疾病，如肺功能下降、肺纤维化、慢性支气管炎、肺气肿等。颗粒物大小及对人体的危害如表 3-3 所示，呼吸系统对于不同大小粒子的屏蔽作用如表 3-4 所示。

表 3-3 颗粒物大小及对人体的危害

粒径/μm	环境行为及其对人的作用
>100	由于重力作用，很快降落到地面
10～100	属于降尘，只能在大气中停留较短的时间，然后逐渐沉降到地面
<10	悬浮时间长，能进入人体呼吸道，称为可吸入颗粒物或飘尘，可以进入上呼吸道，引起刺激过敏
3.0（2.5）	可沉积在肺中，简称 PM2.5
1.0	随气体透过肺泡膜进入血液中，危害更加严重，称为超细粒子，即 PM1.0

表 3-4 呼吸系统的屏蔽作用

粒径/μm	沉积部位	防御作用
10～50	鼻腔	鼻黏膜对吸入物进行调节，使吸入粒子湿化变大、沉积
5～10	气管、支气管	纤毛运动24小时内，排除附着在黏膜上的异物
<5	深部呼吸道、肺	肺泡每小时产生数万个巨噬细胞、吞噬细菌、尘粒等异物，随细胞液进入支气管，随黏液排出体外

研究表明，PM_{10}具有细胞毒性。颗粒物中含多种无机物和有机物，它们在空气中受到紫外辐射，会形成自由基，并引发自由基链反应，形成更多的自由基，进而形成更多的过氧化物。在一定条件下，过氧化物在体内氧化分解，并通过脂质过氧化作用破坏细胞膜和损伤DNA，导致很高的细胞毒性。急性细胞毒性往往表现为活性氧的爆发，而水溶性过渡金属元素又可诱导过氧化物产生自由基、活性氧。因此，PM_{10}中水溶性过渡金属元素可导致细胞毒性。

对于机体的非特异免疫功能，PM_{10}进入肺内后，肺泡巨噬细胞将整个颗粒物吞噬，并释放出一系列细胞因子和前炎症因子，从而导致炎症发生。此外，PM_{10}也损坏特异性免疫功能，PM_{10}通过影响细胞增殖而影响免疫反应。例如有研究表明，汽车尾气颗粒的有机提取物可抑制T淋巴细胞的转化功能，且有剂量－反应关系，其抑制机理可能与钙稳态失衡和钙信号传递干扰有关。

此外，PM_{10}具有"三致"效应，含有各种直接和间接致突变物，可以损害遗传物质，干扰细胞正常分裂，同时破坏机体的免疫功能，引起癌症和畸形。PM_{10}的化学组分和活性氧会直接损害遗传物质而导致癌基因激活、抑癌基因失活、遗传物质改变，进一步可能导致肺癌。

PM_{10}还能损害生殖系统，降低生育能力，引起胎儿畸形等。研究证明，烟雾中有毒金属元素可以干扰卵母细胞的成熟分裂，降低生殖能力。

PM_{10}直接接触皮肤会阻塞皮肤的毛囊和汗腺，引起皮肤炎；PM_{10}直接接触眼睛会引发眼结膜炎或造成角膜损伤。

此外，PM_{10}能降低大气透明度，减少地面紫外线的照射强度，从而间接影响儿童骨骼的发育。

（六）细颗粒物$PM_{2.5}$

细颗粒物是指空气动力学当量直径不大于2.5的颗粒物，又称$PM_{2.5}$。它能较长时间悬浮于空气中，其在空气中含量浓度越高，代表空气污染越严重。虽然$PM_{2.5}$在地球大气成分中所占含量很少，但它对空气质量和能见度等有重要的影响。与较粗的大气颗粒物相比，$PM_{2.5}$粒径小、面积大、活性强，易附带有毒、有害物质（如重金属、微生物等），且在大气中的停留时间长、输送距离远，因此对人体健康和大气环境质量的影响更大。

PM_{10}通常沉积在上呼吸道，而$PM_{2.5}$粒径足够小，既可以深入肺部，影响肺的通气功能，引起肺部炎症，又能进入血管直达心脏或其他器官。进入呼吸道的$PM_{2.5}$可刺激和腐蚀肺泡壁，使呼吸道防御机能受到破坏、肺功能受损，呼吸系统症状如咳嗽、咳痰、喘息等发生率增加，慢性支气管炎、肺气肿、支气管哮喘等的发病率增加。研究表明，$PM_{2.5}$暴露是哮喘发作或病情加重的危险因素，在儿童和呼吸系统疾病患者等易感人群中更为明显。居住在高污染住宅的儿童与居住在相对清洁住宅的儿童相比，呼吸道黏膜和鼻黏膜的超微结构均发生改变，呼吸道多种细胞受损及中性粒细胞增加，细胞间隙$PM_{2.5}$含量增多。

统计数据表明，暴露于大气可吸入颗粒物，尤其是 $PM_{2.5}$，呼吸系统疾病危险度升高 2.07%。$PM_{2.5}$ 对重金属以及气态污染物等吸附作用明显，对污染物有富集作用；同时，$PM_{2.5}$ 还可成为病毒和细菌的载体，这进一步加重了 $PM_{2.5}$ 对人体呼吸系统的危害。

长期暴露于 $PM_{2.5}$ 中还可引发心律不齐、非致命的心脏病发作、某些癌症等疾病的发生。流行病学研究表明，$PM_{2.5}$ 严重影响着人类心血管健康，它不仅能增加高血压、冠心病、糖尿病等心血管疾病的发病率和死亡率，同时也能增加健康人群的患病率。$PM_{2.5}$ 会引起全身的氧化应激或炎症反应，激活凝血机制，削弱血管功能，导致动脉血压升高。$PM_{2.5}$ 污染引起心血管疾病发病率和死亡率增高的心血管事件主要涉及心率变异性改变、心肌缺血、心肌梗死、心律失常、动脉粥样硬化等，这些健康危害在易感人群中更为明显，如老年人和心血管疾病患者等。研究显示，长期或短期暴露于 $PM_{2.5}$ 中，可导致心肺系统的患病率、病死率及人群总死亡率升高。$PM_{2.5}$ 日平均浓度升高 10 $\mu g/m^3$，冠心病的入院率升高 1.89%，心肌梗死入院率升高 2.25%，先天性心脏病发生率升高 1.85%。当空气中 $PM_{2.5}$ 的浓度长期高于 10 $\mu g/m^3$ 时，会带来死亡风险的上升。浓度每增加 10 $\mu g/m^3$，总死亡风险上升 4%，心肺疾病带来的死亡风险上升 6%，肺癌带来的死亡风险上升 8%。此外，PM/极易吸附多环芳烃等有机污染物和重金属，使致癌、致畸、致突变的概率明显升高。

$PM_{2.5}$ 还能引发神经系统疾病。$PM_{2.5}$ 可通过血脑屏障、嗅神经等途径进入中枢神经系统，从而引发缺血性脑血管病、认知功能损害等中枢神经系统疾病或损害。高水平的暴露可损害儿童认知功能、言语及非言语型智力和记忆能力。

（七）二噁英

二噁英是环境内分泌干扰物的代表。它们能干扰机体的内分泌，产生广泛的健康影响。二噁英能引起雌性动物卵巢功能障碍，抑制雌激素的作用，使雌性动物不孕、胎仔减少、流产等。研究发现，低剂量的二噁英能使胎鼠产生腭裂和肾盂积水。暴露于二噁英的雄性动物会出现精子细胞减少、成熟精子退化、雄性动物雌性化等。流行病学研究发现，在生产中接触 2,3,7,8-TCDD 的男性工人血清睾酮水平降低、促卵泡激素和黄体激素增加，提示该物质可能有抗雄激素和使男性雌性化的作用。

二噁英还具有明显的免疫毒性，可引起动物胸腺萎缩、细胞免疫与体液免疫功能降低等。二噁英还能引起皮肤损害，在暴露的实验动物和人群可观察到皮肤过度角质化、色素沉着以及氯痤疮等的发生。二噁英染毒动物可出现肝脏肿大、实质细胞增生与肥大、严重时发生变性和坏死。

此外，二噁英对人体还会引起头痛、失聪、忧郁、失眠和新生儿畸形等症，并可能引起诸如染色体损伤、心力衰竭和内分泌失调等。若被儿童吸入，则可能妨碍智力发育。由于该物质会在人体内的脂肪中积累，所以，婴儿同样可能从母乳中吸收到二噁英，从而可能导致婴儿畸形。

二噁英的普遍存在使人们很容易接触到，且人体内都有一定程度的二噁英，也就产生了所谓的机体负担。目前，正常环境内的二噁英总体上不会影响人类健康。然而，由于这类化合物具有很高的潜在毒性，我们需要采取措施，努力减少与二噁英污染环境的接触。

（八）恶臭

恶臭是指大气、水和各种固态物质散发出的令人不快的气味，主要包括各种有机物质的腐烂、生物的霉臭、农药和化学品气味以及各种生活废弃物和粪便的腐臭等。能产生恶臭的物质有36万种之多，仅凭人的嗅觉就能感觉的超过4000种。其中对健康危害较大的有硫醇类、氨、吲哚、硫化氢、甲基硫、三甲胺、甲醛、苯乙烯、酪酸、酚类等几十种。

恶臭物质以含硫、巯基、硫氧基分子形式为主，一些含羟基、醛基、羧基、巯基的有机物质也会产生恶臭。恶臭物质发臭与其分子结构有关，硫、巯基、硫氰基是形成恶臭的原子团，通称为"发臭团"。另有一些如苯酚、甲醛、丙酮和酪酸等有机物，其分子结构虽不含硫，却含有羟基、醛基、羰基、羧基也散发出各种臭味，起"发臭团"的作用。

长期慢性暴露在恶臭中，对于呼吸系统，会产生反射性的吸气抑制，呼吸次数减少，呼吸深度变浅等；对于循环系统，会产生血压、脉搏变化，如氨等刺激性臭气会使血压出现先下降后上升、脉搏先减慢后加快的现象；对于消化系统，会使人厌食、恶心，甚至呕吐，进而发展成消化功能减退；对于内分泌系统，会使内分泌功能紊乱，影响机体的代谢活动；对于神经系统，会产生嗅觉丧失、嗅觉疲劳等障碍及引发头痛、头晕、失眠、烦躁、抑郁等。

（九）汽车尾气

由于社会化大生产和人类生活节奏的加快，汽车被人们大量使用。汽车在给人们生活带来方便的同时也带来了严重的环境污染，对人类的健康造成了巨大的威胁。

汽车尾气中的有害物质有 CO、NO_x、SO_2 以及铅化物、炭烟、臭气和碳氢化合物（HC）等。一辆没有安装排气控制设备的汽车，CO 和 HC 几乎全部来自排气管，另一部分 HC 是因曲轴箱漏气和油箱及汽化器的蒸发作用而产生的。

一氧化碳是汽车尾气中浓度最高的一部分。据不完全统计，汽车尾气中一氧化碳排放量占全世界一氧化碳的64%。由此看来，城市中一氧化碳大部分来自汽车尾气。在车辆频繁穿梭的街道上，空气中一氧化碳的浓度比没有汽车行驶的街道高 2~11 倍。

HC 中含有少量醛类（甲醛、丙烯醛）和多环芳烃，如苯并芘等。其中甲醛和丙烯醛对鼻、眼和呼吸道黏膜有刺激作用，能引发结膜炎、鼻炎、支气管炎等疾病，而且还有难闻的臭味。当苯并芘和其他多环芳烃类化合物混在一起时，能表现出很强的致癌性。

由于汽油中添加1%~3%的四乙基铅作为抗爆剂，经燃烧会生成铅化物的微粒与燃烧不完全的炭烟粒混在一起。铅化物的微粒散入大气对人体健康十分有害。当人吸入这些物质并积累到一定程度时，铅将阻碍血液中红细胞的生长和成熟，表现为经常性头晕、头疼、肢体酸痛，使心脏、肺等器官发生病变。炭烟不仅对人的呼吸系统有害，而且炭烟粒的孔隙中含有二氧化碳及有致癌作用的苯并芘。

此外，汽车尾气中 HC 和 NO，在阳光作用下经过波长为 400 nm 以下的紫外线区进行一系列的光化学反应，成为光化学烟雾形成的诱因。

第二节 土壤与康养的关系

土壤污染的危害较大，主要是对农产品安全、人居环境和生态系统造成不良影响。农作物吸收和富集某些污染物，会影响农产品质量，造成减产。另外，长期食用超标农产品可能危害人体健康。住宅、商业、工业等建设用地土壤污染可能通过呼吸、皮肤接触等方式危害人体健康。污染地块未经治理修复就直接开发，会给相关人群造成长期的危害。另外，土壤污染可影响植物、动物和微生物的生长和繁衍，危及正常的土壤生态过程和生态服务功能，不利于土壤养分转化和肥力保持，影响土壤的正常功能。土壤中的污染物可能发生转化和迁移，进入地表水、地下水和大气环境，会造成区域环境质量下降。

一、土壤概述

土壤是地球表面的一层疏松的物质，由各种颗粒状矿物质、有机物质、水分、空气、微生物等组成，能生长植物。自然环境被划分为几个圈层，即大气圈、水圈、土壤圈、岩石圈和生物圈。其中，土壤圈是覆盖于地球陆地表面和浅水域底部的土壤所构成的一种连续体或覆盖层，犹如地球的地膜，通过它与其他圈层之间进行物质能量交换。土壤圈是岩石圈顶部经过漫长的物理风化、化学风化和生物风化作用的产物。

土壤由固体、液体、气体三部分组成。由矿物质和腐殖质组成的固体土粒是土壤的主体，约占土壤体积的50%，固体颗粒间的孔隙由气体和水分占据。土壤的三个组成部分构成一个统一体，互相联系并互相制约，共同为作物提供必需的生长条件，是土壤肥力的物质基础。

土壤具有如下主要组分及作用。

（一）有机质

有机质含量的多少是衡量土壤肥力高低的一个重要标志，它和矿物质紧密地结合在一起。在一般耕地耕层中有机质含量只占土壤干重的0.5%~2.5%，耕层以下更少，但它的作用却很大，含有机质较多的土壤通常称为"油土"。土壤有机质按其分解程度分为新鲜有机质、半分解有机质和腐殖质。

腐殖质是指新鲜有机质经过酶的转化所形成的灰黑土色胶体物质，通过阳光杀灭了致病的有害菌病毒寄生虫后，保留其营养物质的土壤一般占土壤有机质总量的85%~90%，主要作用如下：(1) 腐殖质既含有氮、磷、钾、硫、钙等大量元素，还有微量元素，经微生物分解可以释放出来供作物吸收利用，是作物养分的主要来源。(2) 腐殖质是一种有机胶体，吸水保肥能力很强，一般黏粒的吸水率为50%～60%，而腐殖质的吸水率高达400%～600%，保肥能力是黏粒的6～10倍，是增强土壤吸水、保肥能力的重要组分。(3) 腐殖质是形成团粒结构的良好胶结剂，可以提高黏重土壤的疏松度和通气性，改变砂土的松散状态。同时，由于它的颜色较深，有利于吸收阳光，提高土壤温度，因此可以改良土壤物理性质。(4) 腐殖质为植物生长提供了丰富的养分和能量。土壤酸碱适宜，因而有利于植物生长，促进土壤养分的转化。(5) 腐殖质在分解过程中产生的腐殖酸、有机酸、维生素及一些激素对作物生育有良好的促进作用，可以增强呼吸和对养分的吸收，促进细胞分裂，从而加速根系和地上部分的生长。

（二）矿物质

矿物质是岩石经过风化作用形成的不同大小的矿物颗粒（砂粒、土粒和胶粒），是土壤的骨骼。土壤矿物质种类很多，化学组成复杂，它直接影响土壤的物理、化学性质，是植物营养元素的重要供给来源。

矿物质按成因分为原生矿物和次生矿物。原生矿物类是岩石经风化作用被破碎形成的碎屑，其原来化学成分没有改变。主要有硅酸盐类矿物、氧化物类矿物、硫化物和磷酸盐类矿物。次生矿物类是原生矿物质经过化学风化作用后形成的新矿物，其化学组成和晶体结构均有所改变，主要有高岭石、蒙脱石、伊利石类，粒径小于 0.001 mm。

（三）微生物

土壤微生物的种类多、数量大，1 g 土壤中就有几亿到几百亿个微生物，1 亩（1 亩 = 666.667 平方米）地耕层土壤中，微生物的重量有几百斤到上千斤（1 公斤 = 2 斤）。对于人类而言，抑制有害菌后，可以利用土壤微生物为植物生长提供养分。如进行有效的阳光照射后，细菌、真菌、放线菌、原生动物被有效地杀灭，腐体可做养料。土壤越肥沃，微生物的利用率也越高。

微生物在土壤中的主要作用如下：

1. 分解有机质

作物的残根败叶和施入土壤中的有机肥料只有经过土壤微生物的作用，才能腐烂分解，释放出营养元素，供作物利用；并且形成腐殖质，改善土壤的理化性质。

2. 分解矿物质

例如磷细菌能分解出磷矿石中的磷，钾细菌能分解出钾矿石中的钾，以利作物吸收利用。

3. 固定氮素

氮气在空气的组成中占 4/5，数量很大，但植物不能直接利用。土壤中有一类称为固氮菌的微生物，能利用空气中的氮素作为食物，在它们死亡和分解后，这些氮素就能被作物吸收利用。固氮菌分两种，一种是生长在豆科植物根瘤内的，称为根瘤菌，种豆能够肥田，就是因为根瘤菌的固氮作用增加了土壤里的氮素；另一种单独生活在土壤里就能固定氮气，称为自生固氮菌。

(四) 水分

土壤是一个疏松多孔体，其中布满了大大小小蜂窝状的孔隙。直径为 0.001~0.1 mm 的土壤孔隙称为毛管孔隙。存在于土壤毛管孔隙中的水分能被作物直接吸收利用，同时，还能溶解和输送土壤养分。土壤水的主要来源是降水和灌溉水。此外，地下水上升和大气中水汽的凝结也是土壤水分的来源。因此，土壤水参与岩石圈－生物圈－大气圈－土壤圈－水圈的水分大循环。

水分由于在土壤中受到重力、毛管引力、水分子引力、土粒表面分子引力等各种力的作用，形成不同类型的水分并反映出不同的性质。土壤水冻结时形成的冰晶为固态水，存在于土壤空气中的水为气态水。还有毛管水、重力水、地下水等自由水，以及吸湿水、膜状水等束缚水。

穿插于土壤孔隙中的植物根系从含水土壤孔隙中吸取水分，用于蒸腾。土壤中的水气界面存在湿度梯度，温度升高，梯度加大，因此水会变成水蒸气蒸发逸出土表。蒸腾和蒸发的水加起来称为蒸散，是土壤水进入大气的两条途径。

表层的土壤水受到重力会向下渗漏，在地表有足够水量补充的情况下，土壤水可以一直渗入地下水位，继而可能进入江、河、湖、海等地表水。

土壤中水分的多少有两种表示方法：一种是以土壤含水量表示，分重量含水量和容积含水量两种，两者之间的关系由土壤容重来换算。另一种是以土壤水势表示，土壤水势的负值是土壤水吸力。

(五) 空气

土壤空气是存在于土壤中气体的总称。分别以自由态存在于土壤孔隙中，以溶解态存在于土壤水中，以吸附态存在于土壤颗粒中。土壤空气对作物种子发芽、根系生长、微生物活动及养分转化均有重要影响。

土壤空气主要来自大气，其组成与大气相似，但有差别。由于土壤生物活动的影响，土壤空气按其组成在质与量上均不同于大气中的空气。土壤中 CO_2 比大气中含量高十倍至数百倍；氧含量比大气的低，在通气极端不良的条件下，约为大气含量的一半；水汽含量远比大气中含量高，空气湿度一般接近 100%。土壤中由于有机质在缺氧环境的分解，还可能产生甲烷、碳化氢、氢气等还原性气体。并且，土壤空气的组成成分和数量一直处于不断变化中，土壤空气含量还受到土壤孔隙和土壤含水量等因素的影响。

根据运动规律，气体总是从浓度高的地方向浓度低的地方扩散。空气中氧气的浓度高，可不断进入土壤，而土壤中由于生物等的影响，二氧化碳浓度高，不断向大气中扩散。土壤这种扩散机制，好像动物的呼吸作用，所以把它称为"土壤呼吸作用"。对高等植物来说，一般情况下，土壤空气中氧气的含量达到 15% 才能满足植物呼吸作用的需要，而二氧化碳含量不得高于50%。

二、土壤中的有害因素

土壤虽然是人类生存和发展的重要基础,但人类在其生产和生活过程中也对土壤造成比较严重的负面影响。由于土壤圈位于大气圈、水圈、岩石圈和生物圈的交换地带,是连接无机界和有机界的枢纽,因此具有极为重要的作用。它还具有净化、降解、消纳各种污染物的功能,如大气圈的污染物可降落到土壤中,水圈的污染物通过灌溉也能进入土壤。但是土壤圈的这种功能是有限的,当土壤中含有害物质过多,超过土壤的自净能力时,就会引起土壤的组成、结构和功能发生变化,微生物活动受到抑制,有害物质或其分解产物在土壤中逐渐积累,通过"土壤–植物–人体",或通过"土壤–水–人体"间接被人体吸收,达到危害人体健康的程度,这就是土壤污染。土壤还会通过其他途径释放污染物,如通过地表径流进入河流或渗入地下水使水圈受污染,或者通过空气交换将污染物扩散到大气圈。通常,使用的各种农药、杀虫剂、化肥都会对土壤的质量造成负面影响,进而影响农产品质量。人类活动过程中会产生废水、废气、固体废物等,这些污染物质可通过水、大气传输、降尘、降雨等进入土壤,固体废物也会与土壤产生直接或间接接触而造成污染。

当前我国土壤污染防治面临的形势十分严峻,土壤污染类型多样,部分地区土壤污染严重,呈现新老污染物并存、无机有机复合污染的局面,土壤污染途径多,原因复杂,控制难度大,土壤污染的影响直接涉及人类的各种主要食物来源,与人类生活和健康的关系极为密切,近年来由土壤污染引发的农产品安全和人体健康事件时有发生,这种情况已经引起人们的高度重视,土壤污染已经成为影响农业生产、群众健康和社会稳定的重要因素。绿色食品和无公害食品日益受到全世界关注,自从我国加入世界贸易组织(WTO)以后,出口农产品因环境质量问题遭受阻碍,农业环境保护问题也日趋显现。不断恶化的土壤污染形势已经成为影响我国农业可持续发展的重大障碍,将对我国经济的高速发展提出严峻挑战。

(一)土壤污染特点

土壤污染具有如下特点。

1. 隐蔽性和滞后性

大气污染、水污染和废弃物污染等问题一般都比较直观,通过感官就能发现。而土壤污染往往要通过对土壤样品进行分析化验和农作物的残留检测,甚至通过研究对人畜健康状况的影响才能确定。因此,土壤污染从产生污染到出现问题通常会滞后较长的时间。如日本的"痛痛病"经过了10~20年才被人们所认识。

2. 污染累积性

污染物质在大气和水体中,通常都比较容易迁移,而污染物质在土壤中不像在大气和水体中那样容易扩散、稀释和迁移，因此容易在土壤中不断积累而超标，同时也使土壤污染具有很强的地域性。

3. 不可逆转性

重金属对土壤的污染基本上是一个不可逆转的过程，如被某些重金属污染的土壤可能要 100~200 年时间才能够恢复。此外，许多有机化学物质的污染也需要较长的时间才能降解。

4. 难治理

如果大气和水体受到污染，切断污染源之后，通过稀释、自净化作用有可能使污染问题不断逆转，但是积累在污染土壤中的难降解污染物则很难靠稀释作用和自净化作用来消除。土壤污染一旦发生，仅仅依靠切断污染源的方法往往很难恢复，有时要靠换土、淋洗土壤等方法才能解决问题，其他治理技术可能见效较慢。因此，治理污染土壤通常成本较高，治理周期较长。

鉴于土壤污染难以治理，而土壤污染问题的产生又具有明显的隐蔽性和滞后性等特点，因此土壤污染问题一般都不太容易受到重视。然而自 20 世纪中叶以来，一方面农业集约化生产加快，土壤开发强度越来越大，农药、化肥等各种化学品投入剧增。另一方面工业飞速发展，直接或间接向土壤排放大量污染，导致越来越多的土壤污染，造成农作物污染和减产，并通过食物链危害人体健康。土地受到污染后，含重金属浓度较高的污染表土容易在风力和水力的作用下分别进入大气和水体中，导致大气污染、地表水污染、地下水污染和生态系统退化等其他次生生态环境问题。

（二）主要土壤污染物

我国土壤环境状况总体不容乐观，部分地区土壤污染较重，耕地土壤环境质量堪忧，工矿业废弃地土壤环境问题突出。工矿业、农业等人为活动以及土壤环境背景值高是造成土壤污染或超标的主要原因。

污染物根据其性质可分为无机污染物、有机污染物、放射性污染物和病原菌污染物。

1. 无机污染物

无机污染物主要包括化学废料、酸碱污染物和重金属污染物三种。硝酸盐、硫酸盐、氯化物、氟化物、可溶性碳酸盐等化合物是常见而大量的土壤无机污染物。硫酸盐过多会使土壤板结，改变土壤结构；氯化物和可溶性碳酸盐过多会使土壤盐渍化，肥力降低；硝酸盐和氟化物过多会影响水质，在一定条件下会导致农作物含氟量升高。

重金属也是重要的土壤污染物，主要包括汞（Hg）、镉（Cd）、铅（Pb）、铬（Cr）和类金属砷（As）等生物毒性显著的元素，以及有一定毒性的锌（Zn）、铜（Cu）、镍（Ni）等元素。这些元素在过量情况下有较大的生物毒性，并可通过食物链对人体健康带来威胁，土壤一旦遭受重金属污染就很难恢复。重金属通过食物链可在动物体内和人体内富集，一旦进入人体内后很难自然排出。当体内积累到一定程度就会表现出慢性中毒症状，如体内有过量的铅，在不继续接受铅污染的条件下，骨骼内的铅要经过20年才能排除一半；人体内锡的生物半衰期也有20～40年。同时，重金属中毒损害机体器官往往是终身且不可逆的。

重金属进入土壤的途径有如下几个方面：（1）大气中的重金属经过自然沉降和降水进入土壤。据报道，煤含铈、铬、铅、汞、钛等金属，石油中含有相当量的汞（0.02～30 mg/kg），这类燃料在燃烧时，部分悬浮颗粒和挥发金属随烟尘进入大气，其中10%～30%沉降在距排放源十几千米的范围内。据估计全世界每年约有1 600 t的汞是通过煤和其他化石燃料燃烧而排放到大气中去的，例如比利时每年从大气进入每公顷土壤的重金属量中就有铅250 g、镉19 g、锌3 750 g、类金属砷15 g。（2）利用污水灌溉是灌区农业的一项古老的技术，主要是把污水作为灌溉水源来利用。污水按来源和数量可分为城市生活污水、石油化工污水、工业矿山污水和城市混合污水等。生活污水中重金属含量很少，但由于我国工业发展迅速，工矿企业污水未经分流处理而排入下水道与生活污水混合排放，从而造成灌区土壤重金属汞、镉、铬、铅等含量逐年增加。据调查，污水灌区部分重金属含量远远超过当地背景值。随着污水灌溉而进入土壤的重金属以不同的方式被土壤截留固定。95%的汞被土壤矿质胶体和有机质迅速吸收，一般累积在土壤表层，自上而下递减。污水中的砷多以3价或5价状态存在，进入土壤后被铁、铝氢氧化物及硅酸盐黏土矿物吸附，也可以和铁、铝、钙、镁等生成复杂的难溶性砷化合物。而镉很容易被水中的悬浮物吸附，水中镉的含量随着距排污口距离的增加而迅速下降，因此污染的范围较少。铅很容易被土壤有机质和黏土矿物吸附，迁移性弱，积累分布特点是离污染源近土壤含量高，距离远则土壤含量低。污水中铬有4种形态，一般以3价和6价为主，3价倍很快被土壤吸附固定，而6价铬进入土壤中被有机质还原为3价铬，随之被吸附固定。因此，污水灌区土壤中的铬会逐年积累。（3）固体废弃物种类繁多，成分复杂，不同种类其危害方式和污染程度不同。其中矿业和工业固体废弃物污染最为严重。这类废弃物在堆放或处理过程中，由于日晒、雨淋、水洗，重金属极易移动，以辐射状、漏斗状向周围土壤、水体扩散。还有一些固体废弃物被直接或通过加工作为肥料施入土壤，造成土壤重金属污染。如随着我国畜牧业生产的发展，产生大量的家畜粪便及动物加工产生的废弃物，这类农业固体废弃物中含有植物所需的氮、磷、钾和有机质，同时由于饲料中添加了一定量的重金属盐类，因此作为肥料施入土壤增加了土壤锌、锰等重金属元素的含量。磷石膏属于化肥工业废物，由于其有一定量的正磷酸以及不同形态的含磷化合物，并可以改良酸性土壤，从而被大量施入土壤，造成了土壤中铬、铅、锰、砷含量增加。磷钢渣作为磷源施入土壤时，土壤中发现有铬的累积。

2. 有机污染物

有机污染物主要包括有机农药、多氯联苯、多环芳烃、农用塑料薄膜、合成洗涤剂、石油和石油制品，以及由城市污水、污泥和厩肥带来的有害微生物等。现代化农业离不开农药和化肥，目前广泛使用的化学农药有五十多种，其中主要包括有机磷农药、有机氯农药、氨基甲酸酯类、苯氧羧酸类、苯酚和胺类。有机氯杀虫剂如 DDT、六六六等能在土壤中长期残留，并在生物体内富集。氮、磷等化学肥料凡未被植物吸收利用和未被根层土壤吸附固定的养分，都在根层以下积累，或转入地下水，成为潜在的环境污染物。而土壤侵蚀是使土壤污染范围扩散的一个重要原因，凡是残留在土壤中的农药和氮、磷化合物，在发生地面径流或土壤风蚀时，就会向其他地方转移，扩大土壤污染范围。

施用化肥是农业增产的重要措施，但不合理使用也会引起土壤污染。长期大量使用氮肥会破坏土壤结构，造成土壤板结，生物学性质恶化，影响农作物的产量和质量。过量使用硝态氮肥会使饲料作物含有过多的硝酸盐，妨碍牲畜体内氧的输送，使其患病，严重的会导致死亡。

农药是土壤的主要有机污染物。农药的化学性质稳定，不易在环境中降解，大量而持续使用农药，不断在土壤中积累，便会对土壤造成污染。目前大量使用的农药种类繁多，按照功能分为杀虫剂、杀菌剂和除草剂，三者比例约为 2∶1∶1。农药按照成分主要分为有机氯和有机磷两大类，如 DDT、六六六、狄氏剂（有机氯类）和马拉硫磷、对硫磷、敌敌畏（有机磷类）。这些直接进入土壤的农药大部分被植物吸附，此外还有石油、化工、制药、油漆、染料等工业排出的三废中的石油、多环芳烃、多氯联苯、酚等，也是常见的有机污染物。有些有机污染物能在土壤中长期残留，并在生物体内富集，其危害是严重的。

3. 放射性污染物

土壤本身就含有天然存在的放射性元素，如 ^{40}K、^{87}Rh 和 ^{14}C 等，但含量均较低。这里所指的放射性污染物主要来源于大气层中核爆炸降落的裂变产物和部分原子能科研机构排出的液体和固体的放射性废弃物。含有放射性元素的物质不可避免地会随自然沉降、雨水冲刷和废弃物的堆放污染土壤，在土壤中生存期长的放射性元素以锶和铯等为主。土壤一旦被放射性物质污染就难以自行消除，只能等它们通过自然衰变为稳定元素而消除其放射性。放射性元素可通过食物链进入人体，可对人畜产生放射病，能致畸、致突变、致癌等。

4. 病原菌污染物

病原菌污染物主要包括病原菌和病毒等，来源于人类的粪便及用于灌溉的污水（未经处理的生活污水，特别是医院污水），其中危害最大的是传染病医院未经消毒处理的污水和污物。人类若直接接触含有病原微生物的土壤，可能会对健康带来直接的负面影响，若食用种植在被污染土壤上的蔬菜、水果等，则会间接受到影响，病原菌污染不仅可能危害人体健康，而且有些长期在土壤中存活的植物病原体还可能严重地危害植物，造成农业减产。

三、土壤污染对人体健康的影响

土壤质量降低和退化不仅影响人类的饮食,也影响人类的居住。土壤被污染后对人类造成的影响和危害是极其严重的。当进入土壤的污染物不断增加,会致使土壤结构严重破坏,对人类的健康与安全造成极大的威胁。

土壤污染产生的效应因污染源性质不同而不同,具体体现在如下几方面。

(一) 无机污染物毒害

无机污染物中重金属(汞、锡、铅、铬、铜、锌、镍等)以及类金属(砷、硒等)的污染危害最为严重,因为这些污染物具有潜在的威胁,一旦进入土壤,尽管能参与各种物理化学过程,如中和、沉淀、氧化还原、吸附、絮凝、凝聚等,但只能从一种形态转化为另一种形态,从甲地迁移到乙地,从浓度高的变成浓度低的等,无法将重金属从环境中彻底消除。进入土壤中的重金属较易被植物吸收,通过食物链而进入人体,危及人类健康。据统计,目前我国受镉、砷、铬、铅等重金属污染的耕地面积近 2×10^5 km^2,约占耕地总面积的 1/6。在环境污染方面所说的重金属实际上主要是指汞、镉、铅、铬和类金属砷等生物毒性显著的元素。在这些有毒元素中,汞毒性最大,镉次之,铅、铬、砷也有相当毒害,俗称"五毒"元素。重金属污染物形态多变,大多数重金属元素处于元素周期表的过渡区,多有变价,有较高的化学活性,能参与多种反应和过程。随环境的 Eh 值、pH 值、配位体不同,常有不同的价态、化合态和结合态,同一金属形态不同,其稳定性和毒性也不同。各种生物对重金属都有较大的富集能力,经过食物链的放大作用,重金属会逐级在较高级的生物体内成千上万倍地富集起来,然后通过食物链进入人体,并在人体的某些器官中积累起来,造成慢性中毒,影响人体健康。

尽管人体内含有多种化学元素,但是如果因为外界环境的影响,致使这些化学元素的含量过高时,就会导致生理失衡而患各种疾病。

例如,镉是一种容易以危险的含量水平进入人体的高毒性重金属元素,半衰期超过 20 年,其对人体的危害可分为急性中毒和慢性致癌两方面,引起慢性中毒的潜伏期可达 10 ~ 30 年。镉被人体吸收后主要分布在肝与肾中,与低分子蛋白质结合成金属蛋白。镉在骨骼中富集后会逐渐取代骨骼中的钙,使骨骼严重软化。镉还会干扰人体和生物体内的酶系统,引起内脏功能失调,进而引发癌变、畸变。镉中毒主要表现为肾脏功能的损害和肺部的损伤,导致肾皮质坏死、肾小管损害、肺气肿、肺水肿,还可以引起心脏扩张和高血压,长期摄入将会导致骨质疏松、脆化、腰病、脊柱畸形。此外,镉还可以导致男性生殖系统损害及雄性激素增高的发生率,随接触水平的升高而增加,前列腺特殊抗体的发生率也同时增加。土壤中的镉主要是以交换态镉、专性吸附态镉、铁锰氧化结合态镉和残余态镉的形态存在。虽然土壤镉污染对人体没有造成直接性的接触危害,但污染土壤中的铅可以通过食物链进入人体以对人体造成严重的危害。目前,我国大米镉污染问题也比较严重。据调查，我国六个地区（华东、东北、华中、西南、华南和华北）县级以上市场的超过170个大米样品中，有10%的市售大米存在镉超标的问题。近年来在我国由镉等重金属引起的土壤污染问题已有较多报道。

镉超标食品涉及粮食、水果、食用菌、水产品、动物内脏等，说明在一些地区镉污染情况比较普遍，应该引起足够的重视。

汞及其化合物属于剧毒物质，可在人体内蓄积。主要来源于仪表厂、食盐电解、贵金属冶炼、化妆品、照明用灯、齿科材料、燃煤、水生生物等。血液中的金属汞进入脑组织后，逐渐在脑组织中积累，达到一定的量时就会对脑组织造成损害，另外一部分汞离子转移到肾脏。进入水体的无机汞离子可转变为毒性更大的有机汞，由食物链进入人体，引起全身中毒作用。易受害的人群有女性，尤其是准妈妈、嗜好海鲜人士。天然水中含汞极少，一般不超过 $0.1~\mu g/L$。正常人血液中的含汞量为 $5\sim10~\mu g/L$，尿液中的汞浓度小于 $20~\mu g/L$。如果急性汞中毒，则会诱发肝炎和血尿。

土壤铬污染主要来源于劣质化妆品原料、皮革制剂、金属部件镀铬部分、工业颜料以及轻革、橡胶和陶瓷原料等；如误食饮用，可致腹部不适及腹泻等中毒症状，引起过敏性皮炎或湿疹，呼吸进入，对呼吸道有刺激和腐蚀作用，引起咽炎、支气管炎等。水污染严重地区居民以及经常接触或过量摄入者易得鼻炎、结核病、腹泻、支气管炎、皮炎等。

（二）有机污染物毒害

有机污染物主要是指农药和化肥。农药和化肥等农用化学物质的广泛应用，虽然对大幅度提高农作物产量，满足人口快速增长需求作出了重要贡献，但同时也带来了农副产品有害物质超标、质量下降和环境污染等问题。农药按其在土壤中被分解的难易程度分为易分解类（如有机磷制剂）和难分解类（如有机氯、有机汞制剂等）。人类吃了含有残留农药的各种食品后，残留的农药便转移到人体内，这些有毒有害物质在人体内不易分解，经过长期积累会引起内脏机能受损，使肌体的正常生理功能发生失调，造成慢性中毒，尤其是杀虫剂引发的致癌、致畸、致突变的"三致"问题比较突出。化肥污染的主要问题是产生亚硝酸盐，这是一类致病物质，化肥本身不会对人体直接产生危害，但化肥中的氮、磷成分大量流失进入水体，加剧了水体的富营养化。更为严重的是，氮的大量残留会导致地下水和蔬菜中硝态氮浓度超标。目前，我国北方大城市周围化肥使用量较大的地方的地下水硝酸盐含量多数已超过饮用水标准。

典型的有机氯农药多属低毒和中等毒农药，随食物摄入人体，当摄入量达到 $10~mg/kg$（体重）时，即可出现中毒症状。有机氯农药慢性中毒的动物实验结果显示，主要是损伤肝、肾。中毒者中枢神经应激性显著增加，可引起头晕、恶心、肌肉震颤等症状。严重者可造成心肌损伤以及肝脏、肾脏和神经细胞的变性，常伴有不同程度的贫血、白细胞增多、淋巴细胞减少等病变，有些中毒者可出现昏迷、发热，甚至呼吸衰竭而死亡。有机氯农药随食品进入机体后，经过肠道吸收，主要在脂肪含量较高的组织和脏器中蓄积，对人体产生慢性毒性作用。有机氯农药大多可以诱导肝细胞微粒体氧化酶类，从而改变体内某些生化反应过程。同时，对其他酶类也可产生影响。如 DDT 可对 ATP 酶产生抑制作用，艾氏剂可使大鼠的谷丙转氨酶及醛缩酶活性增高等。有机氯农药在体内代谢转化后，可经过肾脏随尿液、经过肠道随粪便排出体外。另外，还有一小部分体内蓄积的有机氯农药可随乳汁排出。食品中残留的有机氯农药不会因贮藏、加工、烹饪而减少。因此，长期摄入有机氯农药高残留量的食物，可使体内农药蓄积量增加而产生毒性作用。

多氯联苯（PCB）是非常难于化学降解和生物降解的，因此它们在环境中滞留的时间很长。自 20 世纪 30 年代以来，全世界 PCB 的累计产量约为 $1 \times 10^6/t$，其中一半以上已进入垃圾堆放场和填埋场，它们相当稳定，而且释放很慢。其余的大部分通过下列途径进入环境：随工业废水进入河流或沿岸水体；从非密闭系统渗漏或堆放在垃圾堆放场，由于焚烧含 PCB 的物质释放到大气中。进入环境中的 PCB 的最终贮存场所主要是河流沿岸水体的底泥，只有很少部分通过生物作用和光解作用发生转化。PCB 在机体内有很强的蓄积性，并通过食物链逐渐被富集。PCB 可以经动物的皮肤、呼吸道和消化道而被机体所吸收。其中消化道的吸收率很高。PCB 被人或其他动物吸收后，广泛分布于全身组织，以脂肪中含量最多。PCB 可引起皮肤损害和肝脏损害等中毒症状。在全身中毒时，则表现嗜睡、全身无力、食欲不振、恶心、腹胀腹痛、黄疸、肝肿大等。严重者可发生急性肝坏死而致肝昏迷和肝肾综合征，甚至死亡。PCB 对肝脏、胃肠系统、神经系统、生殖系统、免疫系统的病变甚至癌变都有诱导效应。少量的 PCB 不会引起急性毒性，而是慢慢地侵入人体，引起皮肤损害和肝脏损害等中毒症状，甚至融入细胞 DNA 中，导致遗传因子紊乱，促使癌症的发生。有些 PCB 虽本身并无直接毒性，但它们可以通过对生物体的酶系统产生诱导作用而引起间接毒性。PCB 在生物体内的代谢是经肝脏药物代谢酶完成的，代谢的 PCB 通常是对位和邻位氯化的 PCBO 而对位和间位被氯化的 PCB 能激发产生极强毒性的反应，生成高毒性 PCB 同类物，使得整个体系的毒性下降缓慢甚至有所增加。

（三）放射性污染毒害

土壤环境中放射性污染物质有天然来源和人为来源两类。由天然放射性核素所造成的人体内照射剂量和外照射剂量都很低，对人类的生活没有表现出什么不良影响。随着核工业的发展，人为放射性物质大量出现，使地球上的放射性污染发生了明显的变化。核试验、核武器制造、核能生产和核事故、放射性同位素的生产和应用，以及矿物的开采、冶炼和应用等是当前土壤环境中的主要放射性污染来源。土壤被放射性物质污染后，通过放射性衰变，能产生 α、β 和 γ 射线。这些射线能穿透人体组织，使机体的一些组织细胞死亡。这些射线对机体既可造成外照射损伤，又可通过饮食或呼吸进入人体，造成内照射损伤，使受害者头昏、疲乏无力、脱发、白细胞减少或增多，发生癌变等。

（四）生物性污染毒害

生物性污染毒害中最有代表性的是经皮肤和黏膜引起钩端螺旋体病、炭疽病和经口引起肠道传染病和寄生虫病等。病原体污染的土壤能够传播伤寒、副伤寒、痢疾、病毒性肝炎等传染性疾病。这些病原体随患者和带菌者的粪便以及他们的衣物、器皿的洗涤污水污染土壤，通过雨水的冲刷和渗透，病原体又被带进地面和地下水中，进而引起这些疾病的暴发流行。有些人畜共患的传染病还能以土壤为媒介传染给人类，例如患钩端螺旋体病的牛、羊、猪、马等，可能通过粪尿中的病原体污染土壤，并通过黏膜、伤口、浸软的皮肤进入人体，使人致病。破伤风杆菌、气性坏疽杆菌、肉毒杆菌等病原体能长期在土壤中生存。此外，被有机废弃物污染的土壤是蚊、蝇滋生和鼠类繁殖的场所，而蚊、蝇和鼠类又是多种传染病的媒介。因此被有机废弃物污染的土壤在流行病学上被视为特别危险的物质。

第四章 物理因素的污染与康养的关系

第一节 噪声污染与健康

物质都在不停地运动，如机械运动、电磁运动、分子热运动等。在这些运动中，每时每刻都在进行物质能量的交换和转化，构成了我们生存的物理环境。物理环境是自然环境的重要组成部分，对身处其中的人群健康直接产生影响。

物理环境可分为自然物理环境和人工物理环境。自然物理环境是由自然的声、振动、电磁、放射性、光和热构成。地震、台风、雷电等自然现象会产生振动和噪声，火山爆发、太阳黑子活动会产生电磁干扰，一些矿物质含有放射性，大气对阳光的散射形成了自然光，太阳辐射、大气与地表间的热交换等构成了热环境等。这些自然的物理因素与人类的生产和生活息息相关。人工物理环境是由人在生产和生活中创造的各种物理因素构成的。各种交通工具、机械设备、娱乐设施等都是人工声环境制造者；各种电子设备、通信设施、电力设施等是人工电磁辐射的来源；伴随核工业的建立和发展，各种放射性物质广泛应用，形成了人工放射性源。随着人类社会经济发展，人工物理环境也越来越庞大、越来越复杂，造成的物理性污染也日趋严重。

自然生态环境达到平衡时，自然界中的能量交换和转化也是平衡的，人为因素干扰了生态平衡时，也影响了原先的物理环境平衡。在能量交换和转化过程中，物理因素的强度一旦超过人的耐受限度，就打破了原有的平衡，形成了物理性污染。常见的物理性污染有噪声、振动、电磁、光、热、放射性污染等。物理性污染属于能量流污染，它与化学性污染、生物性污染不同，物理性污染在环境中不会有残余物质存在，污染源消除后，污染也将消失。随着人类社会的不断发展，物理污染呈现增长的趋势，对人体和环境的影响也日益加重，所以必须对其进行控制和治理。

声音是一种波动现象。随着波动，弹性媒质中的压力、应力、质元位移和速度都将发生周期性变化，这种变化称为机械振动，或称为声振动。声振动的传播过程称为声波，频率在 20～20000 Hz 范围的声波能引起人的听觉感受，常把这个频率范围的声波称为声音。如我们敲击音叉，音叉的振动对其周围的空气产生了挤压，使其表面附近的空气密度产生了周期性的疏密变化，这种疏密变化将带动邻近的空气分子依次运动，于是音叉的振动通过空气层的疏密变化形成了声波。当声波传入人耳，带动鼓膜振动从而刺激听觉神经，人就产生了声音的感觉。频率低于 20 Hz 的声波称为次声，超过 20000 Hz 的称为超声，次声和超声都是人耳听不到的声波。

人类的生活和工作环境中存在着各种各样的声音。这些声音中,有些是人们需要的,如交谈的语音、欣赏的乐曲等;有些是人们不需要的、厌烦的,如机器轰鸣、交通噪声等,这些声音称为噪声。从物理学观点来说,振幅和频率杂乱断续或统计上无规则的声振动称为噪声。从环境保护的角度来说,凡是干扰人们休息、学习和工作的声音,即不需要的声音统称为噪声。在实际生活中,噪声和非噪声的判定是随着人们主观意识、行为状态和生理的差异而变化的。从心理学上来说,噪声与非噪声的划定没有绝对的界线。如对于专心致志做某件事情的人来说,他人正在欣赏的乐曲对其则可能是令人分神的噪声。当噪声超过人们的生活和生产活动所能容许的程度,就形成噪声污染。

一、噪声分类

按噪声源的物理特性可分为机械噪声、气体动力噪声、电磁噪声。空气动力性噪声是由于发生压力突变引起气体扰动而产生的,如各种风机、空气压缩机、喷气式飞机等。机械噪声是由于固体振动而产生的,在撞击、摩擦交变的结构应力作用下,机械的金属板、轴承、齿轮等发生振动,就产生机械性噪声,如各种车床、电锯、球磨机、织布机、纺纱机等产生的噪声就属于此类。电磁噪声是由于磁场脉冲,磁场伸缩引起电气部件振动而发出的声音,如变压器和发电机产生的噪声。

按噪声的频率特性和时间特性可分为高频噪声和低频噪声、宽频噪声和窄频噪声、稳态噪声和非稳态噪声、脉冲噪声等。

按环境噪声来源可分为交通噪声、工业噪声、建筑施工噪声、社会生活噪声等。

二、噪声量度

人对噪声吵闹的感觉,与噪声的强度和频率有关。物理学上通常用频率、波长、声速、声压、声功率级及声压级等概念和量值描述声的一般特性。由于正常人的听觉所能感觉的声压和声强变化范围很大,相差在百万倍以上,不便表达,因此采用了以常用对数作为相对比较的"级"的表述方法,分别规定了"声压级""声强级""声功率级"的基准值和测量计算公式。它们的通用单位为分贝(dB)。在这个基础上,为了反映人耳听觉特征,附加了频率计权网络,如常用的A计权,记作dB(A)。对于非稳态的噪声,目前一般采用在测量采样时间内的能量平均方法,作为环境噪声的主要评价量,简称等效声级。

三、噪声污染对人体健康的危害

(一) 噪声对听力的影响

噪声对人体的影响是多方面的,首先是在听觉方面。这种损害主要是由于内耳的接收器官,即柯蒂氏器官损伤而产生的。靠近耳蜗顶端对应于低频感应,该区域感觉细胞必须达到很广泛的损伤,才能反映出听阈的改变;耳蜗底部对应于高频感应,这个区域的感觉细胞只要有很少损伤,就能产生听阈的改变,当该区域的感觉细胞损伤15%~20%时,听觉灵敏度就可能下降40 dB。因此,听觉疲劳往往从感受声音的高频部分开始,受低频部分的影响较小。

人如果在强噪声环境下暴露一定时间后,听觉敏感度就会下降,即听觉的阈值变大了,这种变化称为阈移。人如果离开强噪声环境到安静的环境里停留一段时间后,听觉可以恢复,听觉的这种变化称为暂时性阈移,或称听觉疲劳。听力的损害具有积累性,在强噪声作用下,听力减退得越多,恢复所需要的时间越长。如果长期暴露在强噪声环境中,强噪声持续作用于听觉器官,听觉疲劳得不到有效恢复,久而久之听觉器官将产生器质性病变,暂时性阈移将转变成永久性阈移,称为噪声性耳聋。目前还无法治愈噪声性耳聋,因此也有将噪声污染比喻为慢性毒药的说法。研究表明,一个年轻人在噪声环境中连续暴露8小时后的2分钟内,暂时性阈移大体相当于在该噪声环境中职业性暴露10年后所造成的永久性阈移。当人从安静环境中立刻进入强噪声环境,会感到耳部不适,甚至会出现头痛、恶心等症状。在强噪声环境下停留一段时间,离开后仍会觉得耳鸣,在2分钟内做听力测试,发现听觉在某频率段下降约20 dB。

听觉存在个体差异,不同的人其听觉适应能力也不同,听力检查也有一定的误差。因此,医学临床上取(15+5)dB以内作为听力检查的波动范围。听觉变化在这个范围之内的视为基本正常,超出这一范围就视为听觉异常。如果听觉损失不超过一定的数值,只能称为听觉功能异常而不视为听觉异常。只有听觉损失超过一定的数值后,才可称为听觉损伤,这个数值称为听力损伤的临界值。

(二)噪声对生理的影响

噪声传入耳内,引起鼓膜的振动,经耳蜗神经传递到丘脑、下丘脑,然后到达大脑皮层。如果长时间受噪声刺激,就会超过生理的承受能力,对中枢神经造成损害,使得大脑皮层的兴奋和抑制平衡失调,出现病理性变化。强噪声使人产生头痛、头晕、耳鸣、多梦、失眠、心慌、记忆力衰退和全身乏力等症状,这些症状在医学上统称为神经衰弱症候群。

噪声还可引起交感神经紧张,从而导致心跳加快、心律不齐、血管痉挛、血压升高等。噪声强度越大,频带越宽,血管的收缩就越强。血管收缩造成心脏排血量减少,舒张压升高,对心脏形成不良影响。大量研究表明,心脏病的发展恶化与噪声有着密切联系。噪声使得人们紧张,造成肾上腺素分泌加快,从而引起心率加快、血压升高。有人认为,现代生活中噪声是引发心脏病的重要原因。

不仅如此,噪声还可引起人体的内分泌系统、消化系统,甚至视力方面的疾病。噪声刺激可能导致孕妇早产或流产、新生儿体重偏低。长期工作在噪声环境中的人群易患胃溃疡、视力下降等诸多病症。

（三）噪声对心理的影响

噪声对人们心理的影响也不容忽视，噪声容易引起烦恼、激动、易怒、注意力不集中等精神异常，严重时甚至可能引起理智丧失。如在播放重金属音乐的酒吧里，人们的非理智行为和犯罪明显增多。

（四）影响睡眠、休息和工作

噪声影响人正常睡眠。当噪声级在 50 dB 以上时，15% 的人正常睡眠受到影响。城市街道的交通噪声在 70 dB 左右，邻近街道的居民睡眠质量普遍不佳。在靠近工厂、工地的居民区，噪声高达 70~110 dB，严重干扰了居民睡眠。

噪声还影响人们的工作。长时间在噪声环境中工作使人感到疲劳、烦躁和注意力下降，影响工作效率。尤其是从事危险工作的人群，噪声影响更不容忽视。

第二节　放射性污染与健康

放射性是指一种不稳定的原子核（放射性物质）在发生核转变的过程中，自发地放出由粒子和光子组成的射线或者辐射出源于核里的过剩能量，本身则转变成为另一种核素，或者成为原来核素的较低能态。

放射性物质在没有任何外界条件作用下能够自发地从原子核内部放射出光子或粒子，形成某些具有很强穿透性的特殊射线的物质，如 ^{235}U（铀）、^{232}Th（钍）和自然界中含量丰富的 ^{40}K（钾）等。放射性物质进入环境后，对环境和人体造成危害，就成为放射性污染物。

放射性核素产生核衰变具有一定的半衰期。所谓半衰期是指放射性原子数目因核衰变而减少到原来的一半时所需要的时间。在衰变过程中，放射性核素会持续放出具有一定能量的射线。这些射线对周围介质会产生电离作用，这种电离作用是放射性污染的根源。

一、放射性核素衰变种类

放射性核素的核衰变是多种多样的，有 α 衰变、β 衰变和 γ 衰变等。

（一）α 粒子和 α 衰变

放射性核素的原子核放射 α 粒子而变为另一种核素原子核的过程称为 α 衰变。形象地说，重核素不稳定的因素是由于原子核过于庞大，通过释放出质子和中子的方式可以使原子核变小，从而达到稳定。质子和中子并不是单个释放出来，而是以两个质子、两个中子结合在一起的方式释放。这种两个质子、两个中子结合在一起的粒子称为 α 粒子。

α 粒子流形成的射线称为 α 射线。α 射线穿透能力较小，在空气中容易被吸收。其外照射对人体伤害不大，但由于它电离能力强，进入人体后会因为内照射对人体造成较大的伤害。

(二) β衰变

β衰变的过程包括β⁻衰变、β⁺衰变和电子俘获三种类型。

可以把β⁻衰变看作是核素中子对质子的比率太高、中子数过多而不稳定,中子衰变成一个质子留在核素中使得中子对质子的比率下降,同时放出一个β⁺粒子和反中微子的衰变过程。放射出来的β⁺粒子被物质阻止后,就变成了自由电子。β⁻衰变过程中有三个生成物:子核、β⁺粒子和反中微子。

可以把β⁺衰变看作是原子核内的一个质子转变成中子,同时放出一个β⁺粒子和中微子的衰变过程。β⁺衰变发生后,子核与母核具有相同的核质量,仅原子序数减少,天然存在的放射性核素不存在β⁺衰变,这种衰变的核素都是人工放射性核素。β⁺衰变过程中有三个生成物:子核、β⁺粒子和中微子。

可以把电子俘获看作是母核俘获了它的一个核外电子,使得原子核中的一个质子转变成中子,同时放出中微子的过程。

(三) γ衰变和γ射线

各种类型的核衰变往往形成处于不稳定的激发态的子核,子核处于激发态的时间十分短暂,几乎立即跃迁到较低能态或基态并放出,射线。此外,受快速粒子的轰击或吸收光子也可以使原子核处于激发态而不稳定,也可产生跃迁到较低能态或基态并放出γ射线的过程,这种过程称为,跃迁,或称为γ衰变。在,衰变过程中,核素将保持其原来的组成,即原子核的质量数和原子序数都不发生改变,只是过剩的能量释放出来导致原子核的能量状态发生了变化。

在γ跃迁过程中,从核衰变所得到的γ射线通常是伴随着α射线、β射线或其他射线一起产生的,电子俘获的核衰变有的也伴有γ射线。γ射线也是一种电磁辐射,它是从原子核内放射出来的,波长也比较短,一般为$10^{-8} \sim ^{-11}$cm,其性质与X射线十分相似。γ射线穿透能力极强,对人体危害极大。

二、放射性污染来源

放射性污染来源主要有天然源和人工源。

(一) 天然放射源

天然放射源主要包括宇宙射线、地表放射性物质、水体放射性物质、大气放射性物质、食物和人体。

1. 宇宙射线

宇宙射线是从宇宙中辐射到地球上的射线,主要由各种高能粒子流组成。它是人类长期受到的天然辐射源。宇宙射线能够引发地磁爆,使得高层大气密度增加,还会影响卫星、航行和通信的正常运作。

宇宙射线在地球大气层外的外层空间称为初级宇宙射线。初级宇宙射线主要由高能质子（约占87%）、氦粒子（α粒子，约占10%）以及少量的重粒子、电子、光子和中微子构成。初级宇宙射线具有极大的动能，其能量平均值为10^{10} eV，最高可达10^{19} eV，其穿透能力极强。

初级宇宙射线进入大气层后与空气中的原子核发生剧烈碰撞，致使原子核破碎。这种撞击核反应产生了中子、质子 π介子、K 介子和一些放射性核素，如^{3}H、^{7}Be、^{12}Na、^{24}Na 和^{14}C 等，这些粒子形成了次级宇宙射线。次级宇宙射线还能够继续与大气中的原子核进行核反应，形成更多的次级粒子。部分次级宇宙射线的穿透能力较大，可透入深水和地下。

2. 地表放射性物质

在地表的岩石、土壤、煤炭中也含有少量的原生天然放射性核素。它们主要分为中等质量天然放射性同位素（原子序数小于83）和重天然放射性同位素两种。由于地质条件的原因，世界上有一些地区地表层含有较高的天然放射性物质，称为高本底区。如巴西的独居石和火山侵入岩地带、印度喀拉拉邦、中国广东阳江地区等。这些地区的高本底辐射多是由于岩石、土壤中具有较高含量的独居石而引起的。

3. 水体放射性物质

水系统中也含有一定量的放射性核素。水中天然放射性物质的浓度与水所接触的岩石、土壤以及地面沉降的宇宙放射性核素有关。海水中含有大量的^{40}K，天然矿泉水中多含铀、钍和镭。

4. 大气放射性物质

大气中的天然放射性核素主要来自地壳中铀系和钍系的气体子代产物散射，其他天然放射性核素含量很少。这些放射性气体子代产物很容易附着在空气溶胶颗粒上，形成放射性气溶胶。大气中天然放射性物质浓度与季节有关。一般冬季浓度较高，夏季最低。空气中含尘量大时其天然放射性物质浓度也会升高。在某些特殊地方，如山洞、地下矿穴等的空气中的放射性物质浓度也较高。此外，室内空气中放射性物质的浓度较室外高，这与建筑材料和通风情况有关。

5. 食物和人体中的放射性物质

由于岩石、土壤、大气和水体中都含有一定量的放射性核素，经过生态系统的物质、能量流动，它们不可避免地会转移到生物圈中。生物圈中的放射性物质通过食物链进行传递和交换。人类作为食物链的最高营养级，食物是主要的天然放射性核素来源。进入人体的微量放射性核素分布在全身各个器官和组织。如天然铀、钍在人体肌肉中的平均质量分数分别是 0.19 μg/kg 和 0.9 μg/kg，在骨骼中的平均质量分数是 7μg/kg 和 3.1μg/kg。镭通过食物进入人体，70%~90%的镭沉积在骨骼里，其余部分均匀分布在软组织中。根据测量，人体骨骼中每千克钙含^{236}Ra的中位数为0.85 Bq。

(二) 人工放射源

人工放射源主要来自核试验、核工业、核动力及医疗等方面。

1. 核试验的沉降物

在大气层进行核试验时，核爆炸产生的高温蒸汽和气体形成放射性烟云，夹带着金属碎片、地面物上升。它们在上升过程中不断与空气混合，热量降低，气态物逐渐凝聚成颗粒或附着在其他尘粒上，随着大气运动，这些放射性颗粒不仅沉陷在核爆区附近，而且可能扩散到更广泛的地区，造成对地表、海洋、人和动植物的污染。有些细小的放射性微粒甚至可能上升到平流层并随大气环流流动，经过很长时间才回落到对流层，造成全球性的污染。

核试验产生危害较大的放射性污染物有^{90}Sr、^{137}Cs、^{311}I和^{14}C。由于放射性核素都有半衰期，在这些放射性核素完全衰变之前，其放射性污染不会消失。核试验造成的全球放射性污染比其他原因造成的放射性污染要严重得多，是重要的人工放射性污染源。

2. 核工业和核动力

核动力是核工业的主体。核燃料的开采、生产、使用及回收等各个环节都会产生数量不同带有放射性的废水、废气、废渣，这些放射性污染物对环境造成了不同程度的影响。

核燃料的开采、冶炼、加工及精制过程中排放的放射性污染物主要是含有氡和其子体以及含放射性粉尘的废气；含有铀、镭、氡等放射性物质的废水和冶炼过程中产生的含镭、钍等放射性物质的废渣以及精制、加工中产生的含镭、铀的废液、烟雾和废气等。

核反应堆在运行过程中产生大量裂变产物，一般情况下裂变产物密封在特制的燃料元件盒内。正常运行条件下，反应堆排放的废水中主要是被中子活化后所生成的放射性物质，废气中主要是反应堆裂变产物及中子活化产物。

核燃料使用后运送到核燃料后处理厂进行处理，提取铀和钚再次循环使用。在核燃料的后处理过程中排出的废气中含有裂变产物，排放的放射强度较高的废水中含有半衰期长、放射性强的核素。因此，核燃料的后处理过程是整个核燃料循环过程中最重要的污染源。

对于整个核工业来说，其正常运转时一般不会对环境造成严重污染。严重的核污染一般都是由于事故造成的。如1986年苏联切尔诺贝利核电站爆炸导致的核泄漏事故。因此，如何控制事故排放是减少环境放射性污染的重要环节。

3. 其他人工放射性污染

在日常生活中，还有些医疗设备，如某些分析、检测、控制设备使用了放射性物质。这些放射性源对职业操作人员会产生辐射危害。一些建筑材料如花岗岩等，含有超量的放射性核素，造成居住环境的放射性污染。此外，还有一些日常用品，如夜光表、电视机等，也含有少量的放射性物质。

三、放射性污染对健康的危害

放射性核素是通过外照射与内照射两种途径危害人类健康的。外照射是由废物中含有的辐射直接对人体照射产生的生物效应。在大剂量的照射作用下，人体体内的造血器官、神经系统、消化系统均会遭受损伤而导致病变。内照射则是废物中含有以辐射为主的核素，它会通过各种途径进入人体的内部，按其不同的性质分别聚集于人体不同的器官，从而产生损伤作用。这种照射作用因具有积累性，比外照射的危害性更严重。它的危害程度有以下两个特点：首先，能广泛分布于人体各器官的放射性核素比易于聚集于单一器官的核素危害性小；其次，半衰期愈长的放射性核素的危害性愈大。

当我们从放射性污染物的角度来研究其对人体健康危害时，主要是研究各种放射线在其中所起的作用。一般来说，放射性物质会产生三种主要的射线，即 α 射线、β 射线和 γ 射线。这些射线的特点在前面已有介绍，它对人类机体主要有两种作用：一是能够穿透人类机体，从而对体内的组织和器官产生破坏作用。二是当它们通过人体时，会产生电离作用，从而使某些组织的细胞死亡，最终影响机体正常的新陈代谢作用。当人们在短时期内遭受较大量的放射线作用时，会产生恶心、呕吐、无力等症状。当放射性物质进入人体后，能在肺、卵巢、骨骼、皮肤等部位和组织引起恶性肿瘤和其他病症。强的放射线对人体的危害性很大，有的时候会在短时间内致人死亡，而存活下来的会终身残疾，其留下的后遗症会遗传给下一代。

（一）放射性辐射的生物效应

放射性辐射具有足够的能量，能够引起电离。细胞主要由水组成，在水中的电离将产生自由基 H^+ 和 OH^- 以及强氧化剂 H_2O_2，这些反应产物会与细胞的重要有机分子相互作用，有可能破坏构成染色体的复杂分子，在分子水平变化的基础上，细胞发生变化。由于各种细胞对辐射的敏感性不同，在相同的辐射剂量条件下，不同的细胞有不同的损伤。细胞损伤是细胞代谢、功能和结构的不利变化，是生物机体损伤发生和发展的基础。

由于细胞受到损伤，机体的组织、器官和系统的功能将发生变化，机体调节功能受到干扰，甚至遭破坏，人可能会感到不舒服，甚至会因此出现一些由辐射引起的疾病症状。

照射方式分为内照射和外照射。外照射又分为单方向照射和多方向照射，一次照射和分次照射。分次照射又与间隔时间、被照部位、被照面积等有关，这些都会影响到辐射的生物效应。

被照生物体对辐射的敏感度与被照体个体、器官、组织、细胞以及分子水平的辐射敏感性有关。就人而言，发育越成熟，对辐射的敏感性越低。老年机体因各种功能衰退，对辐射的敏感性增强。组织、细胞的辐射敏感性从强到弱排列如下：淋巴组织→淋巴细胞→胸腺（细胞）→骨髓→胃肠上皮（特别是小肠隐窝上皮细胞）→性腺（睾丸和卵巢的生殖细胞）→胚胎组织（以上为高度敏感）→感觉器官（角膜、晶状体、结膜）→内皮细胞（血管、血窦和淋巴管内皮细胞）－皮肤上皮→唾液腺（以上为中度敏感）→内分泌腺→心脏（以上为轻度敏感）→肌肉组织→软骨及骨组织→结缔组织（以上为不敏感）。在同一细胞内，不同亚细胞结构的辐射敏感性相差很大，如细胞核比脑浆高100倍。从分子水平来说，下列次序时辐射敏感性渐小：DNA→mRNA（m核糖核酸）→rRNA、tRNA→蛋白质。

（二）放射性损伤的特点

放射性辐射引起的生物损伤与普通损伤不同。放射性损伤具有潜伏性，可能需经过一定时间才会显现出来。辐射引起的生物损伤按照时间顺序可分为潜伏期、显示期和恢复期三个阶段。

1. 潜伏期

从物体受到辐射，到首次检测出伤害之前，通常会有一段延迟时间，这段时间称为潜伏期。潜伏期的时间范围可能会很长。辐射引发的生物效应可分为急性和慢性两类。急性伤害效应可能在数分钟、数日或数周就表现出来，而慢性伤害效应则可能延迟数年、数十年或数代才表现出来。

2. 显示期

在显示期可以观察到一些不同的生物效应，最常见的现象是细胞停止进行有丝分裂。这种现象可能是暂时的，也可能是永久的，它与辐射剂量的多少有关。还可能产生的生物效应包括染色体破坏、染色质结团、形成巨大细胞或进行不正常的有丝分裂、细胞质颗粒化、染色体特征发生变化、原生质体黏度改变以及细胞壁渗透性的变化等。

急性照射的另一种效应是皮肤产生红斑或溃疡。因为皮肤最容易受到β射线和γ射线的照射，接收到较大的剂量。

3. 恢复期

经过辐射暴露后，生物效应会在一段时间内恢复到某种程度，这种现象在急性伤害中尤为明显。在受照射后的数日或数周内出现的损伤可以恢复。然而，有后效的损伤不能恢复，这也是延迟伤害发生的原因。无论是来自体外的辐射照射，还是来自体内的放射性核素的污染，辐射对人体的作用都会导致不同程度的生物损伤，并在以后作为临床症状表现出来。这些症状的性质和严重程度以及它们出现的早晚取决于人体吸收的辐射剂量和剂量的分次给予情况。

（三）造成疾病

1. 急性放射病

急性放射病是指人体在短时间（一般是数日内）受到一次或多次大剂量辐射所引起的全身性疾病。根据病情的基本改变，分为骨髓型（造血型）、肠型和脑型三种。

2. 慢性放射病

慢性放射病是指人体在较长时间内受到超过最大容许剂量当量外照射而引起的全身性疾病。在长期小剂量辐射中，机体对射线有一定适应能力和自身修复的能力。在受照剂量很小的情况下，只要平时注意防护，严格遵守操作规程，所受影响不大，不致引起放射损伤。只有在受到较大剂量照射或累积剂量达到一定水平时，才能造成职业性放射损伤或放射病。

慢性放射病的临床表现如下：头昏、头痛、乏力、易激动、记忆力减退、睡眠障碍、心悸、气短、食欲减退、多汗等植物神经紊乱综合征。早期一般没有明显体征，常见的是一些神经反射变化和神经血管调节方面的变化。病情如果继续发展，常伴有出血倾向，前臂试验呈阳性，内分泌有变化，皮肤营养障碍，眼晶体出现混浊等。少数较重患者可见早衰现象，外观和年龄极不相符。

3. 小剂量外照射对人体的影响

小剂量外照射一般指小于 1 Gy 的辐射。它包括两个方面：一是指一次照射较小的剂量，二是指长期受低剂量率的照射。

近期效应是在受照后 60 天以内出现的变化。早期临床症状常在受照射后当时或头几天内出现。根据国内外一些核事故受照人员临床资料分析，早期临床病症多数是在受照后当天出现，持续时间较短，大部分在照射后 1～2 天不加处理症状即自行消失。从症状的严重程度来看，剂量较小时，一般仅头晕、乏力、食欲减退、睡眠障碍、口渴、易出汗等；而剂量较大时，可出现恶心等。随着剂量的增加，症状的发生率也增加。早期临床症状的轻重与受照部位、照射面积的大小有着密切关系，同时也与个体的精神状态、体质强弱以及工作劳累程度有关。

远期效应是在受照后几个月、半年、几年或更长时间才出现的变化。远期效应可发生在急性损伤已恢复的人员，也可发生在长期受小剂量照射的人员。由于剂量低、作用时间长，因此机体对射线的作用有适应和修复能力。如受较低剂量的照射，机体的修复能力占优势，在受照后相当长的时间内机体反应不明显。如受较高剂量的慢性照射，累积剂量达到一定程度时，可出现慢性损伤。常见的小剂量慢性照射远期效应主要有血液和造血系统的变化、眼晶体混浊、白血病与肿瘤以及对生育力、遗传和寿命的影响。

第三节 电磁污染与健康

在我们生活的环境中充满了各种各样的电磁波。我们身边的各种电器设施、设备，大到输变电工程，小到一个移动电话，都在不同程度地向外界辐射电磁波。据统计，电子设备的平均辐射功率在以每 10 年 10～30 倍的速度增长。堆积如山的电器设备也带来了堆积如山的电磁辐射。电磁污染是指天然的和人为的各种电磁波干扰以及对人体有害的电磁辐射。在环境保护研究中，电磁污染主要是指当其强度达到一定程度、对人体机能产生不利影响的电磁辐射。电磁辐射污染已成为继空气、水源、噪声等污染之后的新型污染，电磁辐射污染是肉眼看不见的电磁波污染，常被称为"电子烟雾"。

广义地说，一切对人类和环境造成影响的电磁辐射都可看作是电磁污染。电磁波谱的范围很大，从长波、中波、短波、超短波等无线电波，到以热辐射为主的远红外及红外线，再到可见光、紫外光，直至 X 射线、γ 射线等放射性辐射，都属于电磁波范围。我们在这里讨论的电磁污染指的是由无线电波范围内的电磁辐射所造成的环境污染。电磁辐射污染通常是指人类使用产生电磁辐射的器具而泄漏的电磁能量流传播到环境中，其量超出本底值，其性质、频率、强度和辐射时间综合影响到一些人，使其感到不适，并对人体健康和周围环境产生影响。电磁辐射污染已经成为当今危害人类健康的重要污染类型之一。

一、电磁污染源

电磁辐射污染按其来源，主要可分为天然电磁辐射污染和人为电磁辐射污染。天然电磁辐射污染是由于某些自然现象造成的。像自然界中的雷电、火花放电、太阳黑子活动、宇宙中的恒星爆发、地球和大气层的电磁场、火山爆发、地层等都会产生电磁干扰。天然电磁辐射污染严重时对通信、导航和精密仪器设备都会造成明显的影响。

人为电磁辐射污染来自各种人工制造的电子设备，放电、工频电磁场和射频电磁辐射造成的电磁污染。目前，随着大量无线技术的推广和使用，射频电磁辐射成为环境电磁污染的主要因素。除按来源分类以外，还可按照频率的不同，将电磁辐射污染源分为工频场源和射频场源；按照电磁波的连续或间断，将电磁辐射污染源分为连续波源和脉冲波源等。

二、电磁辐射的危害机理

电磁辐射按是否产生电离作用可分为电离辐射与非电离辐射两类。电离辐射多为放射性辐射，这里讨论的电磁辐射危害主要指非电离辐射危害。一般认为，电磁辐射对生物体的作用机制大体可分为热效应、非热效应以及累积效应。

非电离辐射危害主要是指工频场与射频场的危害。工频场的电磁场强度达到足够高时，能对人体发生作用。机体处在电磁辐射下，能吸收一定的辐射能量而发生生物学作用，这种作用主要表现为热作用。人体组织中含有的电介质可分为两类：在一类电介质中，分子在外电场不存在时，其正、负电荷的中心是重合的，称为非极性分子；在另一类电介质中，即使没有外电场的作用，分子正、负电荷的中心也不重合，则称为极性分子。如果分别把极性分子电介质与非极性分子电介质置于电磁场之中，在电磁场作用下，非极性分子的正、负电荷分别向相反的方向运动，致使分子发生极化作用成为偶极子（被极化的分子）。因偶极子的取向作用使极性分子发生重新排列。电磁场方向变化极快，致使偶极子发生迅速的取向运动。在这个过程中，偶极子与周围分子发生剧烈碰撞而产生大量的热。此外，人体内电解质溶液中的离子因受场力作用会产生位置变化，当电磁场频率很高时，会在其平衡位置附近振动，使电解质发热。同时，人体内的某些成分为导体，如体液等，在不同程度上具有闭合回路的性质，在电磁场作用下，也可产生局部的感应涡流而生热。由于体内各组织的导电性能不同，电磁场对机体各个组织的热作用也不尽相同。

电磁场对人体的作用程度是与场强度成正比的。电磁场强度愈大，分子运动过程中将场能转化为热能的量值也愈大，身体热作用就愈明显与剧烈。当电磁场的辐射强度在一定量值范围内，可使人的身体产生温热作用，有益于人体健康；当电磁场的强度超过一定限度时，将使人体体温或局部组织温度急剧升高，破坏热平衡而有害于人体健康。每个人的身体条件、个体适应性与敏感程度以及性别、年龄或工龄不同，电磁场对机体的影响也不相同。因此，衡量电磁场对机体的不良影响是一个综合分析的过程。

电磁辐射对人体的作用特征主要有如下几种。

1. 人体对电磁波的吸收作用

电磁波在不同介质中进行传播时，因介质的性质各不相同，在界面上必然发生电磁波反射、折射、绕射等现象。同时，在介质内还会发生电磁波能量被吸收甚至被极化等现象。人体也是电解质的一种，且人体由多层具有复杂形状的电解质所组成。

依据电磁波特性与人体组织含水量的关系，人体对电磁波的吸收大致可划分为下述两种情况：（1）含水量达 70% 以上的组织，如皮肤组织、肌肉、肝脏、肾脏、心脏等，频率在 100~1000 MHz 时，其介电常数为 50~70，电阻率为 100 $\Omega \cdot cm$。含水量高的物质，其吸收电磁波能量多。（2）含水量在 70% 以下的组织，如脂肪、骨骼、骨髓等，其介电常数为 4~8，电阻率达 600~3500 $\Omega \cdot cm$。这类组织对电磁辐射吸收少，且呈反射、折射现象。

依据电磁场频率不同，人体吸收电磁波能量的情况也不一样，大致分为以下四种情况：

（1）150 MHz 以下频段

在该频段，电磁波在体内传播时衰减比较慢，人体组织的任何一部分对电磁波能量的吸收系数均较小，多数呈现直接透过，这一特征称为人体对电磁波的透过性。

（2）150~1200 MHz 频段

在这个频段，人体对电磁波的吸收系数较大，透入深度在 2 cm 以上，体表吸收少。大部分电磁波能在人体内部被吸收，并被转化为热能。在人体吸收的电磁波能量转化为热量的值接近人体新陈代谢散热值的情况下，人体开始感到热负荷的作用；当吸收的电磁波能量转化为热量的值超过散热值时，会破坏人体的热平衡，体温上升很快，可造成某些病变。这种热作用发生在体内组织中，一般不易被觉察，所以该频段被认为是危险频段。

（3）1200~3300 MHz 频段

在这个频段，人体对电磁波的吸收系数也比较大，并且表面与深层均有吸收。含水量多的组织吸收多，含水量少的组织吸收少。人的骨骼对电磁波呈现反射作用，因此，骨骼附近的组织吸收电磁波能量更多。在 3000 MHz 频段，对眼睛的伤害最大，所以该频段被认为是次危险频段。

（4）3300 MHz 以上频段

这个频段的电磁波能量大部分被体表所吸收，主要危及皮肤与眼睛。

2. 人体对电磁波的反射与折射作用

当电磁波从含水量低的组织（如脂肪、骨髓等）向含水量高的组织（如肌肉等）传播时，在分界面上将发生反射现象。当反射波的相位与入射波的相位相差180°时，在含水量低的组织上（如脂肪）将出现驻波。反之，当电磁波从含水量高的组织向含水量低的组织传播时，在其分界面上也发生反射、折射现象，这些反射与折射作用的结果，可使电磁能量转化为热量的作用加剧，并且造成局部组织热负荷过大。骨骼对电磁波也可发生反射作用。

三、电磁污染对健康的危害

电磁辐射是隐形的，肉眼看不到，所以不容易引起人们的注意，但是长时间接触，会造成一些慢性伤害。电磁辐射危害的一般规律是随着波长的缩短，对人体的作用增大，微波危害最为突出。研究发现，电磁场的生物学活性随频率加大而递增，危害程度也与频率成正比关系。不同频段的电磁辐射在大强度与长时间作用下，对人体的不良影响主要包括如下几方面。

1. 中、短波频段（高频电磁场）

长时间暴露在高强度的高频电磁场下，作业人员及高场强作用范围内的其他人员会产生不适反应。高频辐射时机体的主要作用是引起神经衰弱症候群和心血管系统的植物神经功能失调。症状主要表现为头痛、头晕、周身不适、疲倦无力、失眠多梦、记忆力减退、口干舌燥。部分人员会发生嗜睡、发热、多汗、麻木、胸闷、心悸等症状。女性有月经周期紊乱现象发生。体检发现，少部分人员血压下降或升高、皮肤感觉迟钝、心动过缓或过速、心电图窦性心律不齐等，少数人员有脱发现象。

通过研究发现，高频电磁场对机体的作用是可逆的。脱离高频作用后，经过一段时期的休息或治疗后，症状可以消失，一般不会造成永久性损伤。大量的调查研究表明，性别、年龄不同，高频电磁场对人体影响的程度也不一样。一般女性和儿童对高频电磁场比较敏感。

2. 超短波与微波

由于超短波与微波的频率很高，特别是微波频率更高，均在 3×10^8 Hz 以上。在这样高频率的电磁波辐射作用下，人体可将部分电磁能反射、部分电磁能吸收。微波辐射的功率、频率、波形以及环境的温湿度、被照部位不同，对伤害的深度和程度有一定的影响。

微波辐射对人体的影响，除了引起比较严重的神经衰弱症状外，最突出的是造成植物神经机能紊乱，主要反映在心血管系统。如心动过缓、血压下降或心动过速、血压升高等。此外，微波还可能引起生殖系统和眼睛的损伤，微波对生殖系统和眼睛的伤害多为生物效应实验的结果，在实际当中这两方面的病例较少，尚不构成普适性。

微波辐射对人体的作用还有非热效应的存在。人体暴露在强度不大的微波辐射时，体温没有明显的升高，但往往出现一些生理反应。长时间的微波辐射可破坏脑细胞，使大脑皮质细胞活动能力减弱，已形成的条件反射受到抑制，反复经受微波辐射可能引起神经系统机能紊乱。某些长时间在微波辐射强度较高的环境下工作的人员曾出现过疲劳、头痛、嗜睡、记忆力减退、工作效率低、食欲不振、眼内疼痛、手发抖、心电图和脑电图变化、甲状腺活动性增强、血清蛋白增加、脱发、嗅觉迟钝、性功能衰退等症状。但是这些症状一般都不会很严重，经过一段时间的休息后就能复原。

微波辐射对生物体的危害具有累积效应。一般一次低功率辐射之后会受到某些不明显的伤害，经过4天之后可以恢复。如果在恢复之前受到第二次辐射，伤害就将累积，这样多次之后就形成明显的伤害。而长期从事微波工作，并受到低功率照射时间较长，要在停止微波工作后4~6周才能恢复。

第四节　其他污染与健康

除了上面介绍的噪声污染、放射性污染、电磁污染，物理性污染还包括光污染、热污染和振动污染等。随着人类社会的不断发展，物理污染呈现增长的趋势，对人体和环境的影响也日益加重，必须对其有足够的认识，并进行控制和治理。

一、光污染

眼睛是人体最重要的感觉器官。人靠眼睛获得75%以上的外界信息。人必须在适宜的光环境下工作、学习和生活。随着城市规模的不断扩大和城市的日益繁华，我国不少大中城市的光污染也在与日俱增。繁华都市的花花绿绿、五光十色，虽说是增添了现代城市的美丽和气派，给人们带来了欢乐和美的享受，但也给人们带来烦恼和忧虑。因为过强、过滥、变化无常的光也会损害人的视觉功能和身体健康。

早在20世纪初期，天文学家发现，室外照明光对天文观测的负面影响越来越严重，渐渐提出"光污染"概念。目前，国内外对光污染并没有一个明确的定义。一般认为，光污染泛指过量的光辐射对人类的生活、工作、休息和娱乐带来的不利影响，进而损害人们的观察能力，并引起人体不舒适感的现象。据调查研究显示，光污染令1/5的人看不见银河，在远离城市的夜空，可以看到几千颗星星，而在大城市却只能看见几颗。

光污染主要来源于人类生存环境中日光、灯光以及各种反射、折射光源造成的各种过量和不协调的光辐射。光污染一般可分为三类，即白亮污染、人工白昼污染和彩光污染。

1. 白亮污染

阳光照射强烈时，城市里建筑物的玻璃幕墙、釉面砖墙、磨光大理石和各种涂料等装饰反射光线，明晃白亮、炫眼夺目。研究发现，长时间在白色光亮污染环境下工作和生活的人，视网膜和虹膜都会受到不同程度的损害，视力急剧下降，白内障的发病率高达45%。炫目的白光还使人头昏心烦，甚至发生失眠、食欲下降、情绪低落、身体乏力等类似神经衰弱的症状。夏天，玻璃幕墙强烈的反射光进入附近居民楼房内，增加了室内温度，影响人们正常的生活。有些玻璃幕墙是半圆形的，反射光汇聚还容易引起火灾。1987年，在柏林市发生的某建筑物起火案就是一个典型的例子。烈日下驾车行驶的司机会出其不意地遭到玻璃幕墙反射光的突然袭击，眼睛受到强烈刺激，很容易诱发车祸。

2. 人工白昼污染

各种商场、酒店上的广告灯、霓虹灯在夜晚闪烁夺目，令人眼花缭乱，使得夜晚亮度过高，形成所谓的人工白昼。在这样的光环境里，夜晚难以入睡，扰乱人体正常的生物钟，导致白天工作效率低下。人工白昼还会伤害鸟类和昆虫，破坏昆虫在夜间的正常繁殖过程。

3. 彩光污染

各种舞厅、夜总会安装的黑光灯、旋转灯、荧光灯以及闪烁的彩色光源构成了彩光污染。据测定，黑光灯所产生的紫外线强度大大高于太阳光中的紫外线，且对人体有害影响持续时间长。人如果长期接受这种照射，可诱发流鼻血、脱牙、白内障，甚至导致白血病和其他癌变。彩色光源让人眼花缭乱，不仅对眼睛不利，而且干扰大脑中枢神经，使人感到头晕目眩，出现恶心呕吐、失眠等症状。科学家最新研究表明，彩光污染不仅有损人的生理功能，还会影响人的心理健康。

光污染的危害主要有以下表现：人体在光污染中首先受害的是直接接触光源的眼睛和皮肤。不同于水污染、大气污染、噪声污染，光污染经常被忽视，然而它严重损害着人们的眼睛，造成各种眼部疾病。引发青少年近视率迅速攀升的原因之一就是光污染。

二、热污染

随着科技和工农业生产的迅速发展，人们在利用能源的同时，也向自然界排放了大量二氧化碳、水蒸气、热水等物质。近一百年来，整个地球的年平均气温升高了 0.7~1.0℃，而大城市的平均温度升高了 2~3℃。热污染问题已经成为一个日益严重的环境问题。

所谓热污染就是指日益现代化的工农业生产和人类生活中所排放的各种废热危害环境而产生的污染。热污染可以污染大气和水体，如工厂的循环冷却水和工业废水中都含有大量的废热。而废热排入水体后，会造成水温骤升，并导致水中溶解氧锐减，造成一些水生生物在热效力作用下发育受阻或死亡，从而影响环境和生态平衡。在物理学中，热能的衡量标准是温度，因此在环境中，热能超标的直接表现就是环境温度的上升。热污染主要包括大气热污染和水体热污染。

近一百年来全球气候变化的主要影响因素按重要程度排序如下：CO_2浓度增大、城市化、海温变化、森林破坏、气溶胶、沙漠化、太阳活动、臭氧、火山爆发、人为加热。概括来讲，热污染的原因包括异常的气候变化带来的多余热量和各种有害的"人为热"，后者是主要原因。

在人为热污染源中，工业排放热污染是最主要的因素。工业的迅速发展带来各种燃料（煤、石油、天然气等）的消耗剧增，产生大量的废热气和废热渣，热被释放到大气中，造成热污染。工业生产（如电力、冶金、石油、化工、造纸、机械等）过程中的动力、化学反应、高温熔化等以及居民生活（如汽车、空调、电视、电风扇、微波炉、照明、液化气、蜂窝煤等）向环境排放了大量的废热水、废热气和废热渣，散失了大量热量。在各个行业中，电力工业是排放温热水最多的行业。据统计，排入水体的热量有80%来自发电厂。在火力发电厂燃料燃烧的能量中，40%转化为电能，12%随烟气排放，48%随冷却水进入水体；在核电站，能耗的33%转化为电能，其余的67%均变为废热全部转入水中。

此外，由于大量砍伐森林，草场过度放牧，使荒漠化、沙漠化状况日趋严重，加速了地球大气平均温度的增高。在城市地区，企事业单位、饭店、汽车、电气化设施及居民住宅区等无时无刻不在排放着热量，在城市内形成了明显的"热岛效应"。热岛中心区域近地面气温高，大气上升，与其周围区域形成气压差异，周围近地面大气区域向中心区辐合，从而形成一个以城区为中心的低压旋涡，结果就使工业生产、日常生活、交通工具运转等产生的大量大气污染物（如硫氧化物、氮氧化物、碳氧化物、碳氢化合物等）聚集在热岛中心，危害人们的身体健康。

热污染不仅破坏地球上的热平衡，使局部或全球环境增温，还对人类及其生态环境产生直接或间接危害。热污染全面降低了人体机理的正常免疫功能，与此同时致病病毒或细菌对抗生素的耐药性却越来越强，从而加剧了各种新、老传染病的流行。热污染使温度上升，为各种病原体微生物等提供了最佳的滋生繁衍条件和传播机制，形成一种新的"互感连锁效应"，导致以疟疾、登革热、血吸虫病、恙虫病、流行性脑膜炎等病毒病原体疾病的扩大流行和反复流行。传染病呈急剧增长的趋势。1965年澳大利亚曾流行过一种脑膜炎，后经科学家证实，祸根是一种变形原虫，由于发电厂排出的热水而使河水温度增高，这种变形原虫在温水中大量滋生，造成水源污染而引起了这次脑膜炎的流行。

热污染使大气热量增加，地面反射太阳热能的反射率增高，吸收太阳辐射热减少，这就使得地面上升的气流相对减弱，阻碍云、雨的形成，进而影响正常的气候，造成局部地区炎热、干旱、少雨，甚至造成更严重的自然灾害。此外，热污染还会使臭氧层遭到破坏，使太阳光和其他放射线长驱直入，直接到达地面，导致人类皮肤癌等疾病的发生。

此外，城市的热岛效应会造成气候的异常变化，能源消耗增大，从而给居民的生活和健康带来很大的影响。污染物聚集在热岛区域，直接刺激人们的呼吸道黏膜，轻者引起咳嗽流涕，重者会诱发呼吸系统疾病；还会刺激皮肤，导致皮炎，甚至引起皮肤癌。人们长期生活在"热岛"中心，会表现为情绪烦躁不安、忧郁压抑、精神萎靡、胃肠疾病多发等，这就提醒我们热污染危害的严重性。

三、振动污染

当物体在其平衡位置围绕平均值或基准值做从大到小，又从小到大的周期性往复运动时，就可以说物体在振动。当振动引起人体伤害或建筑物、机械设备损坏时，就形成了振动污染。日常生产和生活中接触到的振动源有电锯、电钻等电动工具，水泵、机床等机械，交通运输工具等。在振源的振动过程中，能量被消耗，转化成热能、声音、动能等。物理上的声波就是由于振动产生的，可以说物理上的各种"波"是因为振动才产生的。并不是所有的振动都是不好的，例如电场、磁场振动产生的电磁效应，就是现代电工的基础；弹跳运动对骨骼、肌肉、肺及血液循环系统都是一种良好的锻炼。这其中有一个度的问题。

人接触过量的机械振动，会产生不舒适、疲劳，甚至导致人体损伤。例如现在市场上常见的振动减肥机，并不是所有的人都可以使用，而且使用的时间有要求，过度使用会导致肌肉受损。振动形成的波产生了各种各样的噪声，不合时宜的振动以噪声的形式影响或污染环境，尤其是飞机、铁路、地铁、公路附近，经常会感觉到刺耳的声浪。所以说振动是环境污染的一个重要方面。

对振动的强度进行定量，同时研究不同程度的振动对人的影响，可以发现振动对人的影响大致有如下四种情况：（1）人体刚能感受到振动的信息，这就是通常所说的"感觉阈"。人们对刚超过感觉阈的振动，一般并不觉得不舒适，即多数人对这种振动是可容忍的。（2）振动的振幅加大到一定程度，人就感觉到不舒适，或者做出"讨厌"的反应，这就是"不舒适阈"。"不舒适"是一种心理反应，是大脑对振动信息的一种判断，并没有产生生理影响。（3）振动振幅进一步增加，达到某种程度，人对振动的感觉就从"不舒适"进到"疲劳阈"。对超过疲劳阈的振动，不仅有心理的反应，而且也出现生理的反应。这就是说，振动的感受器官和神经系统的功能在振动的刺激下受到影响，并通过神经系统对人体的其他功能产生影响，如注意力的转移、工作效率的降低等。对刚超过"疲劳阈"的振动来讲，振动停止以后，这些生理影响可以恢复。（4）振动的强度继续增加，就进到"危险阈"（或"极限阈"）。超过危险阈时，振动对人不仅有心理、生理的影响，还产生病理性的损伤。这就是说，这样强的振动将使感受器官和神经系统产生永久性病变，即使振动停止也不能复原。

研究表明，长期接触振动会引起脑电图改变、条件反射潜伏期改变、交感神经功能亢进、血压不稳、心律不稳等；还会引起皮肤感觉功能降低，如触觉、温热觉、痛觉等出现迟钝。长期使用振动工具可产生局部振动病，是一种以末梢循环障碍为主的疾病，也可累及肢体神经及运动功能。发病部位一般多在上肢末端，典型表现为发作性手指变白（简称白指)。

影响振动作用的因素是振动频率、加速度和振幅。人体只对 1~1000 Hz 振动产生振动感觉,频率在发病过程中有重要作用。30~300 Hz 主要是引起末梢血管痉挛,发生白指。频率相同时,加速度越大,其危害也越大。振幅大、频率低的振动主要作用于前庭器官,并可使内脏产生移位。频率一定时,振幅越大,对机体影响越大。寒冷是振动病发病的重要外部条件之一,寒冷可导致血流量减少,使血液循环发生改变,导致局部供血不足,促进振动病发生。接触振动时间越长,振动病发病率越高。人对振动的敏感程度与身体所处位置有关。人体立位时对垂直振动敏感,卧位时对水平振动敏感。有的作业要采取强制体位,甚至胸腹部或下肢紧贴振动物体,振动的危害就更大。加工部件越大时,工人所受危害也越大,冲击力大的振动易使骨、关节发生病变。

第五章　康养的地理环境与空间分异

第一节　气候要素对人体健康的影响

自然地理要素一般是指地表自然形态所包含的地貌、气候、水系、植被和土壤等。地貌和气候是其中最主要的因素，也是康养的基本地理要素。

一、气温对人体健康的影响

人是恒温动物，人体的产热和散热要与周边环境相互协调，否则，人体将产生不适，甚至是生病。气温对人体的主要影响表现有如下四个方面[1]。

（一）气温对人体体温的影响

人体基础代谢产热，理论上体温上升2℃/小时，人体须不断散失热量才能达到恒温的结果。人体主要通过皮肤以热辐射、对流和传导的方式向外界散失热量：一种是在常温或冷环境下以非蒸发性热交换为主的干热交换；另一种是以蒸发性热交换为主的潜热交换。

气温对人体体温调节起着主要作用。当气温升高后，人体加大散热。高温将使人出现热痉挛、长席子等现象，持续高温时，人体体温调节功能将导致中暑现象。气温降低后，人体产热加大，当人体产热小于散热的负平衡后，将出现全身性冻僵或局部性冻伤。体温降至34℃时，机体出现寒战反应；体温降至31℃时，呼吸、心率减慢，疼痛感消失；体温降至20℃时，血压降低，呼吸、脉搏微弱，将出现昏迷现象，严重者死亡。

（二）气温对人体关节的影响

人体组织中关节温度最低，恢复速度慢，气温下降后关节润滑液黏度增加，关节活动阻力也增加，会大大影响关节的活动能力，甚至造成关节功能疾病。关节病痛的人对天气变化较敏感，特别是寒冷对关节病的影响格外严重。

（三）气温对消化器官的影响

气温对胃肠机能和消化液分泌有明显影响。高温会抑制胃的运动机能，使胃液减少；同时，胰腺和肠腺活动频率也降低，导致人体的消化功能减弱，表现为食欲减退。这些在夏季尤为明显。

（四）气温对内分泌腺的影响

气温可影响脑垂体、甲状腺、副甲状腺、肾上腺皮质、肾上腺髓质等多种内分泌腺的功能。气温变化时影响它们的分泌，使人表现出不同的症状，甚至会导致疾病。

二、湿度对人体健康的影响

单位容积空气所含的水汽质量称为绝对湿度，用单位 g/cm³ 表示；大气的实际水汽压与同温度下的饱和水汽压之比，称为相对湿度（f，是无量纲，用百分数表示）相对湿度变化通常与气温变化呈现相反关系，如图 5-1 所示。

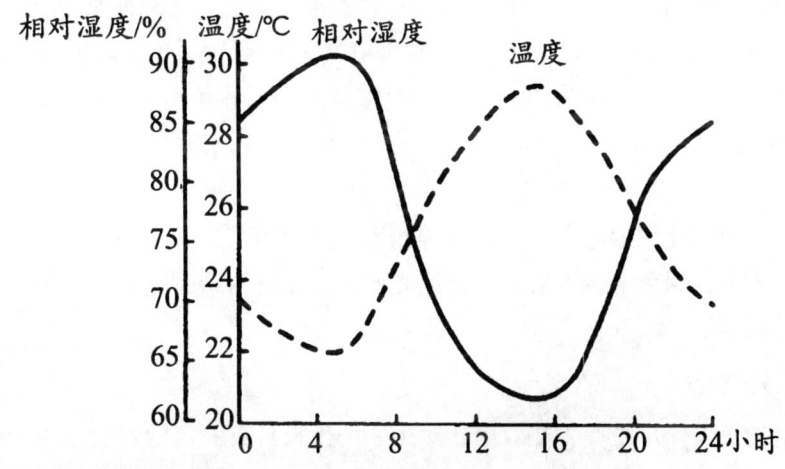

图 5-1　相对湿度变化与气温变化的相关关系

相对湿度对人体健康有一定的影响。相对湿度因子对人体的影响总是和气温有强烈的相关性。气温异常时，相对湿度对人体的热平衡和温热感有较大的影响，而气温适中时，这种影响则较小。

当气温在 15.5℃~27℃ 之间时的无风状态，相对湿度对人体体感影响不大；当气温在 27.1℃~32℃ 之间，无风状态，相对湿度大于 70% 时，人体感觉湿热；当气温在 32.1℃~35℃ 之间，无风或微风状态，相对湿度大于 60% 后，人体就会感到闷热；当气温大于 35.1℃ 后，相对湿度大于 60%，人体均感闷热；而 38℃ 以上时，人体感受为酷热。高温高湿的环境对人体热平衡影响非常大，人体会感觉闷热难耐；而低温高湿的环境，人体则会感觉阴冷难受。

三、气压对人体健康的影响

气压是指大气对地球表面的一种压强。海拔是指某地点高出或者低于海平面的垂直距离。一般情况下，人体能够较好地适应气压的缓慢变化，但其若在短时间快速波动，就会对机体产生较大的影响。随着海拔的高度变化，气压也会随之升高降低，身体将出现一系列的变化。

气压变化会影响空气氧分压变化，气压下降后，人体内的肺泡氧分压和动脉血氧饱和度都将降低，导致机体发生系列生理反应，如呼吸急促和心率增加。一般人体只适应 20%

的氧分压降低，一旦超出这个范围，就会出现机体供氧不足，从而引发头痛、恶心、呕吐和无力等症状。

四、阳光对人体健康的影响

太阳辐射是地球万物的主要能量供给源泉，也是地球气候形成的最重要因子。太阳光包括无线电波、红外线、可见光、紫外线、X射线、β射线、γ射线等几个波谱范围。太阳电磁辐射的绝大多数能量（99.9%）集中在红外线、可见光和紫外线之间。太阳辐射的能量主要集中在波长0.15nm~4nm之间，其中可见光区约占50%，红外区约占43%，紫外区约占7%；地球表面可观测的太阳辐射波段范围约为0.295nm~2.5nm，至于波长小于0.295nm和大于2.5nm的太阳辐射，被大气中的臭氧和水汽等大气分子吸收，基本不能到达地面。

阳光对人体有光化学效应。可见光对神经系统有较为明显的影响，如红光使人精神振作，紫光使人安静，绿色最令人舒适。适度光照可以振奋情绪，防止视疲劳，还能影响机体代谢、内分泌等。

（一）红外线

红外辐射的主要作用是产生热效应，对生物的生长具有一定的刺激作用。红外辐射被人体吸收转变成为热能，使机体产生加热的生理效应。热能促进皮下血管扩张，人体组织温度升高，可以加速血液流动而促进排泄，促进唾液和胃液的分泌，加强食欲和消化，从而增强组织的代谢功能；可促进儿童的骨髓造血，对其生长发育具有刺激与促进作用。同时，红外线可以激活酪氨酸酶，而酪氨酸酶与色素原结合后，会使色素原变性成为黑色素，皮肤表面将出现色素沉着。

（二）紫外线

紫外线（UVR）的波长越短能量越大，对人体都有不同程度的损伤。紫外线分为：UVA（波长320nm~400nm），能引起色素沉着；UVB（波长275nm~320nm），有抗佝偻病和引发皮肤红斑作用；UVC（波长230nm~275nm），具有最大杀菌功能，但是对人的机体细胞有很强的刺激破坏作用。UVR约占太阳光的13%，其中自然界中的UVA约占97%，UVB占3%，而UVC被臭氧层全部吸收，在人类活动的地表几乎没有。

紫外线对人体的生长发育和健康的影响与生物学作用密切相关，它可以将一些化学物质麦角醇、胆固醇等转化为维生素D，如果缺乏维生素D就会得软骨病。紫外线能促进人体某些激素的分泌，增强机体的免疫和防御能力。同时，紫外线具有很强的杀菌消毒功能，能保卫人类环境卫生安全。但是紫外线也给人类造成了不同程度的伤害，具体表现为如下几种。

1. 紫外线辐射对眼的损伤

紫外线对人体眼睛的角膜和其周围的结膜损伤严重，可造成翼状胬肉、角膜病变、角膜炎病症；在雪地作业或旅游时，阳光会因雪层的大量反射，致人眼患急性角膜和结膜炎症。紫外线长期慢性积累会造成晶状体损伤，形成白内障甚至致盲。

2. 紫外线辐射对人体皮肤的作用

（1）急性红斑效应

人体皮肤被 UVB 照射会起红斑，根据紫外线强度大小和曝光时间长短，人体将出现不同程度的红斑：轻度晒伤一般无疼痛，仅有烧灼感；中度晒伤将出现红斑、水肿现象，并有疼痛感；重度晒伤将出现水疱，伴有寒战、发热、恶心等症状，将脱皮痊愈。

（2）光变应性反应

紫外线照射皮肤后产生皮肤光变态反应，如荨麻疹、湿疹和苔藓样斑块等。

（3）皮肤色素沉着

紫外线照射后，皮肤将产生色素沉着，且此现象非可逆，会影响人体美容。

（4）皮肤的光老化

紫外线照射皮肤后，使皮肤的胶原纤维变少、基质减少甚至消失、弹力纤维降低，造成皮肤增厚，形成光老化现象。

（5）皮肤癌

在紫外线的照射下，特别是经受了过量紫外线的辐射后，可能出现皮肤的鳞状细胞癌、基底细胞癌和恶性黑色素瘤。

3. 紫外线辐射对免疫系统的影响

人体皮肤是重要的免疫器官，它可以保护人体免受病毒侵害，小剂量的紫外线照射对人体有益，可以增强机体的免疫功能；但过量的紫外线的辐射也能扰乱系统的免疫力。

4. 紫外线辐射对身高的影响

紫外线辐射能促进人体维生素 D 的合成，有补钙作用；紫外线辐射过多却会抑制身高，钙质过多将导致骨髓闭合过早而造成身高矮小。

五、负氧离子对人体健康的影响

空气离子化主要是宇宙射线与太阳辐射使得大气上层空气离子化；地表主要是地球辐射使得空气离子化，还有紫外线、闪电、化学反应等多种方式造成空气离子化。空气中离子分为大中小三种，只有小离子才有生物活性，其直径为 10nm～7nm。大气中离子在不断产生，也不断消失。

负氧离子是一种带负电的微粒，具有极佳的生物效应，包括镇静、催眠、降低血压、提高基础代谢率，以及促进蛋白质代谢等众多功能。负氧离子可以治疗哮喘、慢性支气管炎、萎缩性鼻炎、神经性皮炎、溃疡病及失眠等疾病。负氧离子还可以杀菌、清洁空气以及增强机体的免疫和调节机能，具有重要的医疗保健功能，也被称为"空气维生素"和"长寿素"。空气中的负氧离子含量小于 20 个/cm 时，人会感到困乏和头昏；含量在 1000

~1500个/cm时，空气清新；当浓度超过为10000个/cm区以上时，人会感觉神清气爽；达到10万个/cm时，则具有医疗保健效果，对高血压、支气管、气喘、神经衰弱、萎缩性鼻炎、上呼吸道感染、关节炎等多种疾病都有一定的疗效，总的来说，负氧离子具有改善呼吸功能、增大肺活量、改善心脏功能、调节血脂和血压、刺激造血功能、增强机体免疫功能、杀灭肿瘤细胞、抗抑郁、改善睡眠质量、抑菌、杀菌等作用。

第二节　地理环境对人体健康的影响

人类在地球上生存需要适宜的温度、适度的气压与氧气、水分和食物等基本条件。优越的自然地理条件不仅能够满足人类的生存需要，还能改善人体的健康状况，达到养生增寿的效果；恶劣的自然环境对人体健康是不利的、有害的，甚至使人类难以生存，如南北两极、高山、海底等地方。从地理尺度来看，影响人体健康的主要包含大尺度地理环境和小尺度地理环境两个方面。

一、大尺度地理环境对人体健康的影响

（一）大尺度地理环境

1. 纬度地带性

太阳辐射是地球表面最主要的能量来源，地球是个椭球体，这也就造成了阳光入射角的差异，因黄赤交角的存在，太阳直射点在南北回归线之间移动，太阳辐射使地表增暖的程度向南北极递减，造成地球上的热量主要以纬度差异呈现带状分布，与地表热状况相关的自然现象（气候、植被、土壤等）也呈现纬度地带性的分布规律。我国疆域辽阔，纬度地带性现象很明显，跨越了热带、亚热带和温带三个大的气候地带。南方太阳辐射强，热量多，温度高；而北方太阳辐射弱，热量少，温度低。

2. 干湿度分带性

全球陆地降水量的89%来自海洋，陆地的干湿度由沿海向大陆呈规律性的变化，即沿海气候表现为湿润，而内陆则较为干燥，干湿度分带基本上与海岸线呈平行分布。我国的干湿度分带性也非常明显，胡焕庸线的东南区域气候温润，而西北则较干旱。由于干湿度地带性的原因，导致植被、土壤以及人文风情等均呈现分带性。

（二）对人体健康的影响

大尺度地理环境对气候系统、降水、土壤以及植被等自然要素产生直接的影响，这些自然要素同时也作用于人体，影响着人体健康。首先是对人类种族的影响。世界上有尼格罗、欧罗巴和蒙古三大人种，这与大尺度的环境分异密切相关。尼格罗人种分布于热带，皮肤黑色、卷发浓密、厚唇、鼻腔宽大；气候寒冷地区的欧罗巴人种，人体、头发和眼睛

的颜色均较浅；主要居住在亚热带的蒙古人种体型适中、皮肤呈黄色。同一人种由于区域环境的差异，人体特征也存在一定的差异。其次是对人口分布的影响，极寒和极冷的地方人烟稀少，而亚热带和温带则是人口分布最为集中的区域。

大尺度地理环境对生物圈也有直接的影响，生物圈是人类食物的供给方，这就造成各个区域的食物构成不同。总体来看，大尺度地理环境造就地带性的分异，舒适的气候条件有益于人体的健康；反之则危害健康，甚至不适宜人类居住。

从世界和中国的长寿之乡分布规律来看，它们主要集中在北纬20°~40°之间属于亚热带气候，这些区域的气候四季分明，夏无酷热、冬无严寒，气候宜人，能使人的机体张弛有度，循环有序，有益于人体健康。

因此，北纬20°~40°之间的区域最适合康养。

二、小尺度地理环境对人体健康的影响

除了大尺度地理环境对人体健康的影响外，就小尺度地理环境而言，影响人体健康的主要地理因素是海拔的差异。海拔是指某地点高出或者低于海平面的垂直距离。地理学中，海拔在500米~1000米的区域为低山，海拔在1000米~3500米的区域为中山，海拔在3500米~5000米的区域为高山，而超出5000米的区域为极高山，海拔500米以上且顶面比较平缓的高地则被定义为高原。

（一）最高康养海拔

随着海拔的变化，自然要素也会产生系列的变化：海拔高度每升高1000米，气压大约降低12%，相对空气密度降低约10%，平均气温下降约5℃，绝对湿度也随之降低，导致人体机能将产生系列的变化，进而影响人体健康。

海拔4000米以上的区域将造成人体心脏左心室肥大，海拔3000米以上区域的居民因血黏度增加而出现右心室心肌肥大。医学研究发现，海拔3000米以上，人的机体将产生明显的生物学效应，一般情况下，短时间内仅产生高原反应，而若长期生活在3000米海拔以上的区域，将对机体产生不可逆的影响此高度也被称为医学高原。

因此，最高康养海拔高度为3000米。

（二）最佳康养海拔

1. 运动医学角度

运动医学上，把海拔500米~1500米的区域称为低高原、海拔1500米~3000米的区域称为中高原、3000米以上称为高高原、1500米为海拔运动的高度阈，超过此高度后，机体的最大摄氧量将随高度的升高而呈直线下降趋势，海拔每升高100米，VO_{2max}大约下降1%，1500米以上的高原对机体的刺激程度较大。

通过对传统高原训练的机理研究，我们发现了一些不利因素：一般情况下，运动员难以在高原训练中达到平原的训练强度，在海拔2000米时，运动强度仅能达到平原训练强

度的85%，而在3000米高度时则仅有55%。高原缺氧会引起肌肉蛋白质合成能力减低，导致运动员肌纤维变细，肌肉萎缩，体重明显下降，等等。

高原组运动员经过25天训练后，运动员的运动能力得到较明显的提高，表现为有氧运动能力、专项运动能力、上肢最大力量和力量耐力等均有不同程度的提高，但是运动员的下肢最大力量没有明显变化，力量耐力提高的幅度也很小。亚高原组运动员经过25天的亚高原训练后，各项运动能力也都得到较明显的提高，提高的幅度与高原组相比各有优势。他认为：在亚高原地区缺氧程度较轻，对人体的骨骼肌蛋白质合成影响较小，肌肉萎缩不明显；亚高原缺氧刺激，使心肺功能得到有效改善，有利于运动能力的提高；亚高原训练是易操作、风险小的训练手段，有其独到的训练效果，需加以推广实施。

2. 长寿养生角度

人的健康长寿主要受自然地理环境、文化环境、生活习惯、膳食营养等多重因素的综合影响，长寿现象具有空间聚集性，自然地理环境是影响长寿最重要因子之一。而小尺度的自然地理环境中的气候、水、空气、植被等要素又主要是由海拔的高度决定的。古人在《黄帝内经》中已有阐述："高者其气寿，下者其气夭。"（《素问·五常政大论》）高，是指海拔较高的地方，其气候凉爽，空气清新；下，则是海拔较低的区域。高则气寒，万物生长较慢，生命期长；下则气热，万物生长较快，寿命也就短了。

从世界和中国长寿之乡的地理环境来看，这些地方自然环境优美，气候凉爽宜人，冬无严寒，夏无酷暑，有益健康长寿，大多位于海拔1500米左右的山地环境。总之，这些地方气候舒适、冷暖适中、物产丰富、植被茂密、负氧离子含量高，有利于人类的居住，能够满足人们对健康的需求。

因此，海拔1500米是最佳的康养海拔高度，即亚高原区域。

（三）亚高原区域对人体机能的影响

亚高原轻度缺氧环境，会使机体的组织、器官、系统产生一系列的代偿性适应，机体的心血管和呼吸机能以及氧运输、代谢和免疫能力会在一定程度上有所提高可以达到增强体质、促进健康、实现养生的目的。适度的低氧自然环境和锻炼不仅有助于身体健康，还可以辅助治疗高血压、糖尿病、心脏病等慢性病，改善"三高"（高血糖、高血脂和高胆固醇）症状，亚高原环境对机体的具体影响主要有以下五种：

1. 对呼吸机能的影响

亚高原环境空气中氧分压较低，导致机体内氧分压减低，呼吸效率降低；机体处于相对缺氧状态，刺激呼吸频率加快、呼吸加深，通过增大肺通气量而提高呼吸效率，促进呼吸系统锻炼，从而提高呼吸肌机能。

2. 对氧运输系统的影响

研究表明，人体经过亚高原环境低氧环境训练或对其产生适应后，机体内的红细胞容积（MCV）将明显减少，但是蛋白含量（MCH）及浓度（MCHC）都将增加，还可以促进血管增殖和生成，毛细血管密度和通透性都会出现增加的现象，这就减低了氧在肌肉和血管之间的弥散距离，提高了机体组织的摄氧效率。

3. 对物质代谢的影响

在低氧环境中，人的食欲下降，基础代谢率和能量消耗将增加，物质代谢处于负平衡状态，人体体重将减轻。亚高原对物质代谢会产生深刻影响，能够抑制脂肪的合成，令体脂分解代谢大于合成代谢、脂肪贮量减少，可以在一定程度上提高机体糖、脂肪的动员和氧化能力。

4. 对心血管系统的影响

亚高原低氧环境促进交感神经兴奋，促进动脉血压升高、心率加快，有助于心血管系统机能的增强。

5. 对免疫系统的影响

高海拔将造成机体深度缺氧，这对机体的免疫机能将产生抑制作用随着海拔的升高，其免疫抑制作用会越来越明显；而人进入较低海拔亚高原区域，机体逐渐适应低氧环境后，免疫机能将得到提高，随着时间的增加，免疫机能也将出现提高的现象，并且还会比较明显。

第三节　基于气候要素的康养地理空间分异

一、地理空间分异

空间分异规律也称空间地理规律，是指自然地理环境及要素在特定方向基本保持一致，而在另一方向却具有差异性，并发生更替的规律。地理空间分异主要分为圈层分异、海陆分异和大陆与大洋的地域分异等。地球是一个极其复杂的系统，人类对它的认识还在不断地求索中，对地理空间分异规律的认识也是一个渐进的过程。目前，人类对地理空间分异的认识有：因太阳辐射而按纬度不同所发生规律性变化的纬度地带性分异，因海陆分异呈现规律变化的干湿度地带性分异，随海拔高度不同呈现规律变化的垂直地带性分异，因构造－地貌成因引起的地域分异，具有地方气候背景的地域分异，等等。

二、数据获取

按国家气候区划方法，以及国内756个气象站的观测日值数据集，包含日均气温、最高气温、最低气温、降水量、相对湿度、风速、气压及日照时数等八个要素，遵循地带性与非地带性相结合、发生同一性与区域气候特点相对一致性相结合、综合性和主导因素相结合、自上而下和自下而上相结合及空间分布连续性与取大去小等原则，将青藏高原划分为独立的自然单元进行单独研究，对国内其他区域进行温度带、干湿区和气候区的划分。根据中国陆地气象气候空间化的数据，采用地理信息系统软件 ArcMap 和 Arcinfo，将我国地理空间按 1km×1km 转换成为数字空间，对我国地理空间的各项气候要素进行详细研究。

三、适合康养的气候要素的地理空间分异

（一）适合康养的海拔地理空间分异

前文已论述，最佳的康养海拔在 1500 米左右，即亚高原区域（500 米~3000 米），而最高的康养海拔高度为 3000 米，即医学高原海拔。采用数字高程模型（DEM），对全国地形进行高程数字化模拟并确定出适合发展康养的区域。具体方法是：对全国进行地图投影坐标转换后，在 ACR/INFO 中的 GRID 模块中选取数据，采用最邻近重采样法进行栅格化，生成 1km×1km 的 DEM 数据，最终确定出我国适合康养的区域。

以海拔高度为基准，我国最适合康养的区域有大兴安岭、太行山脉、黄土高原、内蒙古高原、新疆、四川盆地、云贵高原以及其他部分山区，主要分布于我国的第二大阶梯，基本上是在胡焕庸线附近的区域。

（二）适合康养的紫外线辐射地理空间分异

紫外线指数是指当太阳在天空中位置最高的时间段（10：00~15：00）到达地球表面的紫外线辐射对人体皮肤和眼睛可能造成的损伤程度，其范围用 0~15 的数字来表示，夜间的紫外线指数为 0，热带高原晴空紫外线指数为 15。数值大小表示紫外线辐射对人体皮肤损伤程度的大小。

统计不同波长的太阳紫外线强度和皮肤经紫外线照射后出现的红斑反映所需要的紫外线剂量，把这两部分按规定的标准转换成数字，就形成了向公众发布的紫外线指数，一般分为 1~5 级，不同的等级需采取不同的防护措施。

由紫外线辐射推导出紫外线指数的空间分布，再由此推导出我国各区域紫外线辐射的分级空间和分布特征。我国紫外线的空间分布规律为：东南沿海较低，一般在三级强度以内；西北较高，一般高于三级；青藏高原的辐射强度一般都在五级左右。紫外线辐射以胡焕庸线为较明显的分界线。

（三）适合康养的气温地理空间分异

人体感受到的外界温度被称为体感温度。受湿度、风速等多种因素的影响，体感温度与实际环境的温度不太一致，体感最舒适的温度在四季也略有差别。夏季人体在 21℃~26℃时感觉最为舒适，在冬季这个温度则在 18℃~23℃左右。

气候是大气物理特征的长期平均状态，相对来说较为稳定。我国纬度跨度大，海拔高程变化大，气候类型多种多样。通过长期的气候观测，我们发现，我国的 1 月平均气温低，极端低温主要分布于东北和西北区域；而 7 月高温则主要分布于东南区域和新疆区

域，极端高温现象在青藏高原外的其他地区都有发生。

以气温为基准，我国最适合康养的区域主要分布于第二地理阶梯，这些区域冬季无严寒，夏季无酷暑，气候相对舒适。

（四）适合康养的相对湿度地理空间分异

人体相对舒适的湿度在55%~75%。冬季，相对湿度过高，人体感受到阴冷潮湿，极其不舒适，易患感冒、风湿等疾病；而相对湿度过低，人体感受到干冷，皮肤容易皲裂。夏季，相对湿度过高，人体感受到闷热难耐；而相对湿度较低时，人体感受到暴热。

以相对湿度为基准，我国最适合康养的区域主要分布于第二地理阶梯，沿海地区的相对湿度较大，而西北地区又较小。

（五）适合康养的风速地理空间分异

人体在较高风速状态下感受不舒适，一般认为，风速以1米/秒~3米/秒为准，此时清风徐徐，人体感觉最为舒适。

以风速为基准，我国最适合康养的区域主要分布于东南和西南山区，这些区域的风速相对较小，其他区域的风速均较大，特别是青藏高原和内蒙古区域。

（六）适合康养的气候舒适度地理空间分异

旅游地的气候是否宜人，主要由当地的温度、相对湿度与风速三个主要因素决定。评价气候舒适度的方法较多，具体有舒适度指数、风效指数、温湿指数、风寒指数、着衣指数、综合舒适度等。

根据特吉旺气候舒适度和风效指数，舒适度指数是指环境的温度-湿度与人体的感受程度，可分为11类（表5-1）。具体某月的温度和相对湿度可从气候舒适度和风效指数图中查询，并获得其舒适度指数。风效指数是指人体在温度-风速的不同状态组合下对冷暖风效的感受，分为12类（表5-1）。

表5-1 气候舒适度指数、风效指数及人体感受

舒适度指数（温度-湿度）		风效指数（温度-风速）		
符号	人体感受	符号	体表单位面积散热量	人体感觉
-6	极寒冷	-h	≤-1400	皮肤冻伤风
-5	非常冷	-g	-1200~-1400	刺骨寒风
-4	很冷	-f	-1000~-1200	寒冷风
-3	寒冷	-e	-800~-1000	冷风
-2	稍冷	-d	-600~-800	稍冷风
-1	温凉	-c	-300~-600	温凉风
0	舒适	-b	-200~-300	舒适风

续表

舒适度指数（温度－湿度）		风效指数（温度－风速）		
符号	人体感受	符号	体表单位面积散热量	人体感觉
+1	温暖	-a	-50～-200	温暖风
+2a	干热	n	+80～-50	不明显风
+2b	闷热	a	+160～+80①	皮感热风
+3	炎热	b	+160～+80②	不适热风
-	-	d	≥+160③	极不适热风

注：①气温在32℃～35.7℃；②气温≥35.8℃；③气温≥40.0℃。

四、适合康养的地理空间分异

（一）大尺度康养地理空间分异

前文已述，适合康养区域的海拔、紫外线辐射、负氧离子、气温、相对湿度、风速以及舒适度等因素直接影响着康养的效果，这些地理要素作为最佳康养指标及康养范围指标的具体参数如表5-2所示。

表5-2 康养的地理因素参数

地理因素	最佳康养指标	康养指标范围
海拔	1500米	500米～3000米
紫外线辐射	≤一级	≤三级
负氧离子	≥1500个	≥1000个
气温	21℃～23℃	18℃～26℃
相对湿度	50%～75%	40%～85%
风速	1m/s～3m/s	≤5m/s
舒适度	0	-2～2a

康养旅游是以良好的物候条件为基础，对自然条件要求更高的专项度假旅游活动，具有一定的排他性。我国适合康养的大尺度地理区域主要集中在云贵高原片区和秦岭南部片区。云贵高原片区具体包括：云南省的怒江州南部、大理州北部、丽江市、昆明市、楚雄州东部、红河州北部、曲靖市、昭通市南部，四川省的攀枝花市、凉山州南部、泸州市南部，贵州省的绝大部分区域以及湖南省怀化市部分区域。秦岭片区具体包括：甘肃省陇南南部，四川省的阿坝州东部部分、绵阳市、广元市、巴中市、达州市北部部分区域，陕西省的汉中市、安康市南部大部分区域以及湖北省十堰市大部分区域。相比于秦岭南部片

区，云贵高原片区的气候舒适、物产富饶、少数民族文化资源丰富多样，更适合发展康养旅游。

（二）小尺度康养地理空间分异

按康养的地理要素的指标系统，除了大尺度地理空间分异外的区域，其他区域的部分山地也能达到康养的要求，这些山地的局地条件和大尺度地理空间的物候条件差异不大，同样可以实现康养。

能实现康养的区域，要求空气、水体、土壤等污染较少，有利于人体提高健康水平；常年气温和空气湿度要适中，极端天气情况也较少，气候舒适度要较其他区域更高。这些区域的自然物候因素更有利于人体健康，减少了因环境的因素导致身体疾病带来的痛苦，且人的体感也更加舒适，处于"静态"的快乐之中。所以，毫不夸张地说，在这些区域，即使是静静地坐在那儿不动也算是在康养。

第六章 康养旅游发展的依据

第一节 康养旅游的内涵分析

随着人口结构快速老龄化，生态环境问题突显、亚健康群体比重攀升，以及全球性健康理念的革命性影响，人们对健康养生的追求成为当今旅游市场的主流趋势和发展热点。与此同时，国民经济与社会发展稳步推进，生态文明建设日见成效，旅游业不断深化升级，康养旅游作为一种新业态和新模式，发展规模和旅游效益都得到了显著的提升，在促进旅游业转型升级、推进全域旅游建设、实施旅游扶贫攻坚等方面都展现出明显的产业优势和开发价值。源自中国传统养生文化的深远影响，基于当代休闲养生观念，康养旅游满足了人们对身心健康的全方位追求，已经成为当今旅游业发展的重要趋势。

一、康养旅游的概念

（一）不同视角下的康养旅游

康养旅游作为一个新兴名词，目前尚无被学术界普遍认可的相对统一的概念，这与其内涵的复杂性和多元性有关，因其涵盖了多个相关产业领域，所以与康养旅游相关的概念也来自不同的视角和角度。

概念一：一切有益于现代人消解第三状态，增进身心健康的旅游活动。

概念二：以维护健康或促进健康为主要需求动机的空间移动活动所引起的各种关系和现象的综合。

概念三：即为健康旅游、养生旅游，是一种建立在自然生态环境、人文环境、文化环境基础上，结合观赏、休闲、康体、游乐等形式，以达到延年益寿、强身健体、修身养性、医疗复健等目的的旅游活动。

概念四：人们离开常住地或暂时居住地或工作地点，去寻找体验一种使身体得到放松、精神压力得到缓解的活动而引起的所有现象和关系的总和。R

概念五：从旅游者角度来说是一种高层次的旅游活动，是旅游活动的一种高级阶段，是现代人利用旅游活动来调节心态、强身健体，从而达到身体和心理的平衡，是一种旅游活动的发展阶段。

概念六：通过养颜健体、营养膳食、修心养性、关爱环境等各种手段，老年人在身体、心智和精神上都达到自然和谐的优良状态的各种旅游活动的总和。

综上所述，康养旅游本质是一种旅游活动，是旅游业发展到一定阶段的产物。基于社会发展的需要，康养旅游以健康、养生，养老和旅游的结合为基础，将放松、调整、健康、健美、益智、延年等需求与旅游行为相结合，是以加强个人身体、心灵健康，获得健康的生活方式，预防疾病，释放压力为目标的一种旅游方式。

（二）相关概念辨析

1. 康养旅游与休闲旅游

休闲旅游，即以休闲为目的的旅游。我国早在20世纪末公布的《旅游服务基础术语》中就对旅游服务产品进行了界定，明确给出了观光旅游，度假旅游、专项旅游等多种定义。虽然其中没有对休闲旅游进行明确定义，但在定义度假旅游的同时，特别提出了度假和休闲的目的。由此可见，休闲旅游与康养旅游两者的侧重点是不同的。休闲旅游的目的主要是放松，以求怡身、怡心，而康养旅游不仅要怡身，怡心，还要追求怡神。

2. 康养旅游与疗养旅游

疗养旅游兴起于20世纪中叶的西方，当时是为改善身体虚弱的人的健康状况，使各项疾病得以康复或持续的治疗，其主要的驱动力是预防疾病、接受某种特殊的疗法和病后恢复。疗养旅游形成于战后的特定历史时期，偏重医疗、康复的功能，因而逐渐成为康复患者、老龄人口这一特定人群的旅游产品。随着人们健康理念的变化，疗养旅游已经成为现代康养旅游产业中的一个部分。

3. 康养旅游与养老旅游

早期的康养旅游被普遍认为是针对老年人群体所开展的休疗养，康复度假等短暂性，持续性的行为活动，其目标市场相对狭窄。随着康养旅游形式和内容的进一步丰富，以及社会对于这一业态的逐渐认可，康养旅游市场主体已经不再局限在老年群体，也包括了亚健康人群、追求生活品质的人群，主要满足人们提高生活质量和改善身心健康的需求。养老旅游已成为康养旅游产业的重要组成部分，老年群体也成为当前康养旅游市场的重要力量。

4. 康养旅游与医疗旅游

医疗旅游是以医疗（包括医疗护理、手术治疗）为目的，在异地（尤其是异国）所停留的时间超过一天的活动，主要分为以纯粹治疗疾病为目的的医疗旅游和以康体为目的的健康旅游。康养旅游与医疗旅游的相似之处在于健康的动机相同，但是两者在客源人群和实现手段上有所不同。在大健康产业发展的前提下，二者之间的交集越来越多，进而出现了彼此交融、相互包含的状态。

二、康养旅游的内涵

康养旅游是养生与旅游的统一体，目前对其内涵的理解有以下几种：从构成主体来看，康养旅游是一种融合了传统养生观念及现代休闲理念，以养生为主要目的而进行的空间移动活动所引起的现象和关系的总和；从实施方式来看，康养旅游是一种为了满足旅游者的健康养生需求，以养生资源为基础，利用旅游产业的衍生发展来实现养生目的与旅游活动融合的特殊旅游活动；从活动目的来看，康养旅游是一种通过特定的养生项目帮助旅游者达到医疗复健、强身健体、修身养性、延年益寿等健康养生目的的专项旅游产品。总体而言，康养旅游是旅游者希望达到保持或提升健康水平的一种特殊的旅游活动。

康养旅游的市场主体较为广泛，从广义的角度看可以涵盖几乎所有的旅游人群；但从狭义的角度看则主要集中于寻求生活方式改变和最佳健康状态的健康或亚健康人群，积极、主动、自发地选择通过旅游来保持、管理和改进健康与生活状态。

康养旅游的范畴正在不断丰富和外扩，这主要是基于旅游产业的高度融合性和无边界特性，任何以增强体质、预防疾病、维护身体、颐养生命、调适心情、舒缓情绪、修身养性等为目的的旅游活动都可以囊括其中，并形成不断演进发展的态势。综合国内外学者的研究观点，当代康养旅游的需求主要可以总结为身体、情绪、心智、精神四个方面。

从更为广义的视角来看，以调适心情、舒缓情绪为目的的旅游活动，包括融入大自然的解压放松和在特定文化环境下的修身养性，可以归属为更高层次的康养旅游活动，并逐渐成为人们的一种自然的休闲方式与旅游意识。在此基础上，康养旅游领域中多业态之间的产业融合能力极高，具有较强核心竞争力和多元化收益渠道的创新型产品不断涌现。在此状态下，不仅现代人复杂而多变的健康需求能够得以满足，而且各种新兴的旅游活动也引发了人们不断追求新的健康方式，健康理念的热潮，需求与供给、市场与产品之间相辅相成，形成康养旅游范畴不断演化推进的态势，进而形成一个良性循环的局面。

三、康养旅游的特性

（一）高度依赖外部自然和人文环境

寻求健康、舒适、快乐是康养旅游的基本出发点和主要目标，决定健康和快乐感受的因素很多，包括环境、设施、产品和项目内容、服务及组织管理等。其中，环境是康养旅游目的地选择和开发的第一资源。环境首先是天然生态和气候，包括舒适的环境温湿度、清新的空气，清洁健康的饮用水、充沛的地表水和地下水，以及优美的自然景观——温泉、冰雪、湖泊、溪流、海水、沙滩、森林、草原、山岳等。其次是人文社会环境，包括当地居民的好客、和睦、亲近及当地风俗和文明礼貌，整体社会环境应包括舒缓的生活节奏、富有内涵的生产劳动和风俗文化，并且可从多个角度予以体现，游客能够参与体验和真实感受。

（二）以产品特色和服务质量为核心

除对自然和人文环境进行外部甄选外，康养旅游作为一种专项旅游，其自身的特色和产品的品质也极为重要。首先，结合外部的自然生态环境和人文环境，策划开发具有特色的康养旅游活动是拓展市场、形成竞争优势的关键。该特色可以来自独特的资源禀赋，或是创意的策划与整体性开发，如医疗旅游、体育休闲旅游等。其次，康养旅游策划应坚持资源与市场导向相结合的原则，注重产品价格和服务质量的匹配度、项目配置安排的合理性、人性化服务的细节性、文化内涵展示与挖掘的程度、区位和交通的便利性等内容。

（三）旅游行为高黏性、重复性

与观光旅游和其他专项旅游相比较，康养旅游的淡旺季差异并不明显。观光旅游作为单次消费产品，季节差异性明显，游客在旅游目的地停留时间较短。摄影、观鸟等专项旅游虽然可以重复性消费，但是在市场规模和效益提升方面仍然有所欠缺。康养旅游以追求健康快乐和身心愉悦为目的，旅游动机泛化，因此，旅游者会在一个理想的目的地停留较长时间，且会不定期地前往，偏好重复多次的深度消费，容易形成高度的客户黏性。因此，旅游目的地的相关项目策划、基础设施配套、专业接待服务与全方位的组织管理等各环节都必须经得起旅游者的长期评价。

四、康养旅游的类型

（一）康养旅游资源

康养旅游资源主要可以分为自然类和人文类。自然类康养旅游资源包括环境、空气、气候、水土、森林等。人文类康养旅游资源包括传统养生文化、民族体育竞技、各地医养资源等。

1. 空气资源

以负氧离子含量极高的空气为特色，可开发吐纳、森林浴、雾浴等特色旅游产品。

2. 气候资源

即适宜的温度条件、日光条件等，可开发避暑、日光浴等旅游产品。

3. 山林资源

即特色的植物、动物，如森林、花卉、中草药等，可开发各类养生运动、医疗、饮食、保健等旅游产品。

4. 水资源

即含有特殊矿物质的泉水、河流、湖泊等，可开发饮用、保健、洗浴等旅游产品。

5. 养生文化资源

即传统养生文化、养生文化名人，养生技能与方法等，可进行文化挖掘、整理与重新演绎，对优秀文化形式给予有力的开发与传承。

6. 地方民俗资源

即不同地域、民族在漫长历史进程中形成的特色民俗养生方式，包括体育竞技活动，饮食习俗、医疗药物、保养方式等。

（二）康养旅游产品

依据康养旅游资源的特点，常见的康养旅游产品可以分为以下几种类型。

1. 生态养生型

以原生态自然环境为基础，以健康养生、休闲旅游、旅居体验为核心功能开发的各类康养旅游产品，例如，森林康养、温泉康养、山地康养、海岛康养、田园康养等。其中，森林康养是生态养生类康养旅游产品的核心与重点。我国山林旅游资源丰富，森林覆盖率高，并蕴含高浓度负氧离子，因此，森林康养是当前我国重点发展的一类旅游产品。此外，在乡村振兴战略的指引下，农旅融合的田园康养形式也快速发展，吸引了不同阶层的消费群体体验"旅居农趣"的生活。

2. 健康养老型

依托一定的环境资源，面向具有一定经济实力的老年群体，将医疗、气候、生态、康复、休闲等多种元素融入传统养老产业，重点发展康复疗养，旅居养老、"候鸟"度假养老、老年休闲体育、老年文化教育等功能，打造集养老居住、养老配套、养老服务为一体的老年康养度假基地。此类产品通常配套度假地产和养老地产建设，不仅注重体现建筑生态环境良好、食品健康等特点，而且以特色养生餐饮和老年养生体验项目为辅助，提供全方位的康疗及养生设施与服务。

3. 体育休闲型

借鉴传统和现代的多种运动养生方式，开发运动养生类系列产品。依托山地、峡谷，水体等地形地貌及资源，发展山地运动，水上运动、户外拓展、户外露营、户外体育运动、定向运动、养生运动、极限运动、传统体育运动、徒步旅行、探险等各类体育休闲产品，推动体育、旅游、度假、健身、赛事等业态的深度融合发展。

4. 医旅结合型

依托优质的气候资源、医药资源、现代中西医医疗技术资源等，将优质的医疗康复咨询服务与旅游度假结合，以中西医医疗、心理咨询、营养保健、康复护理等内容为核心，以亚健康人群为目标市场，契合健康医学中的治未病理念，开展各类以治为主或以疗为主的旅游活动。

第二节　康养旅游的发展基础

中国人对于健康养生的追求由来已久，几千年的积累形成了广博的养生理论和养生文化，历朝历代，都十分注重自身的修行与养生的关系，并且在日常饮食起居、行为规范、精神修养等方面体现了深刻而有影响的养生观念。中国传统养生文化的内核将养护生命，健康长寿提升到哲学层面，养生之道不仅在于外部形式，更包含了人生哲理、艺术审美、精神情趣、生活价值等，形成独特的思想形态和理论方法，并一直传承至今。

一、中国传统养生文化的内涵

人类在漫长的岁月里，在征服自然和改造自然的过程中，为了保护生命、繁衍后代，逐渐认识了生命活动的一些规律，学会了自我保健的一些方法并相传相授从而形成了"养生"这一概念及相关的行为活动。"养生"一词始见于《吕氏春秋》："知生也者，不以害生，养生之谓也。"从字面上理解，养生即护养生命之意。后经传统文化的滋养与内化，养生被广泛认为是通过各种方法颐养生命，增强体质、预防疾病，达到延年益寿之目的的一种医事活动，其中，养，即调养、保养、补养之意；生，即生命、生存、生长之意。一般而言，有意识地通过各种手段或方法护养人体生命的主客观行为，或根据人体生命过程的活动规律所进行的一切物质与精神的身心护养活动，均可称为养生。

中华养生是以中医理论为基础，结合传统文化中相关的养生知识，以构建健康生活方式为手段，以提高生活质量为目的，增进健康，提高生命质量的生活过程。中华传统养生文化将多门学科融会贯通，加以用之，其中包括中医学、康复学、营养学、美学、心理学、物理学、化学、运动学等，它以独特的理论体系和卓有成效的丰富实践为特点，成为中华传统文化中的一颗明珠，在世界养生文化领域也具有举足轻重的地位。正如世界科技史学家、英国学者李约瑟所说："在世界文化当中唯独中国人的养生学是其他民族所没有的。"

中国传统养生文化是中华民族在维护人类健康和种族延续的历史实践过程中所创造的物质财富和精神财富的总和，具有一定的民族性、传统性和延续性。早在春秋战国时期，我国的传统养生文化已经全面兴起。这一时期医家等对养生的认识和方法各有侧重，出现了各种不同的养生之道，主要集中在饮食起居、精神修养、运动健身三个方面。

宋代以后，我国传统养生文化最明显的变化特点是提出了"动以养生"的思想和方法，例如，北宋著名文学家苏轼主张人要经常运动，欧阳修也提出以自然之道、养自然之生的养生思想。明清时期，养生家们搜集和整理了大量的养生资料，撰述了许多有价值的养生著作，如李时珍的《本草纲目》、高濂的《遵生八笺》、汤濒的《保生编》、陆九芝的《世补斋医书》徐灵胎的《医学源流论》等。

中国传统养生文化与西方健康观之间有许多共通之处，但也在思想基础、养生目的、运动形式，动静协调等许多方面有着较大的差异，这是由社会历史条件和科学发展的内在规律所决定的，也受到数千年地理环境、文化传统、民族习惯和思维方式等诸多要素的影响。例如，西方人对体育运动与健康之间关系的高度重视有着悠久的传统，早在古希腊时期，大哲学家亚里士多德就提出，构成人的幸福的要素包括长寿和卓越的身体——健康、身体美、有力量。正如罗马诗人尤维纳利斯的名言"健全的精神寓于健全的身体"所表达的那样，古代西方人认为，保持健康的体魄的最有效、最主要的手段就是运动，这一观念时至今日仍然有着深刻的影响和鲜明的呈现。

二、当代健康养生理念的形成

在中国传统养生文化体系中，集中体现了天人合一、形神合一、延年益寿等文化内核，不仅注重对身体的保养，更强调身体和精神的协调发展，树立了这样一种观念，即根据自然生命发展规律，采取保养身体，减少疾病，增进健康等措施，达到身体上、心理上的最佳状态，并能够与其所处的社会及自然环境保持良好协调的关系。由此可见，中国人自古至今的养生观念中都包含着一种明确且复杂的休闲观，并衍生为当代的健康养生理念。

当代健康养生的主要动机一方面包括传统的心理和生理养生，前者强调精神层面的内在休养和平衡稳定的心理状态，后者注重身体上的强健康复，以及身体机能的维护；另一方面，包含与自然社会环境和谐共处，优待自然世界，尊重万物生命的观念。因此，健康养生的范畴愈加宽泛，内容和形式也层出不穷，在传统养生方式的基础上，健康养生与当下快速发展的休闲旅游有机结合，共同达到养乐结合，寓养于乐、身心兼养的目的。

总体来看，当代健康养生活动主要有以下特点。

1. 普适性

当代健康养生活动并不明确地针对"亚健康人群"或老年人群，实际上已经涵盖了所有追求健康快乐生活的人群，他们不是"病人"，又不同于普通的游客，而是具有较强的养生目的性的广泛市场群体。满足于健康养生需求的各项活动涉及的产品类型也十分丰富，有专属性产品，也有满足普通旅游休闲需求的产品，但只要具备放松身心，娱乐消遣、舒缓愉悦强身健体等功效，均可被列为健康养生旅游资源。

2. 游乐体验性

当代健康养生活动的形式愈加丰富多样，在内容上可以涵盖日常生活的各个方面，在游憩方式上也更容易让游客产生亲切感和归属感，更加强调项目的体验性和娱乐性。游客的体验和感知成为健康养生旅游项目设置的关键内容，提供更多元的身心体验、营造更欢乐的氛围空间、引导更多样化的旅游活动，是当前健康养生旅游市场越来越年轻化和全龄化的重要原因。

3. 综合性

当代健康养生活动是将我国传统的养生文化理念、方法、理论同现代生活中有益于人体健康的多种休闲方式结合起来而形成的，既注重养生的功能，也注重养生过程的休闲性和体验性。基于传统与现代相结合的原则，当代健康养生活动以旅游、休闲与养生的融合为主要特点，并且注重跨领域、多产业的相融互通发展。

4. 科学专业性

当代健康养生活动以传统的中华养生文化为核心基础，强调自然生态环境要素，并逐步融入近现代西方先进的康疗方法。通过实践发展的检验，一些具有科学意义和明确价值的项目得以保留并不断传承。在作为旅游资源加以开发的过程中，也应注重其科学专业性的体现，例如，由专业人员按规范标准和规定程序引导游客参与体验相关健康养生活动。

5. 教育性

当代健康养生活动的参与者不仅希望获得身心方面的调养和康复，而且希望能够获得健康教育，提高对自身和自然的认知水平，以达到增强体质，愉悦身心，以及提高科学素质和适应社会能力的目的，同时促进生活方式的转变和生活质量的提升。因此，健康养生活动的学习教育功能日渐受到重视，并且将教育融入旅游活动的各个环节，与休闲、娱乐等功能实现了较好的融合。

三、康养旅游的发展历程

中国人的健康养生旅游历史悠久，自古就有到避暑胜地或温泉地区疗养度假的习惯，唐朝时避暑养生之旅已经非常盛行，甚至出现了为富家子弟避暑消夏服务的临时性组织。此外，我国古人还偏好前往名山大川参与祈福还愿、修身养性的养生旅游活动。由此可以看出，我国现代健康养生旅游与传统养生文化之间始终有着紧密的联系。

我国的现代康养旅游最早在海南三亚兴起，21世纪初，海南开始依托滨海旅游资源开发"三亚保健康复旅游"，此后，浙江、江西、安徽、黑龙江、山东、广西等紧随其后。一些拥有独特养生旅游资源和市场竞争优势的旅游景点或风景名胜区、旅游胜地，纷纷开始构筑健康养生旅游产业，积极推出"养生游""养生之旅""休闲养生旅游"等主题化、系列化产品，开发建设各种类型的养生度假基地。例如，四川峨眉山推出了休闲养生游，安徽黄山市策划了"休闲养生在徽州"五大乡村系列旅游产品，四川泸州市也推出了"休闲养生深度6日游"主题产品等。随着《关于促进健康服务业发展的若干意见中医药健康服务发展规划》等一系列国家政策的出台，近年来，以中医中药为特色的康养旅游产品开发也得以快速发展。

我国目前比较流行的康养旅游项目包括生态养生、森林康养、体育休闲、健康养老、医疗旅游、中医养生等，人们的康养旅游诉求也比较宽泛，既包括延年益寿、强身健体、康复理疗、修复保健，也包括观光，修身养性，生活方式体验及养生文化体验。随着中国大健康时代的到来，人们对于养生和大健康的需求已不单单是治疗，而是扩展为预防、治疗、修复，康养"四结合"。大健康催生了康养旅游的发展，并促使其逐渐发展成为大众旅游的常态模式之一。

四、康养旅游的发展动力

1. 政策方面

近年来，国务院先后出台了健康、养老、旅游、等相关方面的政策。首先，在健康方面，国务院出台《关于促进健康服务业发展的若干意见》、颁布《"健康中国2030"规划纲要》的提出积极促进健康与养老，旅游、健身休闲相关产业融合，催生健康新产业、新业态、新模式，同时积极发展健身休闲运动产业。其次，在养老方面，国务院出台《关于加快发展养老服务业的若干意见》民政部出台《关于贯彻落实＜支持社会养老服务体系建设规划合作协议＞共同推进社会养老服务体系建设的意见》，提出要充分发挥市场在资源配置中的基础性作用，逐步使社会力量成为发展养老服务业的主体。再次，在旅游方面国务院出台《关于加快发展旅游业的意见》、出台《关于促进旅游业改革发展的若干意见》，提出大力发展医疗旅游、老年旅游、养生度假等内容。以上这些政策文件，都为康养旅游的发展提供了明确的引导，指明了发展方向。

第七章　森林与温泉康养旅游模式探讨

第一节　森林康养旅游的系列探讨

一、森林旅游概述

森林旅游是在20世纪50年代世界各国兴起的保护绿色的浪潮中产生的一种旅游形式，也是当前旅游界的热点话题之一。近年来，随着改革开放的深化、旅游业的发展和林业产业结构的调整，森林旅游开发日益受到重视，森林公园也应运而生，发展十分迅速，已达到相当大的规模。森林以其丰富的自然景观、良好的生态环境、诱人的野味及其独到的保健功能，吸引着众多的游客。森林旅游受到了世界各国政府的高度重视。

（一）森林旅游的基本概念

虽然现阶段国内外专家学者对森林旅游基本概念的界定众说纷纭，但顾名思义，森林旅游即直接或间接利用森林风景资源，以森林、湿地、荒漠和野生动植物及生态环境为主要载体和依托，为旅游者提供游览观光、休闲度假、健身养生、文化教育等的旅游活动。通常，这些旅游活动的开展是在有效的管理措施下，以生态环境、经营者、旅游者和社区居民四方共同受益为目标，最终达到环境、社会、经济的持续和谐发展。因此，从这个意义上来说，森林旅游的确属于生态旅游的范畴。

早在20世纪末的《21世纪议程》中就指出：应通过生态旅游等"非破坏性"使用来提高森林的价值。森林旅游是旅游者对优美的森林生态环境的享受，是对孕育人类文明的大自然的回归，它具有放松、猎奇、求知、求新、健身、陶冶情操和激发艺术灵感等多种功能，具有自然性、真实性、科普性和参与性。利用森林兴办旅游是提高森林利用效率、保护生态环境、实施可持续发展战略的一种重要形式。

（二）森林旅游的形成与发展

森林是人类最初的家园，人类在森林中进化，最终走出森林、走向文明。然而，文明的发展又使今天的城市人生活在另一个森林（钢筋混凝土森林）中，因此，人们便产生了重回自然、返璞归真的需求。

首先，森林在自然界中有着调温、杀菌、吸尘、降低噪声、增加空气负离子的作用。森林旅游可以使旅游者消除疲劳、放松身心、改善神经功能、促进新陈代谢、降低血压、振奋精神；树木的花、果、叶分泌出的各种挥发性物质能杀菌，使人镇静、心情舒畅。其次，森林旅游空间广阔，可开展的项目多，能满足旅游者多方面的需求，参与性、娱乐性、自由组合性较强的森林旅游产品已经颇受欢迎，例如摄影、野营、野餐、徒步登山、游泳、划船、漂流、钓鱼等都是城市人喜闻乐见的休闲方式。再者，森林旅游具有资源保护和开发同向发展、良性互动的独特优势，具有生态旅游与生俱来的引导和教育功能，能潜移默化、循序渐进地唤醒人们的道德、环保意识，有利于旅游者养成爱护自然的行为习惯。总之，对游客来说，森林旅游是省钱、省时间、低门槛的旅游活动；对当地政府来说，发展森林旅游，不能也不需要建造大量基础设施和接待设施，前期投入资金少，滚动发展潜力大。

我国森林景观资源十分丰富，拥有29亿亩森林、5亿亩自然湿地和数十亿亩的荒漠，为发展森林旅游创造了得天独厚的条件。从黑龙江的北极村到海南的尖峰岭，我国森林公园跨越了寒温带、温带、暖温带、亚热带、热带等5个气候带，几乎囊括了我国所有类型的森林景观资源，为人们进行观光、避暑、野营、度假、科考、探险等活动提供了场所，吸引了越来越多的游客。同时，我国广袤的林区内，分布的高等植物达32万种，还有鸟类、兽类、爬行类和两栖动物近2000种。千姿百态的自然景观、丰富多彩的历史遗迹和出土文物，再加上瀑布、温泉、林草、花卉、珍禽、异兽，辅以沙漠、草原、江河、湖泊等，都充满了神奇的魅力。登山野营、骑马打猎、采集标本、游泳钓鱼、绘画摄影、休憩疗养等一些陶冶情操、增进身心健康的旅游内容，是其他大众旅游所不能替代的，这也为发展我国森林特色旅游奠定了坚实的物质基础。

我国多样的森林景观、复杂的生物群落、丰富的动植物资源、不同的气候、地貌和水热组合条件以及悠久的历史文化和多民族的民风民情，共同构筑了具有浓郁中国特色的森林旅游资源。因此，我国的森林旅游一经发展，便势如破竹，始终保持着快速增长的态势，森林公园、动植物自然保护区、森林类风景名胜区、森林浴场、森林野营地等层出不穷，掀起一阵阵旅游热潮。

1. 森林旅游发展体系初步形成

我国的森林旅游起步于20世纪80年代，以我国第一个森林公园——湖南张家界国家森林公园的建立为标志，经过多年的发展，从无到有，从小变大，从弱变强，取得了显著成绩。

发展森林旅游是大势所趋。随着社会以加速度的态势发展，城市居民对自然生态环境的需求日益强烈起来。而我国作为发展中国家，绿树、草坪、花坛、河流、林荫大道、公园等赶不上发达国家普通城市的水平，在城市人居环境、生活条件等方面更不如发达国家，这样的局限使中国城市居民对生态旅游的需求更为突出。因为条件缺乏，产品供给不足，市场的需求不仅不会减少，反而会日趋强烈。国家旅游局与国家环保局推出的"99中国生态环境游"，标志着我国生态旅游系统的开端，而森林旅游便是在此背景下产生的一种民众参与性强、政府便于操作的生态旅游活动。中国的森林旅游在20世纪80年代便初见端倪，原林业部发出《关于风景名胜地区国营林场保护山林和开展旅游事业的通知》，推动我国森林旅游迈出了第一步。当时，我国第一个国家森林公园在湖南张家界成立，随之颁布实施了《森林公园管理办法》，20世纪末，我国已建立不同类型、不同层次的森林公园811处，年吸引游客5000多万人次。我国不少专项森林旅游产品得到初步开发。旅游产品的表现形式更是多种多样，具体操作上也灵活多变。

2. 森林旅游人数不断增长

伴随着森林旅游的发展，我国的森林旅游人数也呈现出不断增长的趋势。由于我国城市居民受可支配收入和闲暇时间的制约，更倾向于选择环城游憩带内的度假设施进行周末近距离的短期度假，城市游憩商业区（RBD）随之向郊区移动。对开发商来说，离开城市中心越远，投资压力越小。国家统计局对城市居民的调查表明：看电视、逛街是中国城市居民最主要的休闲娱乐方式，而近郊森林旅游、山地旅游则是中国人最主要的休闲旅游方式。

森林旅游是一个新兴产业，它是在不采伐、不破坏森林的条件下，充分发挥森林的生态功能，越来越受各国游客欢迎和重视的一种旅游方式。随着人们生活水平和文化程度的不断提高，传统的观光旅游一统天下的局面已发生改变，越来越多的游客转向休闲、自由、经济的森林旅游。开展森林旅游，不仅有利于提高人们走进自然、欣赏自然的兴致，也有利于提高自然旅游在旅游业中的地位和赚取外汇的份额。

二、森林旅游的健康功效

近年来，森林单纯提供木材的功能逐步减弱，改善环境及为公众提供休闲游憩和养生场所的功能正在逐步加强，森林生态旅游开发越来越为人们所重视。

森林资源与其他旅游资源相比较，具有生态优越性、物种多样性、文化独特性、科普教育性、功能多重性、分布地带性等显著特点。山、水、草木、花、动物、寺庙、楼榭等建筑，往往构成景点森林环境的自然生态，最适合养生休闲旅游。日本已经将森林养生发展成"森林医学"，德国早在200年前就把森林浴场、森

世界卫生组织的一项全球调查结果显示：全世界真正健康的人仅有5%，找医生诊病者约占全世界人口的20%，其余大约75%是"亚健康"人群。这些亚健康人若保健得当，可向健康人转化，反之，则有可能患病。但遗憾的是人们对健康的认识大多停留在"有病去看医生"这个层次。消除和预防"亚健康"的最佳方式是建立自我保健模式，调整一种和谐的个体－社会－环境之间的稳定关系，创造良好的生存和生活环境，放松自己、适当锻炼、有效养生、提高免疫系统，从而达到保健和治疗的作用。而森林养生旅游能够很好地满足这一需求。树木是人类的好朋友，它可以为人们提供必需的氧气，吸收人们排出的二氧化碳，净化空气。人们亲近树木，在树木边做适当的运动可延年益寿，甚至可以

治病。

以树木疗法为例，所谓树木疗法就是患者通过入静，使人体和树木之间形成生物共振，以矫正、补充、增强对应的人体系统的生物场，达到身体健康的目的。人体是一个开放系统，不断地与外界进行物质、能量、信息交换，从而维持了生命的动态平衡。而森林中蕴藏着人们医疗、康复、保健所需的物质、能量、信息。

印度瑜伽术认为，树木可以把从宇宙中得到的一种物质传递给人。不同的树种，带的能量不同。有的帮助恢复精力，有的消炎，有的防病。俄罗斯一本辞典中写道："脚疼时，把山杨木放在脚上；头疼时则把它放在头上。"现代从事树木治病研究的生物定位专家认为：树木有生物场，树木对人有治疗作用正是生物场发挥了效能。英国卫生研究所的专家认为，树木拥有的能量足以治病，而且效果不见得比药物差。橡树和白桦可以使慢性病患者的免疫系统发挥作用，治疗多种关节炎，调整血压，治疗植物神经系统紊乱症。橡树还能改善大脑活动，白桦能治疗感冒。松树、槭树、苹果树和白蜡树等能提高人体的紧张度和抗病能力，消除疲劳。普通的树，也可以起到疗愈身心的作用。

森林旅游的健康功效，简单归纳如下：（1）延年益寿，即寻求高质量的森林生态环境，结合不同时节，以养生生活方式达到长寿的目的。（2）强身健体，即在理想的森林养生场所进行适量运动来养精固元。（3）修身养性，即走进林区（地）体验一种简单的生活方式和生活节奏来舒缓身心。（4）医疗，即在良好的森林环境中，针对各种疾病进行康复治疗。（5）修复保健，即逃离空气污染、水污染、噪声污染的城市环境到林区（地）中，寻求修复的环境。（6）生活方式的体验，主要是通过与生态养生的民俗相结合的旅游产品消费来进行体验。（7）养生文化体验，将生态与养生文化结合。

第二节　温泉康养旅游的系列探讨

一、温泉健康旅游概述

（一）温泉旅游的历史缘起

中国古代的君王利用温泉开展形式多样的娱乐活动最早始于西周时期。周幽王曾经在骊山修建"幽王城"和"郦宫"，沐浴处"上无尺栋、下无环墙"，昂首见星辰，名曰"星辰汤"。"骊山汤，初始皇砌石起宇"，秦汉时期，秦始皇在骊山建立了温泉宫。汉武帝对骊山温泉宫"又加修饰"，证实了温泉旅游活动已经成为帝王们休闲娱乐的一部分。

（二）温泉及温泉健康旅游的定义

温泉是指高于25℃，而且不含对人体有害物质的地下涌出的热水。既包括天然涌出的地下热水，也包括人工挖掘出来的地下热水。

温泉健康旅游是以温泉为旅游资源，以温泉文化为主题而开展的旅游活动，让游客在体验温泉的同时达到养生、休闲和度假的目的。

（三）温泉健康旅游的特点

1. 稀缺性

温泉旅游产品的稀缺性是由温泉旅游资源的非普遍性存在决定的。天然温泉的分布受到地质结构的影响，属于非普遍存在性的旅游资源，具有稀缺性的特点。

2. 季节性

春季和夏季温度比较高，尤其是夏天，温泉不能满足游客想要解暑的需求，所以夏季是温泉旅游的淡季。秋季和冬季气候寒冷，泡温泉是首选。所以旅游开发商要根据温泉旅游季节性的特征开发适应性的产品，比如在淡季的时候，可以将泡温泉与水上乐园、漂流、水疗等项目充分结合起来。

3. 体验性

温泉旅游强调体验。温泉旅游是一个通过用眼看、用耳听、用五官去综合感受外部温泉世界的美妙形象，进而由表及里洞悉体悟内在意蕴的过程。从综合的角度说，体验是一种经历，也是一种感悟。"经历"，是跟人们对外部世界的某种五官感觉的感受联系在一起；而所谓"感悟"，是人们对世界内部本质的一种深入认识和领会。旅游者在泡温泉的过程当中，可以全身心地感受泉水的流动、欣赏怡人的风景、领略文化的深邃，是一种实实在在的体验旅游形式。温泉旅游产品的设计与开发应当从这个角度去发掘体验的真实意义，去把握体验的本质属性，才能更为准确地为体验型产品定位。我们的旅游者在旅游的过程可以充分体验种类多样的民族泡浴形式，了解不同温泉地的地域文化，感受丰富多彩的民俗风情。

4. 多样性

温泉健康旅游是以温泉为旅游资源，以温泉文化为主题而开展的旅游活动，让游客在体验温泉的同时达到养生、休闲和度假的目的。温泉旅游地结合地域特征可以开发出自己的主题产品，而且已经有很多温泉旅游区已经集观光、度假、疗养、科普等功能为一体，可以满足旅游者多方面的需求。

5. 养生疗养性

温泉水流至地表，已经经过多年的地底化学变化，蕴藏了多种对人体有益的矿物质和微量元素。人体浸泡于温泉中能舒筋活络、强身健体、美容养颜、安神定惊等。特别是在冬季，气候阴冷，人体活动量减少，容易产生气血凝滞、经络不畅现象，泡温泉能较好地促进血液循环、舒活经脉。

近十几年来，各国都已经进入人口高龄化时期，患慢性疾病的人数大大增加；同时社会的竞争也日趋激烈，人们普遍感到压力大。事实证明，有些病症求医问药效果甚微，而泡温泉疗效显著（尤其是皮肤类疾病）。

6. 脆弱性

温泉旅游产品的设计与开发依托于天然温泉资源。天然温泉是极易被污染的旅游资源，污水回灌、地下水位下降、盐碱化等含水层的变化都会对温泉造成严重的破坏，甚至直接影响到温泉旅游资源的正常开发利用。

日本为了给政府和温泉旅游经营者在开发温泉资源方面提供参考，对温泉的调查记录一直较为详细，从各项资料的记载和深入分析来看，日本部分温泉区由于超限使用温泉水，已造成泉温降低和温泉水质改变的情况。

二、温泉种类及健康功效

（一）温泉的种类

地理环境与气候条件的差异使温泉的种类丰富多样。温泉对人体健康起到的关键作用取决于一些特殊的化学物质，由于温泉中含有的成分不同，各种温泉起到的保健作用也是有差异的，主要可分为以下几种：

1. 硫黄温泉

硫黄温泉的主要成分为硫化氢，有"神仙水"之美誉，走近这类温泉，能闻到一股臭鸡蛋味。国内著名的硫黄温泉有位于广东的龙山温泉和四川的花水温泉。人在硫黄温泉浸浴时，先在皮肤上形成硫黄碱，通过刺激皮肤的血液循环和营养代谢来增强皮肤的免疫功能，另一方面，硫黄温泉可以促进损伤的神经系统再生，使血压、血糖平稳，还可以缓解关节韧带的紧张、解决肌肉疼痛问题。

2. 碳酸温泉

碳酸温泉中最有代表性的非华清池莫属了。华清池之所以出名，并不仅仅因为是杨贵妃的浴池，还因此处温泉富含碳酸氢钠成分，是天然的美容泉。在碳酸泉中浸浴时，碳酸附着在人体皮肤表面，形成一层碳酸薄膜，能清洁皮肤，对慢性湿疹、溃疡有很好的治疗作用。二氧化碳进入肺部能增强肺部的气体代谢，促进血液循环，溶解气管、支气管分泌物。饮用碳酸泉水，能刺激胃黏膜充血、锻炼消化功能，加速肾脏水分的排出，还能改善胰岛素的分泌功能。

3. 氯化物温泉

氯化物温泉的主要成分有氯化钠、氯化钙或氯化镁等盐类，位于日本的汤川温泉是最具有历史的氯化物温泉，其泉水无色透明、无味、润肤养颜。浸浴时，温泉的盐类能刺激皮肤毛细血管、改变皮肤渗透度、影响皮肤新陈代谢，防止皮肤老化。同时，氯化钠、氯化镁等盐类能附着于人体表面，防止体内的水分蒸发。氯化物温泉有"神经镇痛剂"之称，长时间浸泡能降低神经系统的兴奋性，对神经痛有较好的治疗作用；针对儿童、体质虚弱的患者有改善人体机能的作用。

4. 碘温泉

碘温泉指的是在每升泉水中碘离子的含量大于 5 毫克的温泉，其能明显地激活机体的防御机能，位于湖北的嘉鱼山湖温泉就是富碘温泉。碘多以微量形式共存于其他高矿化度的盐类泉中，碘离子可以通过皮肤进入体内，促进各种疤痕组织再生。同时，碘也可由黏膜及呼吸道吸收，调整内分泌腺功能，可以预防甲亢、更年期综合征、月经失调等疾病。浸浴后，碘进入人体还可以降低血脂，对高血压和动脉硬化血管病变也有明显的作用。值得注意的是，出血性体质、急性发热疾病、肺结核等患者不适合泡碘温泉。

5. 铁温泉

铁是血红蛋白的重要组成成分，铁温泉主要有硫酸铁泉和碳酸铁泉。广东惠州龙门铁泉富含大量的铁元素，其汤色金黄，温润清爽，有"黄金泉"的美誉。铁温泉既可以沐浴，又可饮用。铁离子可透过皮肤被人体吸收，对皮肤和黏膜有收敛作用，能消炎止痛，对妇科炎症、下肢溃疡等疾病有治疗作用。铁温泉能护肤美容，养颜健身，对腰肌劳损、肌肉萎缩等多种疾病有显著疗效。适当饮用铁泉水也可提高造血机能，促进红细胞的新生，治疗缺铁性贫血。

6. 氡温泉

氡温泉在日本被称为"放射泉"，可以修复暗黄肌肤，舒缓肌肤疲劳。当然，温泉里的氡含量是很少的，远远低于有害的标准，我国庐山天沐温泉是少见的高品质氡水温泉，被誉为"江南第一温泉"。人们在泡氡温泉时，氡气附着于皮肤上，能使毛细血管扩张数目减少并收缩，皮肤的淤血现象减轻；吸入氡气时能降低周围神经兴奋性，可以增强睡意、减轻疼痛。浸浴一段时间能平衡女性内分泌失调，对卵巢功能、月经周期都有很好的影响；氡温泉还能调整心律和血压，对消化系统、神经系统、呼吸系统的疾病更为显著。

（二）温泉的健康功效

1. 强身健体，美容养颜

温泉中含有多种矿物质和微量元素，对人体的健康十分有利。旅游者通过浴用、饮用等途径，可以充分地吸收温泉中的营养成分，强身健体。

温泉里中含有很多对皮肤有益的元素，经常泡温泉，美容效果好于很多品牌化妆品。温泉既可以帮助人体进行新陈代谢，让皮肤变得光滑，又有助于减肥。通常来说，在40℃以上的温泉中泡浴 20 分钟左右，可以消耗大约 300 卡路里的能量。所以，女人常泡温泉不仅可以美容，而且可以塑形，是纯天然的保养品。

2. 度假休闲，精神享受

温泉旅游不仅仅是一种旅游项目，更是一种让人们远离工作与生活的压力、焕发生命活力的健康之旅。旅游者可在宜人的温泉风景中尽情享受温泉泡浴的欢畅。而且温泉大都远离都市，旅游者还可以感受到回归自然的宁静与祥和。

3. 体验文化，陶冶情操

游客在温泉旅游的过程中可以感受到不同温泉旅游地的民俗所蕴含的深厚文化，增长见识、丰富经历。先沐浴、干蒸、湿蒸，再浸泡、按摩、擦拭，整个过程，旅游者都能感受到温泉养生文化的精髓，充分体验温泉带来的身心舒畅。

（三）泡温泉的误区

虽说温泉对身体有诸多好处，可是你真的会泡温泉吗？别不相信，温泉是能养生保健，但不是随随便便就能"泡好"的，如不慎走入误区可能会损害身体。常见的泡温泉三大误区：

误区一：人人都适合泡温泉。温泉有美容皮肤的功效，其中所含的碳酸物质可以消炎杀菌。但泡在热水中过久，会加速皮肤水分的蒸发、破坏皮肤保护层、导致伤口恶化，所以部分皮肤病患者不宜泡温泉。对于女性来说，生理期期间或前后，怀孕的初期、末期或产后都尽量不要泡温泉。有研究证实，"高热"可致畸胎，而且温泉中的矿物质含量复杂，容易对手术后患者造成感染。另外，有心脏病、高血压或身体不适者，原则上不宜泡温泉。但如果规范服药，经医生允许可以泡温泉，每次以 20 分钟以内为宜。而且在泡后起身时应当缓慢，防止因血压下降、血管扩张导致头昏眼花而跌倒受伤。

误区二：泡温泉时间越长越好。一些泡温泉的爱好者经常在池子里一待就是几个小时，有些人甚至以为时间太短没有效果，其实这都是不科学的，温泉中对人体有益的矿物质在高温作用下可以舒缓人的筋骨，解除疲劳，但是待在水里的时间过长会使毛细血管过分扩张、心脏跳动加快，甚至出现头脑发昏等现象。糖尿病患者如果长时间泡温泉，会加速胰岛素的消化吸收，而且长时间身体过热会使机体能量消耗增加。小孩由于皮肤细嫩，长时间泡在高温的水里可能会损伤皮肤，老人长时间浸浴可能会出现血压升高、晕倒的现象。所以建议以上人群浸浴时间不要超过 30 分钟，水温不要超过 40 ℃，以免出现意外。

误区三：泡温泉前后没有准备工作。大多数人知道如何泡温泉，可是对泡前的准备工作和泡后的处理工作却一无所知，其实这样的行为对浸浴的健康效果有很大的影响。

在泡温泉之前一定要把身上的金属饰品摘下来，同时避免空腹、饭后、酒后马上泡温泉。最好不要在浸浴后用大量的沐浴液冲洗，因为人体在带有矿物质的温泉中待过，附着在皮肤上的矿物质有天然的保养作用，泡后用沐浴液冲洗会使附着在皮肤上的矿物质流失。皮肤干燥者在浸泡温泉之后应该抹上滋润皮肤的乳液，以免肌肤水分大量流失而引起不适。

（四）健康泡温泉的步骤

第一步：试探池温。先用手或脚探测泉水温度是否合适，千万不要一下子跳进温泉池中。

第二步：脚先入池。坐在池边伸出双脚慢慢浸泡，然后用手不停地将温泉水泼淋全身，逐渐让全身进入到泉水中。

第三步：先暖后热。温泉内设不同温度的泳池，要循序渐进从低温度泉到高温度泉浸泡，逐步适应泉水温度。

第四步：掌握时间。一般温泉浴可分次反复浸泡，每次为 20～30 分钟，在烫身的池水中每次浸泡时间不要超过 10 分钟。如果感觉口干、胸闷，就到池边歇一歇，做一做舒展身体的运动，再喝些饮用水以补充水分，有些人喜欢将全身泡的通红，但要注意是否会出现心跳加速，呼吸困难的现象。

第五步：配合按摩。适当的穴位按摩会加强温泉保健的功效，对一些疾病有明显的治疗作用。

第六步：清水冲身。尽量少用洗发水或沐浴露，用清水冲身则可。

三、温泉健康旅游产品

（一）温泉观光旅游产品

温泉观光旅游产品是充分利用温泉资源的审美特征开发的或与周边优美的自然环境组合起来的适合旅游者观赏的景观，如人造景观观光、水域观光、农园观光等。比较有特色的美国黄石公园，园内就有喷泉 3000 多个、温泉 1 万多个，温泉和间歇泉成了黄石公园最负盛名的风景。

（二）温泉度假旅游产品

温泉度假旅游产品是指利用旅游区的良好温泉资源，建设各种现代化的娱乐设施来满足旅游者度假休闲需求的产品。如温泉水上乐园、温泉高尔夫、温泉滑雪场等，这些项目把静态的温泉和动态的娱乐有机结合在一起，满足了游客全方位的需求。

（三）温泉疗养旅游产品

温泉疗养旅游产品是指利用旅游区的良好温泉资源，开发吸引游客进行养生治疗、美容美体的康体保健产品。

1. 温泉疗养项目

温泉疗养项目包括针灸、推拿、拔罐、水疗等保健项目，也包括果蔬浴、牛奶浴、中药浴、红酒浴等泡浴项目。

2. 温泉美容区

温泉美容区建设有温泉瑜伽馆、温泉水疗馆、温泉美容院、温泉减肥中心等，为广大女性顾客提供一条龙美容体验。

3. 温泉养生商品

根据健康配方，依托温泉资源，可以制作出方便游客购买的商品。如凉茶的茶包、芳香疗法的精油、温泉皂等温泉洗浴用品、温泉鱼等特色温泉食品等。

(四) 温泉文化旅游产品

温泉文化旅游产品是指利用旅游区的良好温泉资源，设计能让游客充分感受到不同旅游区地域文化、洗浴文化、建筑文化和科普文化等一系列文化产品的总称。

1. 地域文化

温泉所在地的独特地域特征，是一个温泉旅游地区别于其他温泉旅游地最重要的标志。旅游者在尽情享受泡温泉的同时，还可以深入了解当地的历史文化、民俗风情，满足了旅游者对温泉文化的高层次需求。

2. 洗浴文化

洗浴文化是温泉文化的核心。不同的温泉旅游地有着不同的洗浴文化。在日本，洗浴前的准备工作、更衣过程、入浴方式等都要遵循一定的规则，这些都形成了其独特的洗浴文化。我国的少数民族有种类丰富的民族泡浴形式，如鲜花浴、普洱茶浴、大理石浴、咖啡浴、芳香疗法等。

3. 建筑文化

温泉的建筑文化主要体现在温泉旅游地的建筑特色上，别具一格、外表精美的建筑时时刻刻都在刺激着旅游者的文化情结。在意境合一的环境里泡温泉，会让旅游者身心放松，是一种全方位的、独特的体验。

4. 科普文化

温泉是大自然的杰作，它的形成蕴含着一定的科学原理，旅游者在旅游的过程中既能舒缓身心、美容美体，又能增长知识、开阔视野。游客通过参观温泉博物馆，可以了解到温泉的成因、成分、医疗功效、泡浴注意事项等科学文化知识。

温泉健康旅游是以温泉为旅游资源，以温泉文化为主题而开展的旅游活动。我们在温泉健康旅游中要做到享受泡汤、快乐疗养与体验文化的统一。

四、温泉旅游产品设计的关键点

为了确保温泉的档次与氛围，要对特定温泉区域内的容积率进行必要的限制。此外，更重要的是要形成品牌，这是决定温泉品牌高质量的关键因素。具体包括如下几个方面。

（一）保护当地生态环境

这不只是为了保护环境，还为了提高温泉地的档次。温泉旅游不仅卖温泉内部的环境，也卖外部的环境。欧美和日本温泉开发最显著的特点就是紧密结合自然地理特征，注重温泉地区的整体形象策划和环境保护。而国内很多地区的温泉开发往往忽略这一点。

（二）提高温泉水的质量

温泉水涌出地面瞬间的水质是最为真实的，对涌出后的温泉水即便不做任何人工处理，也会因为地表氧化环境的作用使得涌出瞬时的水质发生"衰变"。"原汤"洗浴应该每日换水，循环消毒性洗浴应该保证每日注入一定的"新汤"，定期全部更换旧水。为了保证水质，还需要做更多的努力。尤其在中国目前的环境下，对温泉这种游客之间密切接触的产品来说，消除游客心中对卫生环保健康的顾虑，一些工作必不可少。

1. 建立一套直观的游客管理体系，让游客感到放心

向游客宣传泡温泉的注意事项，如正确的泡温泉方法、温泉禁忌和泡温泉守则。温泉禁忌是经营者可以控制的。对于不适合进入温泉的游客，如癌症患者、各种急性疾病患者、各种传染病患者、怀孕初期和临产期的孕妇等，要对游客进行必要的提醒，并提供其他服务项目以作补偿。同时，配备医生，尤其是传染病和皮肤病医生把关，确保没有传染病的游客进入。对于泡温泉的游客，则要对其行为提出更多的要求，这是基于对所有游客负责任的态度。如要求净身后才可以入池，禁止吸烟，劝阻追逐喧哗者。当然，这需要游客的自觉配合，也可以配备一些工作人员进行监督。

2. 定期如实向客人公布自家温泉的水质及变化、涌出量、化学分析结果，并将温泉疗效张贴告知游客

甚至要确保温泉地的诚实运营，展示泉源、开放后台，向客人公布温泉水的利用方式。这除了让游客信任温泉质量之外，也是对温泉经营者的监督，确保温泉水保持一定的质量。这种操作如果仅依靠企业来实现，非常困难，所以需要借助地方政府的监督，以及温泉旅游企业协会的监督。如果旅游者能提高鉴别能力则更有效。

（三）提高管理和服务水平

产品档次高低不仅取决于产品本身，更重要的是与之配套的管理和服务。事实上，服务本身就是产品，也是温泉品牌的体现。为了提高温泉产品的档次，管理和服务是重要的环节。基于养生、休闲、生态的理念，要构建一整套的管理服务体系，为游客提供相应的体验项目，坚持以高品质、专业的服务作为品牌经营的特色。高品质体现在温泉地的吃、住、行、游、购、娱等各个细节，专业体现在实际经营过程中。温泉作为一种特殊的生态养生旅游产品，需要配备大量的相关专业技术人员和管理人员，涉及淋浴、客房、餐饮、园艺、解说等各个方面。除了常规的服务人员之外，还需要聘请专门人才，如医生、按摩师等。此外，要对上岗员工进行技术考核，颁发相应的技师资格证书。

第八章 中医与医疗康养旅游模式探讨

第一节 中医康养旅游的系列探讨

伴随人们生活水平的不断提高，人们对生活品质的追求也不断增加。生活环境的恶化、快节奏的生活给人们的健康带来了巨大影响。健康、疗休养、保健为主题的旅游活动不断增加，中医药在医疗、养生上的效果突出、底蕴深厚、方式多样、体验丰富，为人们所接受喜爱。伴随旅游业与中医药产业的融合发展，中医药健康旅游逐渐兴起。

一、中医健康旅游概述

（一）中医健康旅游概念

中医药健康旅游既是改善人们健康状况的公共卫生事业，又是提高人们生活品质的经济产业，近年来在国家出台的一系列政策文件的推动下，中医药健康旅游的发展迎来了政策鼓励、市场看好、资本重视的良好局面，发展较为迅速。作为一种新兴产业，目前尚无官方定义，多数学者认为中医药旅游是旅游业发展到一定阶段后，依托于深厚的中医药文化内涵、独特的理论体系和内容，各种中医医疗保健手段、中药材资源为基本吸引物而产生的一种新型旅游方式。它的兴起和发展是人们对健康意识观念的逐步改变与增强，以及追求健康生活的潜意识推动的结果，也是传承发扬和创新传统中医药资源、加强中医药科普教育、弘扬与振兴我国中医药事业、促进我国经济新常态和中医药事业进一步发展的新驱动力。

（二）中医健康旅游现状及必然性

中医中药、中国传统健身方法和中医新成就，在世界上影响广泛，已成为境外人士中国旅游的重要项目。每年都有许多外国人和港澳台同胞来内地就医、参观学习，考察和洽谈中药材贸易。健康的观念逐渐兴起，选择休闲、养生型的旅游方式已经成为主流；中医药旅游吸引了大量游客，特别是北京、上海、广州积极推动中医药旅游项目实施，而北戴河、杭州、南京、三亚等旅游胜地的中医药医疗旅游服务也相继推出，表明中医旅游在国内蕴藏着巨大的消费市场。

我国幅员辽阔，中医药和自然观光资源较为丰富，各地都有独具特色的中医药和旅游资源。但是由于中医药资源受重视程度不足，相关产业相对其他产业的发展较为滞后。而传统的自然观光旅游发展也陷入瓶颈，单一的观光、休闲、购物等不能满足多元化的健康服务需求，中医药与旅游业合作是市场经济下的必然结果。

中医药健康旅游产业的发展，可以改善中医药和旅游相关企业结构与布局，引导中医药旅游及健康服务相关产业的整合，进而实现相关产业集群战略与优化组合，集中将各地特色中医药自然观光及健康服务资源优势转化为产业优势，提高中医药和传统自然观光旅游相关产业的生产效率和市场竞争力，推进市场经济建设。因此，发展中医药健康旅游产业可以促进资源优势转化为产业优势，推进产业转型升级，促进经济发展。

（三）中医健康旅游存在的问题与解决方法

虽然中医药健康旅游具有丰厚的中医药资源、独具特色的旅游形式、深厚的传统文化底蕴和内涵，但是在初步发展中也暴露了各种各样的问题。其中最大的问题还是人的问题，具备两方面知识的相关专业人才匮乏，行业准备不足。

伴随经济新常态，中医药健康旅游产业作为传承与弘扬中医药文化的主要手段之一已成大趋势，但作为中医药文化传承和教育的主要机构如高等中医药院校大中专学校，以及一些中医药界专业人士，对于中医药健康旅游产业的创新服务机制以及在产业的转型升级等方面的发展规律和思路的关注和研究较少，未能潜心深入挖掘中医药健康旅游产业的市场经济价值，同时也对中医药健康旅游产业的进一步发展、开发、推动与中医药文化教育、传承、传播和弘扬和谐发展关系心存疑虑和保守，使理论研究远远落后于实践发展，滞缓了中医药健康旅游产业的进一步发展与开发。因此从事中医药健康旅游产业的专业人才严重匮乏，尤其是中医药健康旅游所需的策划、经营、营销中医药服务解说及文化宣讲等各方面的综合性、复合型人才极其匮乏，阻碍了中医药健康旅游产业的规模化发展。

中医健康旅游涉及农业、餐饮、交通、住宿、保健、养生、研发、培训、自然或人文景区、文化、信息、翻译等多方面利益，应加强各区域中医药、自然观光、健康等相关产业的整合与链接，通过科技开发、服务创新、创造市场，形成规模和品牌效应，从而形成中医药健康旅游产业集群链，各区域遵循本地基本情况，以经济建设为中心，面向市场，依托本区域独特的传统旅游资源和深厚的中医药文化根底等其他特色资源，打破门户偏见，政府出台对中医药健康旅游产业的指导性政策，同时也应采取实际行动搭建一个方便的金融交流平台，鼓励更多民营资本注入中医药健康旅游产业。增强中医药健康旅游产业与文化消费、互联网等产业交叉、渗透及整合。合作共赢，探索建立全方位、多元化、多层次的中医药健康旅游产业服务品牌。

专业复合型人才作为中医药健康旅游产业的基石与第一资源，应建立健全中医药健康旅游产业综合的全方位多层次科学的人才培养体系，创建中医药健康旅游产业人才培训与管理机构，加快现阶段发展急需人才和专业复合高端型人才的培养，在高等院校、科研机构等单位建立健全中医药健康旅游产业相关专业培养体制，鼓励支持产学研结合和科研成果转化，建立中医药健康旅游产业科技孵化基地，构建良好的人才引进机制，建立健全中医药健康旅游产业人才合作、互换、交流等机制。信息化社会也对中医药健康旅游产业营销服务提出了更高要求，因此要加强专业化培训，同时促进中医药健康旅游产业服务理念与产品营销结合，依托各区域优势开发具有中医药文化内涵的特色产品，打造特色品牌，让中医药文化成为中医药健康旅游产业发展的重要因素，将中医药健康旅游产业打造成引领经济发展的新引擎。

二、中医健康旅游资源

（一）中医药旅游资源及其特点

中医药旅游资源是一种特殊旅游资源，是中医养生旅游的核心，是指对中医健康旅游者具有吸引力，能满足旅游者追求身心健康、延年益寿目的，能激发旅游者养生旅游动机，可为旅游产业利用，可产生经济、社会、环境效益的各种事物和因素的总和。在市场上，一方面可考量中医药资源对旅游者的吸引力程度高低和其规模大小，另一方面需要明确其作为旅游资源的特点，并创造相应的旅游环境。

中医药旅游资源与一般旅游资源相比，除考虑旅游资源要素价值、观赏游憩使用价值、历史文化价值、规模、丰度、完整性等一般旅游资源的评价标准之外，还应具备以下特点：

1. 专业性

与其他类型的旅游资源相比，中医药旅游资源属于医学专业领域，中医药旅游资源的医学专业性较强，涉及医药安全，其评价和开发都需要在中医药相关专业人员的协助下才能完成。

2. 功能性

除了休闲、放松、求新、审美等一般旅游资源能够实现的功能，旅游者对中医药旅游资源还有或治病或康体等医疗保健的功能要求。

3. 文化性

作为一门医学，中国传统医学具有非常鲜明的文化性。现代医学只有几百年历史，而中国传统医学经过几千年的积淀，早已是中国文化不可或缺的一部分，其科学性或许仍有争议，其文化性却是毋庸置疑的，而我国各个民族都有着自己的传统医学，共同组成了丰富的中医体系，体现着各自的民族文化。

4. 环境性

中医所倡导的生活方式和生活环境不仅体现了人与自然及社会的和谐统一，有利于身心健康，更体现出一种"天人合一"的中国传统美学和哲学精神，与现代人实际的生活方式和环境大不相同，却令人向往，能够激发人的旅游动机，正如杨振之教授所说的旅游的本质是"诗意的栖居"。

(二) 中医药旅游资源的分类

在中华民族几千年不断的传承和发展之下,形成了中医药资源的巨大宝库,虽无法在有限的篇幅内做详尽的梳理,但可以对中医药资源进行分类式的汇总,从而成为中医药旅游资源的分类和评价的基础。

1. 中医理论

中医不仅是中国人几千年来医疗实践的经验总结,更是中国哲学思想的结晶和传统文化的重要组成部分。中医哲学主要包括气一元论、阴阳学说、五行学说、整体观念、恒动观念、辩证观念等,中医基础理论主要包括脏象学说、气血精津液学说、体质学说、经络学说等,以及中医史及相关名人典籍。

2. 中医诊疗

中医诊断主要包括四诊即望、闻、问、切,八纲辩证即阴阳、表里、寒热、虚实的辩证诊断,以及病因、气血津液、脏腑、经络、六经、卫气营血和三焦辨证,之后对症治疗。

中医治疗方法多样,内科治疗主要包括解表法、清热法、攻下法、和解法、温里法、补益法、消导(消散)法、理气法、理血法、固涩法、开窍法、镇痉法;外科治疗主要包括引流法、垫棉法、药筒拔法、针灸法、熏法、熨法、热烘疗法、针刺疗法、洗涤法、外科手术(切开法、烙法、战镰法、挂线法、结扎法等);中药治疗主要包括中药种植、中药采集与储藏、中药炮制、中药性能(四气五味、归经、升降浮沉)、中药配伍应用;针灸治疗主要包括毫针刺法、灸法、拔罐法、耳针头针、按摩疗法、发泡疗法、熏洗疗法、敷药法、热熨法、贴药法、吹药法,等等。

3. 中医养生

中医养生主要包括精神养生、环境养生、起居作息养生、睡眠养生、药膳食疗、房事养生、运动养生(气功、五禽戏、太极拳、八段锦、易筋经)、娱乐养生、浴身养生、保健针灸按摩、药物养生、因人养生、体质养生、部位养生、因时养生、区域养生等。

4. 中医文化景观

中医千年传承出现了许多载体,这些载体既有以上三点理论与实践的应用,也有很多实实在在的药物。例如全国各地都在兴起的中药养生园区类健康基地,名医名药的传说及旧地故居,道地药材的示范基地,各种专门性的中医药博物馆,大批传统老字号中医品牌及国药,等等;既可以参观,又可以综合体验及购物。

三、中医健康旅游产品

(一) 中医健康旅游产品分类

中医药旅游是近些年中医药和旅游产业所融合发展的产物,是中医药健康服务的延伸和旅游业的拓展。近年，文化和旅游部和国家中医药管理联合下发《关于促进中医药健康旅游发展的指导意见》，文件将开发中医药健康旅游产品列为首要重点任务；提出要针对不同游客的需求，大力开发中医药观光旅游、中医药文化体验旅游、中医药养生体验旅游、中医药特色医疗旅游、中医药疗养康复旅游、中医药美容保健旅游、中医药会展节庆旅游、中医药购物旅游、传统医疗体育旅游及中医药科普教育等旅游产品。文件中对中医药健康旅游产品的分类较为细致，根据现有研究，中医药健康旅游基地所能提供的产品分为几大类，43 个具体项目。对于这几类产品的特点与内涵，具体为：

1. 养生保健类产品

以中医理论为指导，采用中医药特色疗法或手段为主，健康、养生、保健为主要目的所提供的系列非治疗类产品中医药服务，如推拿、足疗、药膳、药饮等。

2. 医疗保健类产品

健康旅游基地不同于中医药医疗化构，这里所提到的医疗保健重预防、轻治疗（常见病、多发病）。主要开展中医针灸、拔罐、刮痧、体质鉴别、治未病等服务，同时也可邀请名医坐诊，吸引游客了解和感受中医药。

3. 美容保健类产品

在中医基础理论和人体美学理论指导下，采用中医技术与中医药资源，将传统理论与现代科技结合，开发的塑性美体、延年驻颜的美容保健产品。

4. 观光与文化体验类产品

依托中医药自然资源与人文资源优势，开发相应的观光与体验活动，让消费者在观光活动中认识中医药、感受中医药、熟悉中医药，在体验中加深对中医药的认识和了解，提升对中医药文化的认同与喜爱。

5. 购物旅游类产品

中医药健康旅游基地中销售中医药资源和文化所直接产生或衍生而来的产品，如道地药材、中药饮片、中医器械、药妆、药饮、工艺品等。

6. 学术会展类产品

主要是通过举办大型会议、会展、节庆等活动，吸引消费者关注，让人们了解中医药、认识中医药，在活动中普及中医药知识、传播中医药文化。

（二）中医健康旅游产品设计与开发

1. 养生保健类产品设计与开发

随着养生保健理念的兴起，市面上出现了各类中医养生馆，推拿、药膳等已经成为人们生活中增进健康、疗养休息的重要内容。养生保健类产品是中医药健康旅游产品体系中的重点内容，中医药文化特色鲜明，对硬件设施上的要求相对较低。研究表明，消费者在对具体产品的选择上存在着一定的差异性，相关健康旅游基地或者综合体在产品开发策略上也要有所侧重。

（1）功能概述与资源依托

中医药健康旅游养生保健产品是指在中医药理论体系指导下，以中医药特色疗法为手段，开展推拿、足疗、药膳等中医药保健服务，从而实现促进旅游者放松身心、促进健康等目的的服务。

此类产品中的主要资源依托于三部分：一是能够提供相应服务的专业化人才；二是药剂、药饮等服务所需的中药材资源；三是，可以开展推拿按摩、功法教学体验等服务的良好环境。

（2）产品内容与目标市场

1）大众产品

推拿（按摩）、药膳、足疗保健、养生功法及药饮这五种产品，消费者接受程度较高，市场需求较广，可将这几类产品作为养生保健类中医药健康旅游产品中的大众产品进行开发。

伴随着社会全面发展和人们生活水平的提高，市场上出现了各类养生和休闲会所，而推拿和足疗是各类休闲会所、高端酒店和养生保健机构的主要产品和服务。推拿主要是通过各种手法在人体经络上进行治疗的一种方式，是一种医疗手段，更是一种保健方式，具有疏经通络、行气活血、放松身心等疗效。由于其绿色天然、治疗便捷、不受时间地点气候等条件限制，且疗效好，受到越来越多人的欢迎，已经成为广大群众所喜爱的养生保健方式。适用群体广，除对推拿师的技术水平要求高外，并无太多硬件要求。

足疗在中医文化中源远流长，源于中医脏腑和经络理论，主要包括足部按摩和足浴两种形式。市场上各类足疗场所的出现标志着足疗已经成为人们日常生活和工作中养生保健的一部分，并且已经形成规模与品牌。足疗在调和气血、增强血液循环、促进新陈代谢、放松身心等方面疗效显著。足部按摩与中药足浴已经成为各类足疗保健的招牌，但按摩手法及足浴药水的成分需要规范。同推拿一样，足疗保健的目标市场同样广泛，适合各类群体，但也需要注意相应服务的适应证，保证服务人员的技术水平。

"民以食为天""药补不如食补"等传统观念的存在，使中国人对"药食同源"的理念更加认可，具备养生保健功能的药膳和药饮格外引人关注，药膳及药饮能根据体质针对性地调理旅游者身体。而且吃也是旅游活动中必不可少的要素之一，除了能促进健康之外，还能增加旅游者的体验性。

伴随着人们生活条件的改善，健身运动也受到关注，国务院印发的《全民健身计划》将传统功法列为重要内容，助力"健康中国"战略的实施。传统的中医导引气功不仅是形体运动，更是身心调养的重要手段。其修身养性、调息安神效果颇佳，不仅是一时的体验，还能运用于日常保健。

药饮（药茶、药酒）一直是传统中医养生保健的重要方式，经常饮用针对性的药饮可以达到防治疾病、修复身体、健康保健的目的。目前市场上出现了各类中医药药饮产品，出现了琳琅满目的本草药茶和药酒。药饮产品在中医药健康旅游基地中市场广泛，可以配合药膳或者其他养生保健服务，根据游客的体征和需求，提供针对性的药饮。

对于以上提出的五种大众健康旅游产品，既可以单独进行专项开发，也可与基地服务进行融合发展，如：游客可以欣赏中医药健康旅游基地的秀美风景，学习传统太极、五禽戏、八段锦等养生功法，在基地中随处可听见养生音乐的播放。在一天游玩结束后，吃药膳、喝药饮，再享受推拿、足疗的保健休闲服务，既放松了心情、开阔了眼界、强健了体魄，还能够解除疲劳，达到养生保健的效果。

2）专项产品

专项产品包括养生音乐、芳香理疗、禅修这几种，消费者接受程度相对较低，不同群体间选择存在着差异性，故将其列为专项产品。

《黄帝内经》中就提出"五音疗疾"，中医五行音乐在治疗情绪不安、精神抑郁、神经衰弱、失眠、高血压、胃肠功能紊乱等方面具备一定疗效，在听音乐的过程中达到调理情志、改善健康、预防和治疗疾病的效果。

芳香理疗由来已久，古人常用熏蒸草药来治疗一些非严重性疾病和慢性病；近年在一些美容院所中开展的精油服务让人们重新认识到芳香疗法。芳香疗法主要是利用草药以及精油的性味归经，辅助经络运行全身，达到各个脏腑器官，从而调息身体、平衡身、心、灵、气。对于芳香理疗产品既可单独开发，也可以与基地建设相融合。在中医药健康旅游基地中，可以种植相关的中草药，如紫罗兰和水仙花会使人感到舒畅、温馨，适合女性游客；康乃馨和杏仁的味道可以使人回忆起愉快欣慰的往事，淡忘生活中的烦恼，适合老年人和心事较多的中年人；菊花与薄荷会激发孩子的智慧与灵感；水仙花可以使人大脑保持平衡，减轻大脑疲劳等。此外，芳香养生可采用香袋、药枕、精油、香烛等形式呈现。

当今社会，人们的精神和心理压力较大，禅修的存在，让人们可以更好地去思考人生，以积极的态度面对生活和工作，增强对生命、健康和疾病的认知和感悟。在中医药健康旅游基地中，可以聘请相关禅修者来开设禅修课程，让游客参禅打坐，与高僧一起探讨生命与健康的内在，达到修身养性的功效。

市场定位上，女性比男性更愿意选择养生音乐产品，可将女性作为养生音乐的主要市场。学历高的人群主要从事脑力劳动，所面对的精神压力更大，因而也是养生音乐的主要消费群体。芳香疗法主要以女性市场以及高学历人群为主，这与女性自身特质有关，女性更注重自身的形象气质，更喜欢安静平和。而高学历人群的生活水平更高，对于芳香理疗这种怡情养生方式更为喜欢。

2. 医疗保健类产品设计与开发

中医药伴随中华民族几千年，是历史长河中不断与疾病抗争所留下的宝贵财富，其疗效受到消费者的广泛认可，而中医药在治疗的同时也是一种养生、保健手段。

(1) 功能概述与资源依托

中医药健康旅游以健康保健为主要目的，实际体验中还涉及医疗保健服务。健康旅游基地中所提供的医疗保健服务，重预防、轻治疗，主要开展中医针灸、拔罐、刮痧、体质鉴别、治未病等服务。此类产品依托的主要资源是中医师、中医专家、医疗器材和优质中药材。

(2) 产品内容与目标市场

1) 大众产品

推拿既是一种保健方式，也是一种中医治疗手段，是消费者最受欢迎的医疗保健产品。此外，拔罐、药浴、中医体检和针灸选择的比例也较高，因而将这五种产品列为大众产品。

推拿与拔罐是一种非药物性的外治疗法，主要是通过刺激患者的经络、经筋或皮肤，达到调和阴阳、调整脏腑、推行气血的功效。中青年人群是社会的中坚力量，本身面临的健康风险较高，是推拿与拔罐的主要消费群体。

中医药浴是在中医理论的指导下，选配适当的中草药，药物煎汤取液后进行全身或局部洗浴（如坐浴、足浴、手臂浴、面浴、目浴），以达到防治疾病的目的。中医药浴，可以促进机体血液循环，有助于消除疲劳、促进睡眠，在治疗风湿、类风湿、高血压、肥胖症等多种疾病上疗效显著。因此，更受女性青睐，同时，工作压力较大的高学历人群更愿意选择此类产品。

中医体检主要是采用中医体质辨识量表、仪器检测以及中医四诊相结合的一种体检方式，运用中医方法检查、分析受检者的体质、症候群，以及健康风险因素，从而指导体检者未病先防，进行调养。中医体检是医疗保健产品中的特殊项，任何健康人群和亚健康人群，甚至疾病患者都可以进行，产品适用于每一位消费者，并且简便易行、高效低价。研究发现高学历人群健康意识较强，而低学历人群面对的健康风险更多；因而高学历和低学历人群更愿意选择中医体检来检测个人健康状况。

针灸是针法和灸法的统称，针法是用金属针，按一定穴位，刺入患者体内，运用操作手法以达到治病的目的。灸法是用艾绒或其他药物制成特殊产品，温灼、熏烫皮肤表面，利用热和药物双重刺激穴位来治病。针灸适用范围广泛、疗效迅速、操作简单、费用低廉、副作用少，具有疏经通络、调和阴阳、扶正祛邪的功效，已经被国内外患者所认可。此类产品可结合患者具体病情，辨证施治，目标市场覆盖所有消费者。

2) 专项产品

专项产品包括名医问诊、熏蒸、治未病、刮痧等，这些产品得到相对较少的认可，市场规模相对较小，因而将它们划分为专项产品。

名医问诊主要是依托中医名家资源，在健康旅游基地设立名医苑或者国医堂，邀请名医坐诊，对消费者进行诊治。这种产品所面向的人群主要是疾病患者，而中医名家诊疗的费用也相对较高，因而目标人群为患病和高收入群体。

中药熏蒸疗法利用中草药加水煮至沸腾，用产生的气体熏蒸局部疾患处或穴位来治疗疾病的一种外治疗法，在临床康复中作用极大，应用广泛，需要辨证用药治疗。调查研究发现女性对此疗法的选择比重较高，可作为重点推广人群。

治未病是一种预防保健手段，秉持"未病养生、防病于先，欲病施治、防微杜渐，已病早治、防止传变"的理念，采用多种措施防止疾病的发生与发展。

国家中医药管理局印发《中医医院"治未病"科建设与管理指南（修订版）》，要求二级以上中医院开设治未病科，中医治未病已经以临床专科形式发展。治未病服务实际上融合了多种中医治疗方式和方法，对自身健康状况进行全面了解，并采取相应措施来促进健康以达到预防保健的效果。治未病所面向是全体对健康关注的人群，尤其是存在着健康风险的或者亚健康人群。治未病的手段很受女性青睐，压力较大的高学历者对治未病的关注程度也较高。

刮痧是在中医经络理论指导下，用特制的器具在体表进行相应的手法刮拭，出现皮肤潮红或红色粟粒状等变化，达到活血透痧、防治疾病等的一种外治法。作为一种自然疗法，其具备简便廉验的特性，在亚健康调控上作用突出，适用于多种临床疾病的治疗且疗效显著。医疗保健类产品主要集中在消费者的一些常见病和多发病的诊治和调理上，健康旅游基地所提供的中医医疗类服务不同于一般中医医院等以医疗服务为主要内容的机构，在这里主要是以调养、保健及一些常见病多发病的诊治为主。因而此类产品主要面向有医疗保健服务需求的人群。

3. 美容保健类产品的设计与开发

随着绿色消费、返璞归真的理念兴起，历经千年积淀的中医美容，因其来源天然、疗法自然、安全有效、毒副作用小的特点，在美容保健市场中越来越受到消费者的青睐。大街小巷上出现了各类以中医药为特色的美容保健场所。

（1）功能概述与资源依托

中医美容是指在传统中医理论和中国美学思想的指导下，防治损容性疾病和修饰、掩盖以及矫正生理缺陷，从而达到防病健身、延年驻颜的目的，是保持人体形神美的有效手段和方法，在防治脱发、白发、黄褐斑、痤疮、扁平疣、肥胖症等损容性疾病，以及防治皱纹、皮肤干燥松弛、肤色无华等损容性生理缺陷上疗效显著。

中医药美容保健产品开发所需要依托的资源主要在中医美容师和品质优良的中药材两个方面；同时，美容场所对环境要求较高，基地在开展此类服务时，要做好硬件设施建设。

（2）产品内容与目标市场

1) 大众产品

减肥瘦身、美白肌肤产品成为最受关注的中医美容美体类产品，而这两类产品本身具备一定的普适性，市场需求较高，因而可将其作为大众产品进行开发。

随着人们物质生活逐渐改善，饮食越来越丰富，快节奏的生活及体育锻炼的缺失，致使肥胖人群不断扩大，肥胖不仅仅对人们的身体健康有影响，还会导致各种心理和社会适应上的问题。减肥已经成为当代男女老少日常生活中必不可少的话题。中医主要利用辨证施治的原理，通过对穴位或者药物来疏通经络、调整脏腑功能、消痰利水等，调整肥胖者的神经和内分泌系统，加快新陈代谢，从而来达到减肥的目的。

中医药健康旅游基地可以开设减肥瘦身班来吸引消费者。这样的健身班周期较长，学员待的时间较长，收益也相对较高。此外，还可以进行中医减肥方式科普，如推拿减肥、推拿瘦腿、减肥茶方等。研究发现，性别和职业对消费者选择中医减肥存在影响，女性、企业人员对减肥瘦身产品的需求比例更高。因而在进行中医减肥瘦身产品开发时应进行细分，营销推广上，将女性和企业人员作为重点目标人群。

2）专项产品

无论男女老少，都希望自己的皮肤好看，东方人以白为美，民间有一种说法白遮百丑，皮肤白皙可让自己看起来更美丽也显得更为年轻，因而人们对于美白产品的需求十分旺盛。而中医美容学已有几千年历史，古代医学文书中记载了大量具有美白润肤功效的中医疗法与药方。分析发现，女性、高学历人群、年纪轻的消费者更喜欢美白产品，这类人群是美白肌肤产品的主要市场，健康基地可以重点针对这些人群提供中医美白润肤服务。

具有驻颜去皱、调理祛痘、乌发生发、祛斑消瘦、香口除臭、正骨整形、丰胸等功能的美容保健产品受到的认可度相对较低，这些美容产品所解决的问题也具有一定的特殊性，所面对的人群较窄，整体市场规模较小，因而将这几类产品归为专项产品。

随着年龄的增加、环境的刺激以及不良生活习惯的影响等，人们脸上会出现各类皱纹，影响到个人的容貌。女性更为关注自身容貌的变化，且皱纹主要发生在年龄较高的人群，因而健康基地的驻颜去皱产品目标市场应聚焦在年轻女性和中老年人群中。

痘和疣主要出现在年轻人群中，而且年轻人多会有雀斑及痤疮的出现，因此祛痘祛斑产品市场应以年轻人为主，尤其是学生群体；同时中年人群也会出现斑纹，也应注意此类人群的需求。

乌发生发产品主要针对脱发者。香口除臭产品主要针对存在异味者。中医丰胸则是针对胸部发育不完全或者对胸部有特殊要求的女性。可以看到这些产品所面对的消费人群，具有一定的特殊性，这些产品和服务具有差异性，健康旅游基地可将这些产品作为专项特色产品进行开发，市场明确，目标人群相对具体，便于营销推广。

4. 观光与文化体验类产品的设计与开发

随着体验经济时代的到来，传统走马观花式的旅游市场逐渐萎缩，人们更关注精神上的满足和享受，希望能够获得更为丰富的旅游经历。中国中医药历史悠久，蕴含着博大精深的中医药文化资源和中草药资源，已经有地方开发了相关旅游产品，如北京推出13条中医药养生文化旅游路线。

(1) 功能概述与资源依托

中医药观光与文化体验旅游产品主要是依托中医药自然资源与人文资源优势，开发相应的观光与体验活动，让消费者在观光活动中认识中医药文化、感受中医药文化、熟悉中医药文化，在体验中加深对中医药的认识和了解，提升对中医药文化的认同与喜爱。

(2) 产品内容与目标市场

1) 大众产品

研究表明，本类产品中消费者最喜欢的是中医药动植物观赏（如动植物标本、中草药园等），其次是药妆、药饮的参观与制作体验，消费者对这两种产品的选择比例最高，认可程度较高，这两种产品中，一种为观光产品，一种为体验产品，可作为健康旅游基地的大众产品。

中医药动植物观赏对资源要求较高，健康基地在开发中医药动植物观赏产品时，需要自建中药园、培植中草药，或者与相关的机构合作，设计参观路线。这种产品适合所有人群参与，大众认可度比较高。

而开发药妆、药饮制作体验的产品，需要游客动手参与，更需要相关专业人员的配合，向游客们展示药妆和药饮的制作流程，制作完成的产品可以留作个人纪念。女性和高学历人群选择此产品的比例较高；年轻人也愿意参与其中。因而对于药妆与药饮的参观制作体验产品的目标市场应聚焦在女性、高学历人群和青年消费者。

2) 专项产品

对于中药制作流程参观，人文景观参观（博物馆、医馆、中医药大学等），中药品质鉴定参观体验，消费者选择的比例相对较低，因而这些可作为观光与文化体验类产品中的专项产品。

中药制作流程参观以及中药品质鉴定，具有一定的专业性，游客在休闲旅游中，主动学习的意愿不强烈，因而对此产品的兴趣相对较低。中医药博物馆、老字号医馆、中医药大学等人文景观已经形成，健康旅游基地复制难度大、成本高，因而可以与相关机构合作开发相关旅游路线。让游客在健康基地中修身养性、康复保健，也有机会外出参观感受中医药历史文化脉络和智慧哲学。此类产品在传播中医药文化中的地位突出，并且不同社会特征的人群在产品选择上并无差异，因而其目标市场可以定位为普通大众。

5. 购物类产品的设计与开发

中国幅员辽阔，中药材资源丰富，道地药材产区的名贵中药材和中药饮片等既可以作为居家保健药物，也可以作为礼品馈送他人。除此之外，随着中医药的发展，中医、中药的衍生产品也不断出现，如中医科普读物、药饮、药妆以及相关工艺品等。

(1) 功能概述与资源依托

购物类产品主要是指游客在中医药健康旅游基地进行健康旅游，所能够购买并带走的旅游纪念品以及当地特产等。中国中医药资源丰富多样，为发挥中国各地区中医药的资源价值，可依托以道地药材、中药饮片、特制药方和中成药为核心产品，此外还包括以中医药资源和文化所衍生而来的产品，如中医器械、药妆、药饮、工艺品等产品的销售。

(2) 产品内容与目标市场

1) 大众产品

研究发现，消费者对道地药材与中药饮片、药饮（茶、酒等）、药妆以及中医药生活用品（药枕等）的选择比例较高，这些产品的市场空间巨大，因而可将其列为大众产品。

中国幅员辽阔，不同区域所产的药材在药效上存在着差异，而市面上中药材的质量良莠不齐，这造就了道地药材和中药饮片的广阔市场空间。在产品开发上，严控质量，在全国范围内搜集道地药材，供应道地药材（含名贵中药材）和中药材饮片（尤其是小包装饮片）。

人们对药饮的关注也越来越高，市场上出现了诸多品类的药饮，如各类配方茶、药酒等。中医药健康旅游基地可以自行设计养生保健药饮，也可以与市场上的药饮厂家合作，销售相关产品。

中药药妆因来源天然、效果稳定、无毒副作用而备受消费者欢迎，但药妆的研发和生产周期长、耗资高，不适合在健康旅游基地进行生产且药妆具备一定的药物性，需要严把质量关。

中医药生活用品主要包括药枕、香囊、草本药膏等。这类产品存在两种情况，一种是简易加工产品，不需要太复杂的工艺和设备即可完成，如香囊和药枕；另一种是深加工产品，如牙膏，对技术和设备要求较高，此类产品以合作销售为主，条件允许的可以自行生产销售。中医药生活用品很受女性青睐，同时工作压力较大的高学历人群也可以作为重点对象进行市场开发。

2) 专项产品

对于中医药工艺品、图书音像制品以及相关医疗器械，消费者的认可程度相对较低，受众面相对较窄，因而可以作为专项产品进行开发。

健康旅游基地可以提供具有中医药特色的、能够反映中医药文化的如雕塑、塑像等中医药工艺品；销售中医药文化知识的图书、明信片，以及相关音频和视频产品；售卖简易的家用艾灸仪、拔罐器等医疗器械产品。同时，要注意开发健康旅游基地的周边产品，借助周边产品进一步推广中医药健康旅游基地，扩大基地影响力、提升品牌力。研究发现青年人更愿意选择图书音像制品，因而针对此类人群应以提供图书音像制品为主。

中医药健康旅游基地的购物产品面向的人群是所有的消费者。相关产品的研发和生产环节多、对资源和技术要求高，因而基地应加强与相关企业合作，以定制购进相关产品并进行销售为主。

6. 学术会展类产品的设计与开发

随着中医药的发展逐渐受到重视，以及消费者对中医药的兴趣逐渐增加。各类中医药会展和学术活动层出不穷,如北京地坛中医药健康文化节已经成为一个常规固定的节庆活动,通过一系列活动传播中医药文化,加深群众对中医药的认识和了解。

(1) 功能概述与资源依托

此类产品主要是通过举办大型会展、节庆等活动,得到消费者关注,让人们了解中医药、认识中医药,在活动中普及中医药知识、传播中医药文化,同时也有助于推动中医药健康旅游基地的品牌传播。学术会展类产品的依托资源主要是中医药专家、中药材资源。

(2) 产品内容与目标市场

1) 大众产品

中医药文化节和中医药博览会是最受欢迎的学术会展类产品,而本身所面向的人群没有特殊性,因而可以作为大众产品进行开发。

随着人们对中医药的追捧和中医药健康旅游的发展,各地举办了多种多样的中医药文化节和博览会,通过会展和节庆活动,加深消费者对中医药的认识。消费者对此类活动也较为喜爱,可以在娱乐中学习中医药知识。中医药健康旅游基地在开发此类产品时需要整合中医药资源,多方筹措推动建立特色中医药文化节或者博览会。如北京地坛中医药文化节已经发展为北京市重要节庆活动之一,还有广西巴马开展长寿养生文化节、南阳张仲景文化节等。在节庆、会展中,可开展中医药诊疗服务、中药鉴别、中医史文化、中医现代器械体验等一系列活动,在这些活动中科普和传承中医药文化。这类产品面向所有消费者。

2) 专项产品

除了以上两种大众中医药旅游产品外,对于开展中医药健康知识讲座,举办学术会议、学术论坛,消费者的认可程度较低。中医药科普知识讲座面对的主要是对中医药感兴趣的人群,而学术会议或论坛则面向的主要是专业人员,这两种产品所面对的对象较为明确,受众面较窄,因而将其作为专项产品进行开发。

无论是中医药科普知识讲座还是相关的论坛会议,其专业性、学术性较强,而旅游中游客主动学习的意愿不高,在产品开发时,这两种产品的市场相对转移,主要面向的目标市场主要是中医药领域内或者对中医药感兴趣的人士。

第二节　医疗康养旅游的系列探讨

医疗旅游是近几十年健康旅游在医疗领域的重要分支,近年来在全世界范围内悄然兴起,且发展势头惊人。随着社会经济的发展和人们生活水平的提高,医疗旅游作为一种新的健康旅游形式,顺应了人们对健康和美丽无限追求的潮流,并将成为旅游业继观光、休闲度假、体验旅游后开拓的一个新领域。

一、医疗旅游概述

(一) 概念和内涵

由于医疗旅游的新兴性,国际上不同组织与学者对此的定义也不尽相同,在不同的发展时期,医疗旅游的概念和定义也在不断发展变化。由于医疗旅游在国际上尚未形成权威的、统一的概念模式,因此在阐释医疗旅游的内涵时,不同组织机构和学者形成了多角度、多层次的概念体系。学者机构观点阐释的角度有所不同,各有侧重,有的甚至与健康旅游、保健旅游、养生旅游等概念有些重合,没有严格区分。有的是从医疗旅游兴起的原因出发,即医疗旅游者是由于定居地的医疗服务不够完善或太昂贵,而到别国寻求品质较好或价格较低廉的医疗保健服务;有的是从医疗旅游游客的角度出发,强调游客通过旅游的方式到医疗服务质量好或具某方面医疗特色的国家或地区进行疾病的治疗、康复、疗养或美容整形等;有的是从医疗旅游服务者的角度出发,强调医疗旅游服务机构是私人医疗中心,给游客提供医疗与旅游相融合的服务,不过现阶段一些公立医院也在开展医疗旅游的服务。

因此,只要是对人的身体、心理、社会适应和道德四个健康维度中的任一个或几个维度有所促进或改善的旅游形式都可以称为健康旅游,即医疗旅游、保健旅游、养生旅游、康体旅游等均属于健康旅游。医疗旅游概念的提出主要是为了强调其服务内容的医疗属性,这是医疗旅游与其他健康旅游形式的根本区别,它通常依托于一定的医疗机构、医疗设施与医务人员,与医学紧密联系,需要医疗旅游的组织与管理,有可信度高的医学技术及相关法律法规支持。医疗旅游将传统旅游的观光、休闲、度假与疾病的疗养、保健等特色医疗服务有机结合起来,形成融旅游与医疗的综合型旅游产品。

医疗旅游从服务的内容和目的看,可以分为三个层面:(1)以治疗疾病为目的的医疗旅游,如某种外科手术、中医针灸治疗。(2)满足或提升自身健康需要的某种特殊医疗护理和治疗,如医疗美容与整形、生育治疗。(3)以康复(体)、休闲、疗养为目的的保健性旅游,如按摩、水疗、泥疗等,该层面属于广义的医疗旅游,严格来说偏向于养生保健类的健康旅游。在整个医疗旅游行程中,治病、健身、提升自身生活品质是主要目的,旅游只是作为一个附加元素,被人为、自然地融合在医疗旅游的全过程,缓解因疾病或治疗带来的不良情绪,同时带给人心理的快乐和健康。

(二) 医疗旅游的特征

根据上文对医疗旅游的概念和内涵的详细剖析,可以总结出医疗旅游的四个基本特征,具体详见表 8-1。

表 8-1 医疗旅游的基本特征

特 征	描 述
健康主题	以"医+旅、疗+旅","医疗与旅游"为双重动机,满足人们对治病、疗养、康复、养生与娱乐休闲的双重标准。其中,首要目的是调整身心,其次是享受旅游的轻松和休闲,且后者对于前者有一定的促进作用
专业性强	与医学紧密联系,通常要依托于一定的医疗机构、医疗设施与医务人员,需要医疗旅游的组织与管理,有可信度高的医学技术及相关法律法规支持,其专业性的认可程度直接影响医疗旅游目的地旅游业的可持续发展。与传统医院、诊所等医疗机构的医疗服务相比,区别在于医疗旅游在提供医疗服务的同时,还要考虑更多人性化的元素,为病人提供优越的外在环境,并帮助病人营造愉悦的心境和促进身体的康复,满足人们对医疗与旅游的双重要求。将疾病治疗、休息疗养、美容整形、健康体检等医疗护理活动与度假、休闲、娱乐等旅游活动有机融合起来,让游客在旅游中治病,在身心愉悦中康复
综合性高	针对现代医学存在的药物、手术等治疗措施的毒副作用,自然医学近年来复兴之势明显,自然医学是利用自然环境及自然界本身存在的物质医治疾病,或激发人本身的能力使身体恢复健康的医学。许多由自然资源构成的旅游资源本身就具有疾病治疗、康疗养生的功能,这些有益于旅游者身心健康的旅游资源都可以成为医疗旅游的载体,医疗旅游的发展也离不开这些旅游资源的支撑
行程较长	由于医疗旅游项目行程包括治病、休疗养及观光游览等活动,因此旅游者在旅游地比传统的观光旅游停留时间长久许多
客流反向流动	医疗旅游发展前期,客流主要是从发展中国家向发达国家流动,客户主要追求先进的医疗技术和设备,因此欧美国家是高端医疗旅游目的地,客源主要是欠发达国家的高收入人群。而现阶段的医疗旅游与前期相反,客流从发达国家向发展中国家流动成为主要趋势,亚洲国家已成为全球最富潜力的医疗旅游服务市场,这些国家以第三世界的价格享受一流服务的优势,吸引着寻求特殊医疗手术,但不想支付高昂费用的人群

(三) 医疗旅游产生的原因

医疗旅游的客源地主要为一些经济发达的国家;目的地主要是发展中国家流动,目前泰国、印度、新加坡、马来西亚、菲律宾是排名前五位的世界医疗旅游目的地。由此可见,医疗旅游近年来,呈现出了快速发展态势,并且有客流反向流动的特点,即国际观光旅游客流主要从发展中国家到发达国家流动,而国际医疗旅游客流主要从发达国家向发展中国家流动,并且这种现象正日益明显。究其原因,主要是游客受到本国费用高昂、资源缺乏、政策法规限制的影响或者是追求特色化医疗服务,转至目的地体验高性价比或者有特色的医疗服务。归纳起来，可以分为客源地和目的地两个方面的因素。在客源地方面，游客在本国或者本地区满足不了自身的需求，包括对于重大灾难性疾病的诊治、身心健康的修复以及医疗美容、抗衰、生育等选择性医疗，或者居住地价格昂贵难以负担、有政策法规的限制等，这些成为医疗旅游产生与发展的重要推力。在目的地方面，旅游目的地具有较高的医疗品质、价位相对低廉、匿名和隐私保护力度强、文化吸引力强或具有居住地难以获得的一些特殊服务、药品或手术方法，以及目的地的地缘相近、与外出度假相结合等因素，这些成为医疗旅游产生与发展的重要拉力。医疗旅游产生的原因见表8-2。

表8-2 医疗旅游产生的原因

原因	解析	典型代表
治疗时效性	由于医疗社会化程度高、全民医保等政府普惠政策，患者需要很长一段时间才能得到治疗	英国、美国等发达国家为代表
医疗费用	在劳动力价格、管理费用、医疗事故保险等因素作用下，本国医疗医疗费用昂贵，飞往海外接受治疗仍较便宜	英国、美国等发达国家；跨国公司将员工的医疗服务外包到他国。
医疗资源与服务质量	因本国医疗水平、器械等不能满足需求，到国外寻求更高水平的医疗服务	缅甸、柬埔寨等
政策法规	由于政策法规等原因，患者不能在本国接受某些医疗服务，所以需要寻求到他国接受治疗	中东国家，堕胎、安乐死、干细胞移植等医疗服务
医疗环境及配套服务	因医疗环境、修养环境不能满足需求，到他国寻求更好的治疗、旅游环境	中东、缅甸、越南等
特殊需求满足	因特色医疗服务的唯一性、品牌性等原因使患者到该地进行相应的医疗活动	韩国整形美容、中国中医治疗

二、医疗旅游健康效益

医疗旅游的健康效益，根据其医疗服务的内容和目的不同而表现各异。以健康体检为核心的医疗旅游，主要表现为对疾病的二级预防作用，起到早发现、早诊断与早治疗的目的；并通过危险因素的筛查，对高危人群进行健康教育和健康促进，从而起到一级预防作用。以疾病治疗为核心的医疗旅游，主要表现为对各种急、慢性疾病，尤其是疑难病症、对医疗技术水平要求较高的疾病的诊断与治疗作用，提高疾病诊断的准确性和疾病治疗、康复效果。以特殊目的为核心的医疗旅游，主要表现为自身形象的提升和自我满足感的获得，如牙齿矫正、整形美容、变性手术等。以中国、印度、阿拉伯医学等传统医学为核心的医疗旅游，主要表现为对健康的基础保健作用和慢性病、轻微病症以及某些不治之症的诊疗康复作用。而以康体、疗养为主的旅游产品，其健康效益则更广泛些，依托于具有疾病治疗、康疗养生功能的自然旅游资源，起到疗养康体、治疗疾病、愉悦身心等多重作用，这与传统的健康旅游（养生保健旅游）有所重合的部分。

除了对医疗游客的健康效益，医疗旅游还具有节约本地医疗资源和间接提高本地医疗水平提升及服务质量改善，增加旅游目的地的经济效益、促进医疗、旅游及其他相关产业共同发展和增加就业机会等多重作用。此外，发展医疗旅游也有利于加强国际交流、提升国际形象、促进医疗事业共同发展等一系列作用。

三、医疗旅游产品

鉴于医疗旅游的概念和内涵的多样化，现阶段医疗旅游产品也呈现出丰富性、多层次性的特点。但目前学术界对医疗旅游的分类远没有统一，这与医疗旅游和健康旅游两者涵盖范畴之争有很大关系。

由于不同组织机构和学者对医疗旅游的概念和分类有所差异，目前尚无统一标准，因此医疗旅游产品类型也不明确，这里不做详述，而是列举若干国内医疗旅游服务机构的典型项目供大家阅读了解。

（一）日本健康体检项目

日本是世界公认的长寿国家，男女的平均寿命居世界首位，这与他们完善的医疗体系和世界上最为发达的健康精密检查有着很大的关系。日本的医疗技术早在100多年前就领先于亚洲，目前日本的"癌症、心脑血管疾病、糖尿病"三大成人病生存率居世界第一。日本也是世界上体检项目最为先进的国家，拥有最先进的综合配套检查设备，其精密体检对重大疾病的早期定向筛查与多重基因检测措施可以帮助患者及早发现问题，争取治疗的最佳黄金时间；给予体检报告，并定制检后综合健康管理方案，帮助客户管理与改善的健康问题。

日本对癌症几十年的潜心钻研，造就了日本世界级领先的癌症筛查体系，该体系拥有治愈率高、副作用小、复发率小三大特点，最小可以发现5毫米以下的癌症，处于一期的癌症可通过切除手术治疗，如果注意生活方式改善，可在很大程度上降低复发的可能。目前，日本已成为世界癌症筛查首选国度和聚焦地，专业性的日本癌症体检机构早已闻名全球。早诊断早预防，是从根本上消除癌症隐患的唯一法宝，如果能每隔2~3年进行一次世界水平的精密防癌检查，可让客户远离癌症的威胁。

医疗旅游相关服务机构通过整合日本最优质的医疗资源，根据客户的年龄、性别、既往病史、生活行为方式等具体情况，为其提供个性化的体检套餐项目。在完成一个全天的健康体检后，客户可以自主选择服务机构提供的旅游线路进行欢畅游玩。

二、瑞士抗衰老项目

自瑞士诺贝尔奖得主卡尔教授发现一种能使细胞恢复活力的神奇物质后,瑞士在抗衰老、再生美容领域一直牢牢站在世界前沿。干细胞再生疗法是21世纪生命科学领域跨时代的革新,干细胞因具有强大的自我复制更新能力和多向分化潜能,一经问世就受到医学各界的大力拥护,并广泛应用于面容年轻化、整体抗衰老,以及储存干细胞用于治疗未来疾病。

脂肪干细胞是从脂肪组织分离得到的干细胞,具有多向分化潜能,可以分化成很多不同的功能细胞,如神经细胞、心肌细胞、肌肉细胞、软骨细胞等,脂肪干细胞是组织工程和再生医学使用最广泛的干细胞之一,2011年被时代周刊评为最棒的50大发明。自体脂肪干细胞皮下注射可以直接更新衰老细胞,与周围原生组织融为一体,重建局部微循环,促进皮肤组织连续再生,继而达到持久改善肤质和面部轮廓的效果,并增强身体机能,改善由于各种因素带来的不良影响,以及亚健康导致的疲劳现象,组织身体器官组织发生器质性改变,延缓衰老。

第九章 康养旅游的产品开发与模式创新

第一节 生态休闲康养旅游产品的探讨

生态康养旅游是目前世界上最具开发潜力，最能满足可持续发展理念的旅游产品之一，也是一种新兴的旅游方式。它是以生态旅游和康养旅游相融合，借助旅游目的地优美的生态环境，再运用完备康养的设施和康养的生活形式，为旅游者提供一种休闲观光、养生养心的综合旅游方式。其核心内容是在自然环境优美，景色怡人，生态环境友好的地区，通过开发各种项目活动达到休闲康养的目的。因此，生态康养旅游产品开发对环境的要求比较高。当前城市里的废气、噪音等污染都是市民身心健康的大敌，人们渴望能够经常到生态康养区中去"洗肺"，到绿色田园中"养眼"，到潮润山林乡间中"浴肤"，这种旅游方式调节了紧张的工作、快节奏的生活，释放了身心，缓解了"亚健康""城市病"等不利于身心健康的问题。因而，绿色健康的生态环境，如山林、溪谷，湿地、湖泊等就成为生态康养旅游的理想之地。

一、生态休闲康养旅游产品开发原则

（一）遵守国家法律，法规和行业技术规范

生态康养旅游开发首先要按照国家相关法律、法规和政策来实施，如：《旅游法》《国务院关于加快发展养老服务业的若干意见》《全国生态环境保护纲要》《国生态旅游发展纲要《国民旅游休闲纲要》等。在开发的规划、设计、施工、运营和管理等，都要遵循旅游业相关技术性文件标准。如：《旅游规划通则》《风景名胜区规划规范》等。

（二）统一规划、分步实施，生态保护与开发融通共进

生态康养旅游开发要以生态、旅游学等相关学科理论为指导，以生态环境保护为基础前提，生态康养旅游开发要整体策划，依照本区域生态文化布局和生态产业发展蓝图，要求统筹协调，统一规划，分区域、分步骤安排建设内容和项目，做好宏观管控例。在开发具体的项目时应突出特色和重点，遵循因地制宜、分步渐进实施。在积极推进开发不同类型的康养旅游时，如：山地森林、峡谷溪河、湖泊湿地、滨江海洋等生态产品开发的形式、类型不同、客源市场不同等因素，做到开发的形式和内容也要各不相同；但是要明确保护优先，避免先开发，后治理的老路，切实做到保护与开发并重，真正实现生态环境与

人类友好共生。

(三) 整合资源特色发展，适度超前、市场导向开发

生态康养旅游开发应该以本地的自然生态康养旅游资源为前提基础，结合当地的地域文化、突出地方特色，突显自然生态，康养保健和自然野趣等功能，形成本地区独具特色的风格和鲜明的本地生态康养旅游产品谱系。要以康养旅游客源市场趋势为导向，充分整合现有的的基础条件和本地特色的优势旅游产品和旅游资源，紧密围绕国家生态文明建设这一重大战略，紧跟这一发展步伐，有效推动生态康养旅游这一产业发展，不断丰富和完善生态康养旅游产品体系，着力实现知名品牌的创设。

二、生态康养旅游产品开发模式

生态康养旅游在开发实施的过程中，要依据开发对象的旅游空间区域大小来决定。一般情况可以按"康养目的地""康养旅游景区""康养项目"三个维度进行细化层级和层次。三个层级之间既相互独立、又相互联系，同时也可以按照旅游目的地的规划、旅游企业发展计划，相互融合、统筹协调，进而形成生态康养开发的不同层次。

(一) 生态康养目的地开发

这个层级要依托本区域现有的旅游基础设施和规模，同时还要有以生态康养为核心和主题吸引力的，具有一定声誉的知名景区。同时还要有其他配套的生态康养旅游的设施、设备要素等，满足能开发更多丰富多样的康养旅游产品资源体系。此层级康养旅游目的地可以是旅游城市、特色旅游小镇、也可以是独特的村庄，开发的重点是在于区域内的旅游基础设施，旅游产品搭配和类型、旅游服务水平和完备的配套设施等多方面。如：泰国齐瓦颂度假村，其周期性康养套餐产品是世界顶级康养度假村。与对岸的芭提雅不同，华欣的自然资源不算优秀，但其宁静优美，更醇厚的泰国文化痕迹及举世闻名的水疗产品，吸引了不少欧洲游客；不同于传统的度假村，基于东西方健康哲学，运用东西方康养技术，基于水疗向瑜伽、康体延伸，重视"身心灵"的三者平衡。

(二) 生态康养景区开发

此层级需拥有独特的生态康养旅游资源，能借助这些资源开发出某类主题的生态康养产品，同时还应具备基本的旅游配套设施和基本的项目要素保障。此类景区要善于挖掘基于自身的资源禀赋，以独特的一项或几项生态康养旅游项目为主要方向的进行开发，重点在于与这些主题项目相适应、相配套，能提供完备的、对等的旅游服务，并不断提升景区的经营管理水平。如：博鳌恒大·养生谷。它是由独创颐养园、长乐园、康益园和亲子园四大园组成，向会员提供医养服务，体检服务、健康保险服务和"购租旅"优惠等形式，以养生谷为载体，提供健康管理及颐养服务。实现了老中青少全龄段健康养生新生活体验，采用全方位、多维度，高品质健康管理理念，高规格、全周期和全保障，保险模式，并以购买，租赁，旅居等多方式的入会员新商业模式。通过认购会费加入后，会员便可以

体验多维度，高精准科学生命管理，配有养生，康体及餐饮设施的医养内容；高品质健康养生方式，内配有专门的康养保健学堂，专业的康体教练及康体设施和专业文娱骨干指导开展活动；这些专业教练能依照不同个体体质差异和健康状态进行个性化、差异化、科学指导定制运动养身计划，让游客体验到运动的畅快和强身健体的目的。文艺骨干则会让你构建跨代交流沟通圈，实现和践行长幼共融的、和谐同乐的生活场景。

（三）生态康养项目开发

1. 生态康养吃住开发

首先，生态康养餐厅设计、建设和装修都要与周边的生态环境相协调统一，并能体现当地独特鲜明的文化，餐厅内的餐食、产品都要围绕绿色、生态、健康、养生来做文章。菜品的立意要有创意，食材的选用要有机、安全，做法上既要做到形美，味美，更要讲究营养，科学。既要体现中华传统佳肴的精髓，又要体现现代健康饮食的理念。再是，生态康养的住宿，康养主题别墅、客房、公寓等，不光要在建筑的设施、设备等方面下功夫，体现生态健康的形式，还更要在其内部的装饰装修、布草、服务细节等方面给予更多地体现和凸显。如近来兴起的原始民宿，在建筑选材上体现就地取材、低碳、环保，同时注意到光、电污染，真正能够享受到原始的"乡忧乡愁"。接着，吃住的环境上要下功夫。如：花卉植被的栽植，它可以净化空气、美化环境、调节心情、陶冶情操，游客在享受花卉植被的色、香、姿、韵的同时，愉悦了心情，陶冶了性情，利了了身心健康。最后，针对四季时节的气候特征，要在饮食起居上还应顺应时节的变换规律特点，满足"春夏补阳，秋冬养阴"理念，如避暑康养旅游产品就是典型的四季变化康养旅游产品。

2. 生态休闲运动、理疗调理产品创设

本地区要结合当地的地理气候环境，因地制宜创设有利于休闲运动、游乐并举的活动或体育项目，项目的形式和内容都应该与生态康养的宗旨相吻合，并能充分地融合在观光放松，游憩休闲等核心旅游活动中去，如：森林氧吧生态康养游，以溪谷，山林为生态本色，以负氧离子、适居温度湿润空气、绿色环境、矿泉水质等为康养元素，可以在景区中开发森林浴、森林氧吧、森林阳光、雾浴、矿泉浴、竹海浴、植物标本采集游、环境教育游和瑜伽、露营、攀岩、登山等健身康体活动。生态理疗产品是生态康养旅游的又一重要活动形式，具有广泛认可度和广阔的市场前景，被誉为康养旅游中的"拳头产品，朝阳产品"，其赋予了运动，度假和保健的相互融合，相互贯通，既有形式，又有内容和载体的健康康养理念。要实现这一理念就需要有专业的团队、完备配套基础设施作保障。

三、生态休闲康养旅游产品开发

1. 森林健康旅游产品

森林健康旅游产品是一种以森林景观或以森林为依托而存在的通过自然旅游资源开发

而成的健康养生类旅游产品。养生首先在于环境，城市的废气、污染，是人类生命的大敌，城市居民需要常常到森林中洗肺，到绿色中洗眼，到潮润中洗肤。因此，绿色环境与森林是生态养生的理想场所。养生符合健康产业的要求，是健康产业的重要内容。养生的内容与健康管理内容完全一致。森林养生旅游是符合潮流的健康产业；森林养生旅游产品符合健康管理的要求，健康管理的项目是森林养生旅游产品的重要内容。

2. 老年医疗产品

老龄人口猛增、高龄化和空巢化趋势明显，给中国的养老体系带来了前所未有的压力。越来越多需要护理的老年人到哪里去养老、怎么养老等问题引起了政府和社会的重视。迫于老年人的医疗问题的巨大经济压力，无论是个人，还是政府都愿意推动中国传统的养生方法和实践活动，无疑，这将给高层次的森林养生旅游带来千载难逢的机遇。

3. 民俗文化养生

民俗文化养生是吸收当地民众有特色的民俗文化（放河灯、龙舟赛、凤舟赛、山歌对唱、狩猎、农闲娱乐等），逐渐融入他们接近于自然的生活方式，达到放松心灵的目的。

4. 山岳峡谷养生

山岳峡谷养生是人们通过观光林中变化多端的山岳的地形地貌、沟谷及其覆盖的多样化的植被，达到养眼静心的目的，通过一段时间不间断地参与山岳相关的活动，真正感受山与生命的互动。

5. 山泉养生

山泉养生是依托林区或林区附近分布的天然温泉、冷泉、其他奇特山泉等进行养生活动。

6. 气象气候养生

气象气候养生包括看日出赏日落，感受日出而作、日落而息的自然节奏，达到淡泊名利、纯净心思的目的。

7. 洞穴养生

洞穴养生利用林区独特的溶洞、山洞，可开发穴居和辟谷养生相结合的旅游产品。

此外，还有森林健身——登山、攀岩、滑雪、山地自行车、游泳等；森林保健——森林浴、森林疗养等；森林花草养生、森林滨河养生等。

第二节 民俗文化康养旅游产品的探讨

一、文化康养的概念及意义

随着年龄的提高，逐渐步入老年状态的人们由于各项身体机能的衰退，逐渐显露出行动不便、记忆力减退等现象。"康养"与"医养""护养"三者依据老年人身体健康的程度，共同组成老年人生活养护状态。具体来看，"康养"是指在身体状态较好，大致康健的前提下的养老养生；"医养"是随着年老体衰，伴随多样疾病状态下的养老生活；而"护养"则多指失能和半失能状态下，无法自理，需要在他人的连续性照料下养老生活的状态。多数进入到"医养"和"护养"阶段的老人，由于生活上的不便和病痛的折磨，心理压力较大，晚年的幸福感也大大降低。据此，文化康养应运而生。文化康养是在老人处于相对健康状态下，以文化熏陶的形式来促进身心愉悦，从而达到身体康健、颐养生活的目的。文化康养顺应了人的社会属性、文化属性，从精神的层面丰富了老人的晚年所需。

二、我国文化康养的发展

目前，我国"文化康养"现象逐步升温，在城乡范围内都有所体现。如候鸟式康养旅游、丰富的老年文娱活动、老年大学等。从居家的文化参与到养老机构的文化熏陶，从当地民风民俗的学习传承到新思想、新风气的引入接纳，各地用文化的智慧来缓解老人面对晚年的孤独压力，引导其通过多样的群体互动和文化之旅来保持乐观积极的心态，从而减缓身体机能的衰退，减轻疾病的痛苦。但各地差异化表现明显。例如，伴随城镇化的逐步推进，一方面，不少地区由传统的乡村逐步转变为城市社区，面对高楼大厦和集中式的居住环境，老人们记忆中饭后闲谈交心的时光及传统的节日欢庆活动日渐减少，参与文化康养的路径发生变化。另一方面，在一些偏远或较为落后的农村地区，因地方发展基础薄弱和相对的"人口空心化"，村庄文化建设和基础保障工作并未能有效满足当地或外来老人们的需求，与发展基础和规划较好的区域差距较大。

三、文化康养与乡村振兴战略

（一）乡村振兴为文化康养提供契机

在即将实现全面小康的今天，高质量的发展是我们共同的追求，老年人养老养生需求已不再是物质方面的，其文化需求带来的心理慰藉和愉悦更为凸显。乡村振兴战略下，我国农村依托良好的生态及文化基础，不断推进如特色小镇、老年文化礼堂、旅游文化节等建设，经济及文化发展基础日益提升。一方面为城市老人到农村进行文化康养提供了良好的基础，促进了农村经济及乡风文明发展；另一方面，也有效满足了农村老人的文化康养需求和精神文化需求。

（二）文化康养为乡村振兴提供思路

融合生态、康养、文化、教育、旅游等为一体的特色"康养模式"将通过资本的引进和资源的开发带动城乡区域融合发展，为乡村振兴提供思路。同时，在资源的开发过程中，不少参与的当地老年人也作为文化康养的供给者和受益者享受着文化康养的熏陶，为乡村振兴注入活力。

四、乡村振兴背景下的文化康养发展

（一）有效加强对老年人观念的引领

一方面，应注重引导老人正确认知自身的身体状况和因离退休而产生的社会状态的变化差异，降低其自身的落差感和挫败感。另一方面，应积极培养老年人学习的热情和能力，使其更快更好地学习接受新鲜的事物，如城乡的转变、互联网的使用等。积极转变其养老观念，加强其健康管理能力，培育其兴趣爱好，提升其精神层次，引领其积极参与城乡各领域的文化发展建设。

（二）不断推进老年人文化活动建设

为给老年人营造良好的文化康养氛围，应加强各类组织关于老年人文化活动的建设，如积极开展社区文娱服务、加强养老机构的文娱康养比重，有效推进"送戏下乡"等居民喜闻乐见的优秀文化活动建设等，为居民享受相应的文娱活动提供广泛的物质基础。

（三）积极培育文化康养产业新发展

要借助"文化+"，积极培育融合健康、养老、养生、医疗、文化、体育、旅游等多业态康养产业，通过延展产业链和价值链，提升产业附加值。通过行业引领，在潜移默化中促进老年人文化康养观念的形成。

（四）加快文化康养法律及管理体系建设

要加强对老年人文化市场、养老市场等的法律保障及监管体系，提高老年人自我保护意识，维护老年人的合法权益。同时要理顺文化康养各方主体的责任和关系，逐步建立政府引导、产业推进、家庭支撑、社会组织补充的农村文化康养模式。

五、民间民俗文化康养旅游产品开发

不同的民族、生活在不同的地域，他们的生活习俗和生活方式各有不同，同时他们依靠生长的那片自然环境，形成了不同的民俗养生文化。如汉族就有茶文化养生之道，茶文化深受传统哲学思想所影响，中华养生历来奉行德行修为作为养生的核心要义。还有端午节当天人民会采摘一些草药，熬水沐浴，可以预防疾病。如藏族人民的藏浴节，他们在藏历八月的噶玛堆巴星照耀过的水，水皆可成为甘露，沐浴过这甘露，就能调理三高、健脾养胃、通经活络、调节身心等，起到祛除罪孽和疾病的作用。回族则有节食养生的文化。民间常有这些谚语"饭后百步走，活到九十九""多吃蔬菜少吃肉、粗茶淡饭能长寿"等康养之道，现代医学也认可这些养生之道。民族医学理论中认为，不同地区的自然环境会孕育出具有本地独有的物质，这些活性物质具有健体去疾的效果。例如，土家族、瑶族、苗族等药浴等都代表了很多少数民族特有的养生方式；客家煲汤、药膳等都是客家人的养生方式。因此，康养目的地要借助本地地域文化、养生文化、民族文化等内容，融合到康养旅游产品的开发之中去，以提升产品特色和品位，升华游客体验的形式和内涵。如艾草浴、香囊睡枕、五禽戏等，体验者在体验的同时还可享受药膳养生美食。

第三节　养老康养旅游产品的探讨

一、养老旅游概述

随着经济的发展和老龄化程度的加剧，老年旅游市场已成为21世纪的社会热点之一，其中养老旅游成为老年人旅游的新亮点。"养老"和"旅游"是两个完全独立的活动，养老旅游是建立在"旅游"的基础上，"养老"是目标，这一过程是在以旅游形式为支持的前提下产生，两种情况同时发生，整合在一起不能互相分离，是融养老与旅游为一体的旅游方式。

（一）养老旅游的定义与相关概念

1. 养老旅游的定义

（1）旅游学角度

以老年人在旅游过程中涉及的旅游活动、形式，生活方式等角度来阐述养老旅游。

（2）老年人需求角度

从老年人的偏好、动机等角度描述养老旅游。并且从以上的几个定义可以明确养老旅游的主体是老年旅游者，而不包括中青年或其他群体；养老旅游的客体是老年旅游者以个体或群体的形式离开常住地段时间（几天或几个月），在异地主要以居住、度假等较为轻松、健康的方式进行生活，同时以暂时居住地为据点，进行少量的旅游活动。

2. 养老旅游与老年旅游

老年旅游是指超过60岁的人口离开常住地的休闲旅游活动。其特点是在一个地方居住时间较短，旅游活动行程安排紧凑，活动空间跨度较大，主要以游览观光、休闲为活动目的。老年旅游属于传统旅游形式的一种。

从范围上讲，养老旅游属于老年旅游的一部分；从本质上讲，养老旅游属于老年度假旅游。相对于传统的老年旅游，养老旅游具有鲜明的特点——在异地的同一地方居住时间较长，游览观光的活动相对较少，旅游行程安排松散，活动空间跨度较小，主要以异地短期居住、生活为主，其目的是异地养老或休闲、度假和养生。

3. 养老旅游与旅游养老

养老旅游与旅游养老的不同之处，已经有相关学者做出了相应的描述——旅游养老最重视的是养老的活动，是将旅游这一活动融入老年人养老活动当中；然而，养老旅游最为重视的旅游活动，泛指在老年人养老过程中，在老人晚年所经历的所有类似的旅游项目。然而这却将养老旅游和老年旅游这两个定义相互混淆。两者之间有着极为相似的地方却又有着自己的侧重点。养老旅游的侧重点在于通过充实老年人的晚年生活来提高晚年的生活质量，其根本就是研究老年人的显性需求以及隐性需求，和怎样开展或者是改善旅游内容来达到相应要求。旅游养老的重点就在于以开展旅游的方法充实晚年生活，将其与晚年相互融合。非常明显，旅游养老相比于养老旅游的涉入面更为广阔，将养老比作常态，那么相对而言旅游就是非常态，随之怎样将这两者之间完美地融合在一起，就是现在的学者最应该明确的问题。

4. 养老旅游与度假旅游

养老旅游是老年旅游者异地的养老方式，是不同于工作、定居以及长期移民的一种方式，其主要是以旅行、暂时居住以及游览为目的，将度假、游览、休闲、修养等多个主体融合成为一个主体的旅游类型。而度假旅游的基础含义，国内外早已经有很多学者进行过研讨，但是在现今这个时代，依旧没有最具权威以及被大家所认可的含义。度假旅游是一个含义非常广泛的词汇，其主要的目的就是让旅游者得到放松以及疗养。以此为主要依据，有一部分学者认为养老旅游是度假旅游中的一类，在养老旅游中多数也是将度假旅游作为主体。度假旅游适合老年旅游群体的需求，但并不是唯一适合养老的方式。那些自身有一定特殊爱好、需求的老年旅游群体，就需要一些特殊旅游项目。

（二）养老旅游的特征

1. 市场特征

（1）需求旺盛，发展迅速

近年来，国内经济高速发展，人们有了较好的旅游消费能力。随着人口结构老龄化与亚健康现象的日渐普遍，以及全球健康理念的革命性影响，人们对健康的需求成为市场主流趋势和时代热点。国内老年人的旅游热情增长迅速，文化和旅游部的一项调查显示，老年人旅游的份额占30%左右，老年人已成为旅游主力军。从养生需求和经济能力来看，养生旅游市场广阔，商机无限，显示了巨大的发展潜力。

（2）顾客人群地域性分布明显

国内老年游客主要分布在中国东部经济发达地区，其中京津地区、珠江三角洲地区、长江三角洲地区的出游老年是老年旅游市场的主力军。城市经济越发达，老年人出游比例越高。

（3）企业和社会重视程度高

以上海为例，为了方便老年人旅游，上海多家旅行社中已有近百家旅行社开辟了"银发旅游"，专设"老年部"的有20多家，专门从事老年旅游的旅行社也有五六家。不少企业针对老年市场的特点进行规范运作。

2. 养老旅游者的个人特征

（1）一般特征

养老旅游者主要为低龄老年人，身体条件、经济能力相对比较好。对养老旅游者的调查结果显示：年龄方面，60～64岁的人数最多，占39.1%；职业方面，大多数为商业、金融、服务业，占27.3%，其次为政府及事业单位人员，占22.5%；收入方面，数据显示月收入在3001～5000元的占39%，部分老年游客的个人月收入达到1万元以上；在教育程度方面，本科以上超过半数，而大专以下学历者仅占22.4%。

（2）在目的地选择上

养老旅游者根据自身需求（如身体健康、避寒、避暑、探亲等）选择目的地，其目的性很强，对目的地的气候、环境考虑较多，强调气候的适宜性，季节性非常强。

（3）在目的地停留的时间

由于老年人具有充足的闲暇时间，在目的地停留的时间较长，短则十天半月，一般为一个月左右，有的甚至长达半年或一年以上。

（4）在居住条件的选择上

养老旅游者倾向于利用目的地的养老旅游设施，住宿多选择老年公寓、疗养院、家庭旅馆、出租房等，旅游花费相对较低。医疗保健设施、日常休闲活动设施要适合老年人。

（5）在旅游工程安排上

基于老年人的身体特点，养老旅游者要求游程安排上很宽松，一般一周只游览一两天，其余时间由旅游者自行支配。

（6）在接待服务上

基于个人精力、人身安全等原因，在服务上，要充分考虑老年旅游者的需求，体现人性化和个性化。养老旅游者对旅行中交通工具的要求比较高，在景点的选择上，他们希望旅行社能够选择相对安全的旅游项目，在主要服务项目上，如游览、护理、餐饮等，都有专业人员服务。

二、养老旅游健康效益

当今社会，城乡居民的生活水平日益富足，尤其是老年人退休后，衣食无忧，多数人身体硬朗，以其自身特点和意愿来讲，希望开始一种轻松、自然、丰富、真实、自我的休闲生活。养老旅游有益于老人身心健康，符合老年人群的旅游动机，是老年人愿意接受，也最适合的选择。

老年人健康意识强，逐渐认识到自然因素（如空气，水质、噪声、食物等）对人体健康具有重要的影响，而养老旅游目的地皆为自然生态环境良好之地，对人群的身心健康具有正面的效果，受到老年人的青睐。

（一）心理及精神效应

随着社会的发展、人的压力增加，交往机会减少，孤独感与日俱增。老年人离开工作岗位后，其社会角色、地位的转换及作息的改变，对心理健康影响较大，比较突出的心理问题是抑郁、焦虑和孤独等。精神压力是影响老年人身心健康的重要因素之一。调查发现，老年人更愿意接受的旅游景观是自然环境，一个重要的因素就是在其中可以消除一些孤独感和抑郁感，宣泄心中的失落、急躁和烦闷的情绪。

近年，在心理学、精神生物学、生物心理学、社会医学模式的影响下，越来越多的研究结果显示自然环境对缓解人体的情绪、心理压力方面具有明显的效果。根据巴甫洛夫的学说，基本的神经活动过程是兴奋和抑制，由大脑皮质加以调节使之平衡。优美的景观可使大脑皮质出现一个兴奋灶的转移，从而易消除精神紧张和心理矛盾，使人们心情愉快、情绪稳定、精力充沛、食欲增加、睡眠改善，对人们的情绪和心理状态有非常重要的调节和保健作用。

在人类的心灵深处，最感亲切的环境是水和植物。心理学家和医学家都证实，自然环境中的不同色彩对人能发挥不同的生理作用。蓝色使人感觉宁静、典雅，可以缓解精神紧张，促使收缩期血压下降；紫色能使人沉着、镇静，有催眠和缓解抽搐的作用；黄色可使脉搏过快、过慢的患者趋于平稳，并能增进食欲；红色使人兴奋，脉搏加快；绿色能使人在一定的程度上减少肾上腺素的分泌，降低人体交感神经的兴奋性，产生轻松、愉快、安逸的感觉，人的皮肤温度可下降 $1 \sim 2$ ℃，呼吸变缓，心率每分钟减少 $4 \sim 8$ 次，心脏负担减轻。科学实验还证明，绿色植物对光的反射率达 $30\% \sim 40\%$ 时，对人的视网膜组织的刺激恰到好处，可吸收阳光中对人眼有害的紫外线，使眼睛疲劳感快速消失，对老年人视力有很好的保护作用。

同时，安静、芬芳、优美、幽深的自然环境，可增强人的嗅觉、听觉和思维的灵敏性。日本的一项森林浴的最新研究成果指出，人体在吸入树木的香味之后，可以稳定情绪。森林景观环境中和谐的声音通过人的听觉器官和神经进入人体后会使体内细胞产生共振反应，使人镇静下来，身体易于处于放松状态。空气中富含有益于健康的负离子，森林中的植物会散发出大量的有机物质和芳香物质，它们能调节大脑皮质，激活内分泌功能，增强神经系统的敏锐性和兴奋性，使人倍感舒适，充满活力，生命力处于最佳状态。汉斯曼等研究表明，当人们处于头痛、压抑状态时，在自然环境中活动，压力释放程度可达到 87%、头痛程度可减轻 52%，自然环境比城市环境有更好的效果。乌尔里希等研究表明，处于压抑状态下的人们，在观赏自然环境与观赏城市环境相比，其心理压力释放表现出明显的生理特征，产生诸如皮肤电导脉冲值降低、血压降低、肌肉张力明显减弱等现象。哈特格等研究表明，认知疲劳的人们，在自然环境中散步比在城市环境中散步或坐在塞满书本的房间显示出更好的心态。

研究发现，森林中，较低而平稳的气温、气压，较大的湿度和较弱的风力，清新的空气，丰富的氧气量和负离子，均可以对人体神经系统功能进行调节，使心情舒畅、精力充沛，适合"精神系统疾病疗养"。

调查结果显示，老年人外出旅游后，心理健康状况明显改善。在自然环境下的观光、休憩、运动、交流、园艺等活动,有利于改善病人精神状况和社会适应能力,对慢性精神分裂症病人的康复有积极的疗效。

(二) 生理及康复效应

对养老旅游比较热衷的老人大多生活在工业化发达的现代都市,这些地区的空气和环境人为破坏较为严重,加之这些地区人们的生活工作压力较大,不良生活方式比较普遍,已经或正在威胁着人们尤其是老年人的健康状况,导致慢性病患病率不断上升。

养老旅游目的地的自然环境具有城市无可比拟的生态优势,空气清新,远离污染和噪声,在自然环境中生活、休憩、运动等有益于机体各系统的免疫功能得到加强,对老人的身体健康具有积极的效果。研究发现,自然界中的花草树木可分泌多种挥发性物质,能有效杀灭空气中的细菌、真菌、病毒等致病微生物,部分绿色植物释放出的芳香气体还具有防癌的作用。

自然生态环境中富含空气负离子,空气负离子被誉为空气维生素和生长素,有益于人体健康。科学研究认为,空气负离子由呼吸道进入肺,并穿透肺泡上皮层进入血液,循环到全身各组织器官,通过直接刺激神经和体液作用,对机体产生良好的生物效应,具体作用和适应证如下。

1. 神经系统

空气负离子能穿透血脑屏障进入脑脊液直接作用于中枢神经系统,调节大脑皮层功能,使兴奋和抑制过程趋于正常,从而改善人的睡眠,起到镇静、镇痛、振奋精神等作用。

2. 呼吸系统

空气负离子能促进鼻腔黏膜柱状上皮细胞增生,使支气管内纤毛活动增加,有利于氧气的吸入和二氧化碳的排出,能解除支气管平滑肌痉挛状态,改善肺的换气功能,增加肺活量,有助于机体血氧饱和度的增加,提高血红蛋白含量及携氧能力。

3. 血液系统

空气负离子进入血液,直接影响血液中带电粒子的组成和分布情况,而使血液中红细胞、网织红细胞、血红蛋白、血铁、血钙增加,血糖、血胆固醇降低,血沉减慢。

4. 循环系统

空气负离子能改善心脏功能和心肌营养不良状况,增加冠状动脉血流量,缓解心绞痛,降低血中 5 - 羟色胺浓度,扩张周围血管,改善机体微循环,有明显的降压作用,并可改善心肌功能,增加心肌营养。

5. 代谢系统

空气负离子能促进机体组织氧化还原过程,特别能使肝、脑、肾、胃等组织氧化过程加强,激活体内多种酶系统,促进体内合成和储存维生素,促进体内新陈代谢,减少机体血液中乳酸含量，能有效消除疲劳、增强体质。

6. 免疫系统

空气负离子能提高网状内皮系统的功能，刺激机体防御力，促进人体组织氧化物歧化酶活性，消除自由基能力，提高自身免疫水平，增强抵抗疾病的能力。

医学研究表明，人体许多疾病的发生与免疫系统的功能失调有关，如感染、肿瘤、糖尿病、慢性肝肾疾病等，而自然生态环境对人体免疫功能具有良性影响，通过自然环境中日光、空气、矿泉、海水、植物、温度等生理作用因子对机体的作用，改变机体的营养功能和调节功能，增强机体的适应力和免疫能力，对多数疾病具有良好的康复作用。

国内研究证实，在适宜的自然环境中，人体内在氧化过程加强，代谢率增高，耗能增多，这对代谢性疾病（如肥胖、糖尿病等）有康复价值。适当的日光浴，能促进体内维生素 D 的合成，使血清中钙、镁含量上升，对老年人骨质疏松有很好的康复效果。经常处在富含负氧离子的自然环境中，患高血脂的老年人降低血脂功效显著。运用负氧离子治疗老年人神经衰弱，有效率达到 92.86%，患者自觉症状明显减轻，感觉周身轻松，有精神，睡眠由原来的每夜 3 小时延长到 6 小时。

三、养老旅游产品

（一）养老旅游产品的类型

养老旅游是老年旅游的一种全新的产品，克服并解决了老年旅游所需要应对的困境，而且形成了一股新的动力源泉，拥有更美好的前景。依照现今人们对于旅游的不同想法，我们总结两种最为基础的形式：观光休闲型养老旅游、保健疗养型养老旅游。

1. 观光休闲型养老旅游

观光休闲型养老旅游者大多数是健康的低龄老年人，他们主要在风景名胜区停留，观光和休闲度假的目的很强，一般入住当地养老院、酒店、农家旅馆，享受旅游休闲、度假的乐趣。观光休闲型游客停留时间长短不定，一般在一个月左右，回头率低，对地区经济、社会和环境等方面影响比较小。昆明养老旅游是典型的观光休闲型旅游。

2. 保健疗养型养老旅游

保健疗养型养老旅游主要是随着季节、气候的变化或者自然、人文环境的不同，老年人选择环境更舒适或更适合自己需求的地方度假养老。旅游者年龄偏大并且多数身体患有一定的慢性疾病，旅游的主要目的是保健疗养和避暑、避寒，一般旅游活动较少或局限于目的地周围景区。旅游者对气候自然环境条件要求较高，对目的地的区位优势、交通、食宿、基础设施等条件都有一定的要求。旅游者一般固定停留在一个地方时间较长，平均在 3 个月以上。其主要的表现形式有避暑、避寒、避闹；候鸟式移居，回归田园、乡村；崇尚自然的生态养老、农家休闲养老等。海南养老旅游是典型的保健疗养型旅游。

观光休闲型养老旅游是养老旅游发展的初级阶段，而保健疗养型是养老旅游发展的高级阶段。旅游者通过不断地观光疗养，全面认识和考察目的地，为保健疗养提供参考；同时，保健疗养型游客中不排除也附带一些观光休闲的目的。所以，从旅游学角度看，保健疗养型的养老旅游可归入特种旅游（保健旅游）与度假旅游交叉范畴之中；而观光休闲型的养老旅游可归入观光旅游与度假旅游交叉范畴之中。

第十章 康养旅游的发展与优化路径

第一节 康养旅游与互联网的融合发展

随着经济社会的快速发展,人们对高品质生活的诉求越来越强烈,而单纯的旅游活动已经不能满足人们的需求,人们开始追求健康、幸福的生活,融合当下快速发展的休闲旅游,康养旅游也随之受到高度重视并开始在中国蓬勃发展。近年来,国家提出了"互联网+"行动计划,将移动互联网、云计算、大数据、物联网等和包括传统行业在内的各行各业结合起来,从而在新领域创造一种新生态。"互联网+各个传统行业",代表一种新的社会形态,即充分发挥互联网在社会资源配置中的优化和集成作用,将互联网的创新成果深度融合于经济、社会各领域之中,提升全社会的创新力和生产力,形成更广泛的以互联网为基础设施和实现工具的经济发展新形态。利用"互联网+"发展康养旅游,实现了康养旅游产业的促进,带动了康养旅游的发展。

一、"互联网+"康养旅游类型

(一)"互联网+"森林旅游

森林旅游是一种在特定的森林区域内为旅游者提供游览观光、休闲度假、探险健身、商务会议产品与服务的特色旅游,是满足人们回归大自然愿望的一种休闲方式,森林旅游利用独特的环境、优美的景观和自身的森林资源,为人们提供了享受,也为林业部门带来了经济效益。它因追求健康、释放压力和缓解疲劳而越来越受人们的喜爱。

"互联网+"森林旅游更多的是在现有的森林旅游资源和基础设施的基础上,通过互联网平台实现对森林旅游的管理,推动森林旅游转型升级。应用互联网技术,把森林旅游与生态教育相结合,使森林旅游利益相关者明白森林资源的重要性,提高全社会传播生态文明的意识。发挥互联网的创新集成优势,为森林旅游服务提供科技支撑服务和宣传引导服务,强化森林旅游信息化的功能,通过实现互联互通来增强对森林旅游的紧急处理能力和管理能力。利用互联网技术加强对森林旅游基础设施的核查监管,全面提高森林旅游的服务质量和管理水平。

(二)"互联网+"温泉旅游

温泉旅游是为了达到养生和休闲的效果,将原先单一疗养的物化享受,提升到符合现代消费的文化和精神层面，以感受温泉沐浴文化为目的，成为一种以健康为主体的时尚体验旅游，旅游者通过体验温泉，达到温泉康体、休闲的目的。温泉旅游是集旅游和温泉于一体的旅游方式，旅游者通过体验温泉水，获得精神上、生理上、身体上的享受，这是心灵、精神、灵魂的升华。近年来，温泉旅游客流量的增长越来越快。

要解决温泉旅游的问题，需要进一步加大力度，保护开发有限的温泉资源，注重文化传承、因地制宜地开发温泉旅游，突出温泉旅游个性，恰如其分地树立温泉旅游品牌，而基于互联网技术则能更好、更有效、更快速地解决上述问题。

通过利用互联网技术来分析温泉旅游开发需要满足的旅游者体验需求，确定旅游者对温泉旅游的需求，提升温泉旅游工作人员的知识讲解能力和服务技能，尽可能地提高温泉旅游体验的质量，扩展温泉旅游的丰富度和深度，确保满足旅游者的基本需求。然后，利用游客信息数据库，分析游客的消费偏好、消费水平、喜欢的温泉旅游产品类型，进一步发现旅游者的潜在需求，设计满足这种需求的方案，给旅游者带来意外的体验和收获，进而提高旅游者对服务的满意度。利用互联网技术，把握市场动态、游客需求，不断进行创新发展，找到自己的品牌定位，塑造独特的品牌理念，以在同行业中脱颖而出。

（三）"互联网+"医疗旅游

根据世界旅游组织的定义，医疗旅游是在以医疗护理、疾病与健康、康复与休养为主题的范围内寻求更加优质的医疗服务，而全球化进程的加快使各国之间的联系更加紧密。因此，将旅游观光和医疗服务相结合的医疗旅游成为全球范围内的潮流趋势。医疗旅游作为一种新型的旅游形式，近年来的发展十分迅速，并且带动了很多国家的经济发展。

而"互联网+传统行业"的出现则很大程度上降低或者消除了这些影响，利用互联网技术可以推动医疗旅游产业链升级，为旅游者随时随地提供在线咨询、在线诊治、电子处方等服务；"互联网+"医疗旅游的出现推动了医疗旅游行业逐步科学化、市场化，如"春雨医生""平安好医生"等APP的运用，都表明在不断拓宽市场的同时又在精心培育互联网医疗消费市场，为旅游者提供更加便利的服务，促进我国医疗旅游的发展。

（四）"互联网+"养老旅游

我国正处在一个老年化进程越来越快的状况，养老问题的严重性和必要性浮出水面，人口老龄化已经成为许多国家广泛关注的重大问题，也是亟待解决的重大问题。我国深处于老龄化社会中，人口老龄化给国家带来了一系列的社会问题。养老旅游是建立在旅游的基础之上发展的，是老年人为了寻找更为舒适的养老环境，在其他地方休闲、度假、养生的活动。养老旅游把养老和旅游活动结合起来，使旅游活动成为老年人的生活方式。

随着人口老龄化加速，老年人对养老旅游的诉求不断增加，但同时养老旅游存在的问题也逐渐显现。第一，一些地区对养老旅游的开发意识不强，养老旅游产品结构单一。很多地区没有形成为老年人服务的意识，旅游路线和旅游产品沿用以前的内容，没有结合养老养生的核心，无法满足养老旅游者的个性化需求。第二，养老旅游设施相对滞后，使养老旅游者缺乏体验感。因此，利用互联网技术，可以采用以下措施来改善养老旅游：一是构建医养结合模式。建立医养结合服务网络，支持居家养老、社区养老、养老机构与医疗机构的医养结合，从而实现医疗资源与养老资源的互通共享，达到资源利用的最大化。二是构建智能化养老系统。通过建设大数据综合服务平台，实现多部门老年需求数据共享，最大限度地整合老年需求和管理资源，从而设计出更符合老年人养老需求的智能化养老服务。三是构建设施连通系统，不断完善养老产业相关的投融资政策以吸引社会资金，并采取多种经营模式，大力发展建设养老服务的基础设施，进一步壮大养老服务产业集群。

"互联网+"养老旅游作为一种新型的养老方式，将互联网优势和传统的养老旅游产业相结合，加快了资源整合，促进利用养老资源，进一步改善了人们传统的养老养生观念。利用互联网技术，推动养老旅游的信息传播，将互联网融入养老服务体系，使养老旅游信息化，从而推动养老旅游的发展。

二、"互联网+"康养旅游分析

（一）发展优势

第一，可以满足游客便利化的需求，提高服务效率。康养旅游出行前的第一个环节就是车票、机票、酒店等的预定和购买，利用移动互联网，游客可以在出行前从网上购买这些物品，在给游客提供便利的同时，还有利于提高康养旅游的管理质量和服务质量。康养旅游以互联网为中介，使游客足不出户就可以了解康养旅游目的地的情况、旅游路线等信息，游客也可以根据自己的实际情况来安排出游时间和选择出游目的地，还可以在网上随时随地查询不明白的问题等。康养旅游基地的管理人员可以利用互联网技术对基地进行智慧管理，以及时解决基地出现的问题。管理人员也可以将康养旅游基地的旅游信息和康养产品发布到互联网上，以此加大康养旅游的宣传力度。

第二，在"互联网+"背景下，康养旅游的创新性不断增强。康养旅游业借助互联网可以吸引更多的游客、提高康养旅游目的地的互动性以及增强旅游便捷性。互联网可以帮助康养旅游业与餐饮、住宿、交通等其他产业的融合，为康养旅游发展提供更多的机会和帮助，进而促进康养旅游的升级优化。

（二）发展机遇

第一，政策的支持。随着康养旅游产的兴起，国家相关部门为此相继出台了一系列与康养旅游相关的政策：文化和旅游部《2015年全国旅游工作会议报告》中首次提出旅游"新六要素"，之后在拓展的旅游发展七要素中，指出了康养旅游。近年来，国家相继出台的《国家康养旅游示范基地标准》《关于启动全国森林养生基地建设试点的通知》《"健康中国2030"规划纲要》等都明确提出了对康养旅游的相关要求和指导意见。康养旅游业在这些政策的鼓励和支持下，不断满足游客对健康养生的多元化需求，逐步成为未来旅游行业发展的潮流。

第二，新技术的支持。物联网、云计算、移动互联网、大数据等新一代信息技术的应用与发展，催动了康养旅游的升级优化，创新出更能满足新消费者时代需求的发展模式。

第三，人们对康养的需求。康养旅游市场拥有良好的市场环境和巨大的发展空间。随着物质生活水平的提高，人们对健康、愉快、长寿的欲望越来越强，然而，简单的养生已不能满足人们的需求，整合当下快速发展的休闲旅游，康养旅游也随之受到高度重视并开始在中国蓬勃发展。同时，中国已步入老龄化社会，到2050年，中国老龄人口将达到总人口的1/3，而老龄人口更倾向于养生旅游。

三、"互联网+"康养旅游路径

（一）丰富康养产品，服务康养游客

移动互联网为康养旅游发展提供机遇。康养旅游和移动互联网的结合，创新出新的生产方式和消费方式，加快了互联网和康养旅游的融合。移动互联网让游客能更便捷、更不受地域限制地链接到互联网中。随着智能手机的普及，游客越来越喜欢使用智能手机来获取航班、酒店、景点等信息，并直接在手机上支付所选购的商品和服务，让康养旅游前、中、后的各种需求大多都可以用移动互联网来实现。康养旅游企业可以利用移动互联网让游客随时随地了解康养旅游产品和服务，也可以让游客随时随地与商户联络、交易、获得服务。

康养旅游企业利用移动互联网发展康养旅游，可以有效地改善康养旅游产品单一的缺陷，改进以观光为主的旅游方式，使社交的方式也更为广泛，让游客在旅行的过程中可以随时随地用微信、微博分享旅行经历和体验，使康养旅游服务更加人性化、标准化，与游客沟通也更加方便。游客在体验康养旅游产品后，用互联网分享自身体验并对康养旅游产品进行评价，康养旅游企业可以通过这些评价来了解游客的消费行为、价值取向以及游客在体验康养旅游产品后的问题反馈，以此来改进和创新康养旅游产品，制定合理的销售价格，提高服务质量，促进游客康养旅游体验和满意度的提升。而且在一定程度上可以改善康养产品过于单一的现象，丰富康养旅游产品，为游客提供更加优质的服务，促进康养旅游的发展。

（二）平衡服务资源，发展康养旅游

随着康养旅游不断发展，越来越多的人和企业投身到康养旅游业中，从以前单一的在线预订、旅游路线到现在康养旅游产品开发和康养旅游来，在云端海量旅游资讯的基础上，根据游客的行为、位置和其他信息，为游客提供更优质的服务，以便更好地满足游客的需求。

旅游业具有明显的淡旺季，康养旅游业也是如此，在一些节假日期间，大多数旅游景区都人山人海，而在非节假日期间游客又很少，所以平衡服务资源非常重要。利用云计算，可使旅游服务企业根据实际需要动态调度和平衡各种服务资源，做到伸缩自如、保障

有力，确保各项业务活动实现可持续发展。

康养旅游属于体验型商品，具有无形服务性、异地消费性、生产和消费统一性、不可移动性的特征。体验式的康养旅游已逐步替代了过去的观光旅游，游客对旅游目的地的吃、住、行、游、购、娱各方面的要求不断提高，游客希望按照自己的喜好进行体验。利用云计算，不断强化旅游六要素，开辟新的康养旅游方式，突出康养旅游的个性化体验。

康养旅游景区可以向游客提供 AR 或 VR 的体验式应用，在缺乏康养资源的情形下，让游客切身感受康养的过程。基于云计算，康养旅游企业还可以将与康养旅游相关的渠道、产品、平台、技术、信息进行融合，为游客提供康养旅游服务，促进康养旅游相关产业的发展。例如，酒店可以利用云计算直观地向游客展现酒店的相关信息，不再是用单一的图片展示和用户评价来向游客提供信息。这样不仅能提高效率，也更加方便游客。而且互联网的运作成本比较低，不仅可以降低设施设备的投入成本，还可以降低康养旅游服务和管理成本，使康养旅游企业能更好地运作和发展。

（三）建立信息系统，拓宽宣传渠道

大数据不仅具有数据量大的特点，还具有发现和理解信息的特点，以此帮助康养旅游解决问题。康养旅游企业建立内容丰富的、实时更新的动态康养旅游信息数据库，通过对收集的游客数据进行分析来获取游客的消费习惯和偏好信息，为每一位游客量身定制旅游路线和适合的康养产品，向游客提供人性化的服务，并可以对收集的游客消费趋势、旅游资源和自然环境变化等数据进行综合分析，以便能及时调整对应方法，为游客提供更加优质的服务。游客利用大数据整合的信息可以解决旅行面临的问题，例如：通过获取到的机票车票销售信息、酒店预订信息、景区门票预订信息，以及在百度等网络平台上搜索游客数据，对多元渠道数据进行整合，实现对康养旅游目的地客流量的准确预测。大数据可以为游客提供景区舒适度、客流量数据预测、推荐康养旅游目的地最合理的进入路线、时间以及周边交通情况、停车场空位预测和进入停车场的路线图，甚至还可以预计排队的时间，帮助游客最有效的出游。

大数据具有数据量大、类型繁多、处理速度快、时效高、价值密度低等特点，利用大数据发展康养旅游，不仅可以拓宽宣传渠道，还可以促进信息的传播。以前的宣传方式比较单一，康养旅游企业和旅游者之间的信息不对称，传播途径往往是单向的，主要通过电视、报纸、杂志等一些传统的媒体来进行宣传，游客受众面积小，不利于信息的传播。互联网为康养旅游企业、旅游者的信息交汇互动搭建了平台，能使信息更透明、反馈更及时，有助于康养旅游信息的传播和健康发展。基于大数据整合的信息，康养旅游企业可以利用多种渠道在线上进行宣传推广，如可以利用微博、微信等平台上进行宣传。这些平台使用人数多，并且使用的频率也相对较高，康养旅游基地的管理人员可以把康养旅游产品放到此类平台上进行宣传推广，旅游者也可以将自己对康养旅游的体验经验分享在此类平台上，而这种经验分享，催生了网络人际传播的渠道，由不同的分享经验构成了康养旅游

产品的网络口碑，成为一种促进信息传播的重要方式，会极大地促进康养旅游的发展。

（四）提升管理水平，提高游客体验

物联网是以互联网为基础，借助信息传感设备，通过对人、物、人与物、物与人、物与物之间的信息采集和信息交换，最终借助移动智能终端实现对物品的智能化识别、定位、跟踪、监控和管理的网络体系。

首先，物联网技术的应用，提高了康养旅游业的运营效率。康养旅游景区通过引入电子票务系统，不仅促进了低碳环保的社会要求，而且大大提高了景区购票、验票进入的效率，使整个购票验票流程变得更加准确而有效。例如，康养旅游景区可以向游客提供"一卡通"服务，游客在一卡通充值后，可以将一卡通用于景区内乘车、餐饮、住宿、购物、娱乐等，在结束旅游前还可以将一卡通内剩余的金额返还，从而提高了康养旅游景区的服务质量和管理水平。

其次，物联网技术的运用，不仅节省了康养旅游景区在各类监控和报警设备上的使用成本，而且提高了景区资源与环境的保护力度，在起到威慑防御作用的同时，又能在景区出现重要旅游资源的破坏或失窃现象时帮助挽回景区损失。应用物联网技术后，可以将康养旅游景区内的康养产品和服务连接成为一个整体，形成科学、有效的监测管理系统，使康养旅游可持续发展。

此外，物联网技术还提高了安全管理水平。在景区内，游客遇到危险或者走失时，景区工作人员可以通过游客随身携带的电子门票，利用 GPS 定位技术以最快的速度、最有效的方法救援游客，帮助游客解决问题。网上交易的安全性和保密性对买卖双方利益具有重大的影响，安全问题在康养旅游发展中具有重大作用。通过防火墙等技术手段来预防"黑客"的攻击，确保康养旅游业在互联网上的支付安全。建立互联网信用体系，一方面，对康养旅游开展的业务进行评估，监控康养旅游企业发布的旅游信息，加强康养旅游企业诚信建设。另一方面，提高游客的网络安全意识，增强游客的诚信观念。互联网信用体系的建设能有效地保证康养旅游的互联网信息安全。

最后，物联网可以给游客带来更优质化的服务。现如今，越来越多的人喜欢自驾游和自助游的出行方式，而由于游客对选择的旅游目的地的情况不够熟悉，往往导致游客旅游体验变得单调、无趣，而强大的物联网则可以大大改善这些不好的外在影响。游客可以利用 GPS 定位，来准确地了解康养旅游目的地的地理位置，并且为车和人导航、提供路线。康养旅游景区可以在景区范围内为游客提供电子导览，Wi-Fi 无限电子智能导游终端为游客提供电子导游解说服务，游客可随时了解景点的概况，避免旅游过程中受导游左右。还可根据射频识别技术（RFID）与传

感器实景了解原计划安排的旅游资源，机动灵活地调节旅游行程，尽情享受优选旅游资源，提升旅游体验的质量。

第二节　康养旅游特色民宿的开发与整合

随着现代经济的发展和人们消费水平的提高，人们也不再满足于传统的农家乐、农庄、旅游景区提供的服务，转而投向精致高品位的民宿休闲旅游。现如今我国民宿产业蓬勃发展，但行业内部松散，服务水平参差不齐，没有合理的规划布局。康养旅游作为旅游的新业态、新模式，满足了消费者对健康养生的多元化需求，成为未来旅游行业发展的潮流。

这就需要我们将康养旅游和民宿开发结合起来，在国家政策的大力支持下，发展康养产业。在康养民宿的建设中突出特点，拥有自己的特色，不要千篇一律。康养民宿在发展的时候应该抱团发展，制定规范的行业

一、康养旅游住宿的内涵

康养是一个更具包容性的概念，比健康、老年、养生和疗养等一般概念涵盖范围更广。相应的康养行为也很宽泛：康养既可以是一种连续、系统的行为，也可以是一种临时性、针对性和独特的健康和医疗行为，如休息、疗养、康复等。从生命的角度来看，康养应考虑生命的三个维度：一是生命长度，即寿命；二是生命丰度，即精神层面的丰富性；三是生命的自由度，即用来描述生活质量的国际指标体系。

康养的核心功能是尽可能延长生命的长度、提高丰富性和自由度。目前，人们普遍认为，康养的主体是老年人和亚健康群体，但在生命长度、富足和自由三个维度上，每个人都可以根据自己的状态在这个体系中找到特定的位置。也就是说，从健康到亚健康，再到病人甚至需要临终关怀的群体，从孕妇和年轻人到中老年人和其他各种年龄的人，都有不同程度和不同类型的康养需要。所以我们有必要将所有社会群体纳入康养的范围。

有康养旅游的需求，随之产生的就有住宿的需要。近年花，我国民宿产业快速崛起，无论从增长速度还是总量来看，都具有明显的中国特色和重大的现实意义。这些影响远远超出了住宿业和旅游业本身，并且正在渐渐辐射和分散。这更加说明了在康养旅游的背景下进行民宿开发，存在着无限的可能性。

民宿一般指私人经营的小旅馆，大多由业主以家庭副业的形式管理，使用自有房屋或闲置房屋的备用房间，结合当地的文化、自然景观、生态、环境资源、农林渔业、畜牧业等生产活动为游客提供住宿。与传统的酒店不同，这里可能没有豪华的设施，但它能够让人们体验当地的风俗、主人的热情和服务，体验与过去不同的生活。民宿不是一种现象或是一个话题，而是现代人们对生活方式的一种自觉选择，是对自由和个性的尊重，是对生活的敏感，对人与人之间的舒适距离与真诚的探寻和随遇。民宿作为一种全新的生活方式，诠释的恰恰就是个性、自由、舒适、便捷、随性的生活态度。高级酒店的归宿是资本，而民宿归宿于人。

民宿又可分为投资型民宿和体验型民宿。投资型民宿强调地缘优势，在有较大人流量的地方开"民宿"，为的是尽快收回成本。这些民宿虽然有家的氛围，但客人并不能体验到民宿主人的生活方式，民宿经营者只是在家中设计了几个酒店房间。所以，有人会认为这是精品酒店、客栈或者农家乐。体验型民宿则是在我们旅行的过程中，真正融入民宿主人的生活，假如在川藏线上有人家开了民宿，我们可以通过入住他家的民宿走进草原，和民宿的主人一起放牧、骑马，体验一下牧民的生活方式。这种体验型民宿，他贩卖的不是他家的几间客房，而是他的生活方式，完全区别于精品酒店。综上所述，民宿依托于民宿主人的生活场景，旅客通过入住民宿，体验民宿主人的日常生活。

民宿在我国本身就是一种新鲜产品，康养旅游亦是，这两者相互碰撞将会产生别样的火花。康养在与酒店结合的时候，会显得稍微刚硬一些。但如果与民宿结合的话就更容易被大众接受，而且更容易结合。民宿和康养旅游结合有很多方法，康养旅游加入民宿后，可以解决民宿普遍存在的同质化问题，此外还可以提升民宿的标准化和国际化水平。只有进一步地植入康养旅游这类型的特色产品，才能改变民宿当中的传统弊端，实现双方的互利互惠。

二、康养旅游民宿的作用

（一）促进经济结构调整

休闲生态康养产业对突破旅游业、农业的发展瓶颈，提高农民收入、繁荣城市经济、促进养生服务业的发展具有重要意义，康养民宿在这其中起着不可或缺的推动作用。康养产业既与生态环境、节能环保相关，具备低能耗、低污染、低排放等低碳经济属性，又与生命科学、信息技术等联系，拥有高技术含量、高附加值的特点，发展康养产业同时还是调整产业结构、转化生产方式、促进区域经济协调发展的重要措施，是符合国家规划发展的战略性新兴产业。新时代下，作为兼具低碳经济属性与绿色发展理念的朝阳产业，康养民宿迅速发展，是国民经济体系中愈发重要的一个综合产业体系。康养产业的发展有望成为老龄社会条件下的基础性、支柱性和战略性产业，能够实现扩大生态优势、产业优势、经济优势等各项发展优势，促进各产业互相融合、共享发展成果，已成为长期支撑国民经济发展的重要战略性支柱产业。

（二）推动城市产业转型

开发康养旅游产品，将康养民宿打造成为集康体疗养、养生养老、休闲度假等功能于一体的康养胜地。与星级酒店相比，民宿对农村和农民的影响更为全面、直接和有效。通过将其住房改造成可出租的民宿或增建旅游接待用房，可以方便地吸收更多家庭成员就业，从而明显提高农民参与旅游管理的深度和广度，使农民直接面对旅游市场。学习和从事宣传、营销、招待、烹饪、管理，在走出去、由农民向现代服务提供者转变的过程中，积极进入与现代服务业融合的发展轨道。农民发展民宿经营后，家庭成员在不同的地方工作，夫妻分居，老年人和孩子留守，土地荒废等问题，都将成为极少数，能进一步促进农民脱贫致富，解决农村城市化进程中的一系列问题，从而促进城市转型。

（三）提高群众幸福指数

新常态下，我们把对经济增速的关注，回归到促进社会公平正义和增进人民福祉上来，康养民宿的发展无异于在促进康养旅游发展的同时带动当地的经济发展，实现互利共赢。消费者可以在参与康养旅游的过程中，体验当地的风土人情和自然风光，享受民宿提供的服务，而民宿的经营者也能够获得收益，有利于提高群众的幸福指数。

（四）康养民宿"中国化"

近年来，我国民宿产业快速崛起，无论是增长率还是总体数量都具有明显的中国特色，都具有重要的现实意义，这在很大程度上大大超过了住宿业和旅游业本身。它是逐渐辐射和发散的。由此可见，我国旅游住宿业一直与国际市场接轨，最显著的标志是星级酒店标准的成功引进和实施，其必要性和渐进性意义不言而喻。虽然一些标准化酒店也点缀了一些中国文化元素，但从设计、功能和服务上看，它们都是现代旅游产业化、标准化的产品，属于西式进口商品范畴。在中国传统文化中，理想的居住不仅要有住宿的功能，而且要从建筑的外观、结构、功能、装饰、服务等方面体现居住场所的文化内涵。目前，我国的民宿，特别是更高层次的康养民宿，在旅游住宿文化的本土化、民族化和个性化方面迈出了可喜的一步，使人们能够从旅游住宿文化中了解传统文化、历史文化、区域文化和民族文化。消费市场的杠杆作用也表明，在文化上，舒适度和住宿条件越合适，就越受旅游者的欢迎，从而促进中国旅游业的发展。这不仅是文化自信的体现，也是旅游业信心的回归。

三、康养旅游民宿的现状

（一）康养旅游民宿发展过程

民宿最早起源于欧洲，是乡村地区的一种旅游业态，最初以提供简单的住宿与早餐为经营模式。经历百余年的发展，民宿从乡村走进城市、从农场走向景区，成为区域性旅游品牌及核心吸引物的重要构成。

国内民宿起步于20世纪八九十年代，最初由当地农民自发创办，以迎合游客需求。随着经济、政策的不断完善和发展，我国民宿正逐渐由缓慢发展阶段转向快速发展阶段，民宿市场行情也越来越火爆。

（二）康养旅游民宿发展前景

近年来，社会经济结构的调整和传统酒店的转型，促进了民宿业的蓬勃发展，民宿的住宿方式更符合社会结构调整的方向。21世纪以来，中国社会发生了深刻的变化。受过教育的人在社会结构中所占的比例越来越大，年轻一代逐渐成为社会的主力军。这些群体普遍受过高等教育，对健康和幸福有自己独特的看法和追求。他们消费合理，追求内涵、品质和服务，对生活了解更多，平时工作压力很大，民宿这种住宿模式符合他们追求自我解放的需要，可以使他们从日常压力环境中释放出来，投入自然，享受生活。

民宿具有个性化管理的特点。在乡村或风景名胜区，人们通常依靠当地的旅游资源或人力资源来管理一些特色项目，并与其他旅游产品合作，相互融合互补。同时，民宿将综合餐饮、咖啡、酒吧等相关业务，这也是一大趋势。

目前，我国的大部分民宿主要集中在北京、浙江、福建、广东等东部地区，以及云南、四川等西南地区。西北和东北地区的数量相对较少。民宿集中分布在旅游业较发达的地区，丽江、大理、西安等古城、古镇区域数量较多。古城和古镇的文化遗产和文学氛围与酒店必须展现的感受相吻合。古镇深受广大居民的喜爱，已成为民宿选址的热门地区。因此，它也带来了古城和古镇区的快速生根和繁荣发展。

随着国家各项鼓励民宿发展政策的继续实施，我国民宿市场将越来越繁荣。民宿行业顺应时代潮流，将商业与互联网相结合。现如今，民宿老板都会将自己的房源登记在某个网站或者APP名下，贴出房源的详细信息以及真实照片，消费者只需通过互联网，便可在线浏览选择预定自己心仪的民宿，这些都是康养民宿发展的机遇。

四、康养旅游民宿的对策

（一）精准选址

决定一个康养民宿成功的因素有很多，建造和经营都是依靠后天的控制，而选址是先天性极强的因素。一般来说，选址一经确定，市场方向就大致确立。可以说，好的选址是成功的一半。选址不理想，后期其他方面做得再成熟也会事倍功半。成熟的民宿及民宿聚集区都具备极佳的选址条件。而民宿的选址又受到以下诸多因素的影响：

作为一个需要到达目的地才能消费的行业，交通的便利性对于民宿是一个重要的衡量因素，距离市场的远近决定了潜在消费群体的数量。交通的可达性对定位不同的民宿来说，有不同的要求。对于康养民宿来说，自驾的时间不宜超过两个小时。现在我国康养旅游的主体以老年人和青少年为主，他们也并不适合长时间的舟车劳顿。随着我国、各种交通网络布局的完善，特别是高铁和机场建设的推进，时间距离和物理距离都是影响旅游消费者的重要参考项。

区域环境是选址当中最为重要的因素，消费者群体选择民宿作为住宿的目的地，首先是对其区域环境的认可。区域景观的独特性尤为重要，意味着先天性带来的客流量的多少。区域周边或自身具有一定的旅游属性，自然资源或人文资源突出，有可形成较强吸引力的地点。如果民宿选址处在世遗景点或一个有着某种象征意义的地区，对应的客流量会比普通景区更有竞争优势。

在确定良好的区域环境之后，具体地理要素及地质地貌也有一定影响。地质与周边水系、景点、交通干道的关系都影响着民宿的质量。依山傍水的绝佳位置、古树、文化遗迹以及绝美的观景视野都会给民宿加分。

资源对于民宿来说没有固定的范围和界定，但基本可以划分为两种类型。一类是能带来美好境遇和体验的环境事物，周边方便可达的景区，地块周边独特的草木山水，都是这类资源，地区文化氛围也是这类资源重要的要素。这类资源具有鲜明的先天性，选址的时候占有资源越多，资源禀赋也就越强。在项目设计建设中也要充分利用这些资源，发挥各资源价值，让这类资源最终成为吸引游客的重要载体。另一类则是能完善补充民宿功能的相关业态。旅游产业六大供给要素吃、住、行、游、购、娱，民宿为代表的非标住宿主要承担的是"住"这一项，在建设中，民宿可适度延伸承担其他要素功能。实际建设过程中，民宿很难把其他要素都囊括，难以建立整个旅游服务体系。但在一定范围内，具有一定的其他配套业态对于民宿无疑是很重要的，这不仅能增加民宿的吸引力，也能减少民宿建设的公共服务投入。如医疗、安保等社会服务类的配套给旅游消费者，乃至民宿自身都提供了保障。

民宿体量较小，设计及布局上灵活性强，而作为经营主体，给水、排水、强弱电、消防、污染处理等方面都需要细细考虑。如果民宿所建区域配套设施不全面，建设成本及运营成本也会增高；如果电容量不够需要增容，或是缺乏稳定健康的生活用水，可能电力增容或增加生活用水供给设施比改造民宿的成本还要高。特别是在一些距离城镇较远的村落，所有基础设施都要在确定选址之时就做系统的规划。

康养民宿的选址也要考察所在地区的政府态度与相关政策，这是行业最不可控的一个因素。民宿属于新兴的旅游住宿方式，很多地方政策法规并不明朗，不同地区政府也有着不同的态度，这就决定了所需办理证件的难易程度。民宿选定地址之前必须要和当地的行政单位进行沟通，确保各级行政机构和当地居民的支持。签订租赁合同的时候应确认土地属性和房屋的权属，避免纠纷。目前，大多政府都扶植民宿产业，尤其是康养旅游业，会提供政策、资源甚至资金方面的支持，另外也会根据当地特色给予适当引导。

（二）精心策划

在民宿设计之前必须要有长远的规划。例如：为什么客人要来这里？这里的吸引力是什么？除了住宿，客人还能在这里做什么？所有这些问题都应该被了解。如果一个康养民宿除了住宿之外没有其他辅助服务，那么它是非常不可靠的，没有任何可取之处。

设计方面，民宿的核心应该是表达出一种不一样的生活态度，如何将这种生活态度体现在民宿的方方面面上，就是设计要考虑的问题。比如在保留老房子原貌的基础上，再融入一些个性化的设计，通过细节来提升民宿的品质。另外，客人来了之后，除了看、听、吃，还需要实际感受，安排一些传统的有趣活动、田园体验等，这些也需要在设计的时候进行考虑。当然，这所有的一切都是建立在个人投入的基础上。简而言之，民宿的设计，不是简单的一栋房子的设计，而是要设计一种生活形式。生活则是一种体验。

换位思考，人们不远万里到这个地方来，想要的是什么样的生活状态，想要体验什么样的生活方式？这些都是需要考虑的问题〉尤其是有旧居民的时候，设计不要太多，而是恰到好处。

对于康养民宿而言，"康养"无疑是重中之重。怎样才能使客户在入住的过程中感受到这是一次心灵的放松与身体的享受，民宿的配套设施建设也是十分重要的，处处都应该体现"健康"之道。

"家人"是客户关系最好的诠释。住民宿，就是"回家了"，放松怡然，轻松自在。民宿与酒店的本质区别在于民宿彰显的是"民"，而酒店的主角是"客"。因此，怎样才能让客人有"家"的感觉，是康养民宿别于其他康养酒店的重要标准。民宿的主人也力求营造的是"宾至如归"的家园，这其中蕴含一种精神境界，追求的是个性个体的和谐和自我。民宿"家"的情怀也将成为其长久的竞争力，这些都是策划时需要考虑的因素。

（三）用心经营

康养民宿的经营无疑是围绕康养这一主题展开的，因此处处都应该体现"健康"的理念，民宿环境是否宜居，食品是否绿色无污染都是重要的衡量依据。因此在后期经营的过程中，应该着力于打造健康生态的民宿环境，也可通过种植蔬果等方式，让健康变得触手可及。

情怀这个词虽然在现在的民宿中已经太过普遍，但永远不会过时。人们看到老房子怀旧是因为老房子唤起了人们对童年生活的记忆。这里的东西不是冰冷的，而是现实的温暖和记忆的味道。人是一种很感性的动物，情感是最能刺激人心的东西。在康养民宿中，同样可以打情怀牌，让消费者有归属感。康养民宿之所以吸引人必定是有自己的特色，有温度有感情。民宿的内涵和内容表明，传统的标准化酒店已无法满足人们多样化的住宿需求，特色化和个性化是未来民宿经济的天下。

在经营的过程中，要着力于打造品牌文化，品牌文化是品牌在经营中逐渐形成的文化积淀，代表着一种价值观、一种品位、一种格调、一种生活方式。这就要求康养民宿要与当地的文化人文、民俗风情相契合，一个没有故事、没有人文的民宿，是没有生命力的，可以结合主人志趣、地域传统和特色服务等打造一个有故事、有场景的民宿。客户体验落实下来的具体表现，就是极致的细节。不同于标准化的布置和服务，民宿更倾向于将硬件和服务的细节做到极致，从每一个细节感受到民宿主人的良苦用心，体会到主人积极向上的生活态度，进而感同身受。

康养民宿在经营中也要注重宣传推广，但一个好的故事，没有倾听者也是枉然。运营者除了做好日常的线下运营推广外，还要做好线上运营工作。在这个"互联网+"的时代，线上持续的内容输出将会为康养民宿带来更多曝光的机会。

有了充足的宣传推广，提升康养民宿的价值属性也是十分重要的。民宿产品的价值是指周围地理环境、民宿的建筑设计品位、房间硬件设施的档次、消防安全及卫生清洁状况、服务流程等综合因素之和是否等于这个房费价格。

除此之外，还要能提供附加价值，如接送、包车、代订机票等软性价值。调查显示，约有60%的民宿经营者仍然采用传统的营销模式。

此，如何充分整合现有资源，制定先进的互联网和移动互联网技术营销模式已成为民宿管理的当务之急。"互联网+住宿"的发展空间非常大。

康养民宿要着重建设民宿的网络平台，不仅要为游客提供便捷的网上交易，还要为住宿、餐饮、娱乐、购物和文化衍生产品提供一整套解决方

（四）优质服务

现如今，中国具有理性消费观念的人主要关注康养服务本身的性价比，"是否划算"是其选择的主要标准，只要价格可以接受，消费者大多不会有更多消费诉求，因此康养民宿在定价时应考虑各方面的因素，合理定价，吸引更多的消费者。具有感性消费观念的人由于生活水平处于改善和提高阶段，注重同类康养服务在质量上的差异并对创新型更有兴趣，重品牌、重外观、重体验，把"是否喜欢"作为主要选择标准，商家和消费者处于均势，坚持营销导向，在满足顾客需求的同时又要和顾客进行博弈。

具有感性消费观念的人重视心灵的充实，消费者会更挑剔，对康养服务的要求不再是质量、价格、品牌，而是在消费过程中能否实现内心的满足，"是否满意"是其取舍标准。这时商家处于买方市场，必须坚持需求导向，一切为了顾客。

消费观念还具有日益细分和差异渐增的发展趋势。我们还要看到"自给自足""万事不求人""注重储蓄""量入为出"养儿防老等传统消费观念对当前康养产业可能产生的不利影响。很可能，在未来相当长一段时间内，愿意住进商业性养老机构养老的老人都是少数，增幅也不会太快。随着我国经济的快速发展，旅游市场格局发生了巨大变化，我国旅游业正面临着前所未有的新时期。我国康养民宿发展空间广阔，也已经初步收到了积极的社会和市场反应，取得了良好的经济效益。然而，真正的康养民宿不应该仅仅是一个住宿的地方，也不应该是农家乐的替代品，而是一种新的、健康的生活方式，每栋设计独特的民宿都承载着开发商的理想。它不需要豪华的设施，但可以让人们体验当地的风俗和主人的感受。体验一种不同于以往生活的新生活方式。康养民宿产业无论如何发展，都应当立足当地特色文化，利用乡村的民俗资源和环境资源等为游客提供有人情味的旅游体验。

康养服务中的人文关怀是一个很关键的因素。在产品设计、宣传推广、服务提供、争端调处等过程中确保消费者的人身安全和财产安全，尊重消费者人格尊严和风俗习惯，对于康养服务机构及其从业人员不仅是一种法律义务，更是一种竞争软实力。若康养民宿想获得可持续发展，升级换代是必由之路，适应发展合理运营，针对问题合理解决，开创康养旅游的新时代，为康养民宿掀开新的篇章。

第三节　康养旅游民族节庆的挖掘与传承

随着我国人口老龄化的日益严重，养老问题越发凸显，这既是我国康养产业的挑战，也是我国康养产业的机遇。我国针对老年群体的康养市场相对短缺，存在诸多有待开发的市场。康养旅游指通过养颜健体、营养膳食、修心养性、关爱环境等各种手段，使人在身体、心智和精神上都达到自然和谐的优良状态的各种旅游活动的总和，这与养老市场的需求不谋而合。与此同时，在乡村振兴、传统文化复兴、"健康中国2030"等国家战略下，

形成了康养旅游与民族节庆协同发展的契机。民族节庆是以民族传统节日庆典为表现形式，以民族传统文化精髓为承载内涵的节庆活动，存在着文化魅力性、地域特色性、大众参与性等特点，是当下及未来旅游发展的重要方向。探索康养旅游与民族节庆的结合之路，创造一个集文化弘扬、经济发展、身心康养于一体的康养旅游产业，对我国经济结构转型、文化传承保护、乡村经济发展以及人民生活幸福感提升都能起到重要的推动作用。

一、康养旅游与民族节庆融合发展的基础

康养旅游与民族节庆是两个既有不同点，又有相同点的旅游新业态，二者的不同点互补，能提高服务水平、游客体验并且扩大辐射范围；二者的相同点为康养旅游与民族节庆的融合发展目的一致、发展要求相似、发展背景吻合。正是这三者的一致，为这两个不同行业提供了融合共进的理论基础。

（一）发展目的一致

1. 经济目的一致——招商引资，发展经济。

在经济方面，康养旅游作为旅游产业的一个分支，隶属于第三产业，对国家和地方来说有提升地区知名度、拉动经济发展、优化产业结构、吸引资本投入的作用。同时，康养旅游因其具有休闲娱乐减压、增长知识阅历、温养身心体魄的功效，容易引起人们的消费欲望，具有刺激大众消费、带动经济发展的作用。民族节庆作为具有大众性的传统节庆活动，也属于第三产业。节庆活动能将文化资源转化为经济资源，有通过集会活动吸引人流与关注、提升地区知名度，以达到招商引资、带动地方经济发展、提升基础设施建设的作用。康养旅游与民族节庆的经济目的一致，旨在吸引资本投入、拉动地方经济发展和提升地区知名度。

2. 文化目的一致——传承文化，净化心灵。

在文化方面，康养旅游的目的在于使人们在身体、心智和精神上都达到自然和谐的优良状态，其旅游活动既要求有益身体健康，又要求蕴含文化内涵，通过历史记忆、文化底蕴、民族特色等方面的文化输出使游客达到精神与心智上的和谐享受。民族节庆是以民族传统文化精髓为承载内涵的节庆活动，其目的在于纪念、传承和弘扬本民族的传统文化、精神观念，传播优秀文化思想、提高个人思想觉悟、洗脱浮躁、净化心灵以及增强民族凝聚力。康养旅游与民族节庆的文化目的一致，都以文化作为内核，通过文化熏陶使游客浮躁的内心得以安抚，精神思想境界得以提高。

（二）发展要求相似

1. 基础建设要求相似

发展康养旅游与发展民族节庆对于地区的公共基础建设要求相似，主要体现在交通运输、能源供应、公共服务方面。交通便利不仅是旅游相关产业发展的必要条件，还是民族节庆活动举办选址时必然考虑的因素之一。交通业作为经济发展的基础性先导产业，是旅

游业必不可少的先决条件,对旅游资源的开发、旅游服务质量的提高等都具有重要意义。充足且稳定的能源供应是康养旅游与民族节庆的基本要求,电力、水力、天然气等能源的供应需要满足相关旅游活动的需求。此外,良好的公共服务是两者发展不可缺少的要求,康养旅游与民族节庆都是提供给游客一种身体上和心理上的体验,旨在使游客满意。良好的产品和优质的服务必不可少,公共服务需要达到较高水平。例如,公厕、环卫、道路指引牌等公共服务设施,均要能够满足游客的需求。

2. 环境要求相似

建设康养旅游项目或开展民族节庆活动对地方的环境要求相似,主要体现在自然环境和治安环境。自然环境方面,文化和旅游部发布的《国家康养旅游示范基地标准》对环境的要求包括三个方面:一是近三年空气质量呈持续改善趋势。二是建有生活污水集中处理设施,生活污水集中处理率≥80%,按 GB18918 规定的一级标准的 A 标准要求排放。三是生活垃圾无害化处理率应≥85%,并符合 GB16889 或 GB18485 的要求。同时,节庆活动举办地有空气质量良好、水体质量良好、无严重污染等要求。在治安环境方面,康养旅游和民族节庆都具有参与者多、人员流动频繁等特点,要求严格管控地方危险物品、严格查处地方违禁物品、设有特殊治安政策以及安全稳定的地方社会环境。

3. 资源要求相似

康养旅游与民族节庆在资源要求上相似,主要体现在文化资源、经济资源、自然资源的需求相似。康养旅游可以通过文化熏陶来使人达到心智、精神上的和谐,其涉及的文化领域十分广泛,包括璀璨的民族文化和特色鲜明的地方文化,这与民族节庆对在文化资源的要求相似。经济资源需求相似是指二者对地区基本建设、市场资本投入、员工服务水平等人类经济活动及产物的依赖程度相当。自然资源需求相似指两者都可以利用温泉、雪山、湿地、江河、森林等独特的且具有地方标签的自然景物作为活动特色产品,并依托这些资源进行开发建设。

(三)发展背景一致

1. 政策背景一致

在中国,康养旅游作为一个新兴行业,由一开始的民间资本尝试逐渐转变为如今的国家发展新方向,这不仅是市场对这个行业的肯定,还是大众对康养旅游需求的体现。伴随着产业规模的壮大,政府出台了一系列政策和规范来扶持康养旅游行业的发展,以保证整个市场的有序化和规范化,如《国家康养旅游示范基地标准》《关于启动全国森林体验基地和全国森林养生基地建设试点的通知》《中国生态文化发展纲要》《"健康中国2030"规划纲要》等政策文件。又如近年来的中央一号文件中都提到要推进康养产业与乡村休闲旅游产业融合,加快发展健康养生服务。一系列政策的提出,意味着康养旅游行业上升到国家需求,为该行业的发展提供了良好的政策环境。就民族节庆而言,国家从始至终就十分重视与支持传统文化的保护与复兴,近年来在"文化自信"的号召下,先后出台了《保护非物质文化遗产公约》《中国民族民间文化保护工程实施方案》《关于实施中国民族民间文化保护工程的通知》《关于实施中华优秀传统文化传承发展工程的意见》等政策，由上至下地进行全面保护和复兴传统文化，承载了优秀传统文化精髓的民族节庆自然备受青睐，为其发展提供了良好的政策基础。

2. 文化背景一致

养生文化在中国源远流长，在古代社会，由于大众的物质资源缺乏等原因，养生文化与养生行为仅在贵族阶级流行。现代社会，人民群众在基本物质生活上得到了保障、人均寿命持续增加、人口老龄化越发严重，健康养生的主题与文化逐渐进入大众的视野，人们开始对旅游、养生、休闲、养老给予更多的关注并愿意投入更多的金钱和时间。由于生活节奏紧张、社会竞争激烈导致的城市居民生活枯燥压抑、工作加班加点等原因，中国亚健康人群比例涨至70%，渴望参与休闲、养生的旅游活动的人数逐年上升，康养文化的兴起已势不可挡。近年来，民族节庆文化活动兴起，社会群体对民族特色文化的好奇程度和渴望程度高涨，因而民族节庆活动越发受到人们的欢迎，参与人次越来越多。康养旅游与民族节庆两个行业的发展目的一致，为二者的融合发展提供了理论基石。拥有一致目标是同道共行的前提基础。正是因为这一原因，康养旅游与民族节庆在市场规律下能找到合适的接洽点，走上合作发展的道路。康养旅游与民族节庆两个行业的发展要求、发展背景一致，为两者融合提供了现实可能。两者对现实环境的要求一致使它们的现实本体能够同时同地出现，这是融合发展的必要条件；两者发展背景的一致使两个处于成长期的"同龄"行业能够在同样的社会环境下展开真正的合作。

二、康养旅游与民族节庆融合发展的路径

新时代，民族节庆康养旅游的发展需要找到一条合适的路径，明确发展方向，合理搭配产品，结合"前台、后台"理论，根据当地实情制订发展计划，平衡旅游商业开发与民族文化保护，做到目标市场的选择合理、保护与开发的有序发展。

（一）首要方向协同

康养旅游与民族节庆的融合发展，需要明确活动结构、明确目标市场、明确产品类别。

一是明确活动结构，由于节庆活动举办的时限性以及康养活动的闲适性，民族节庆适合打造成一个"点"，而康养活动适合铺开成一个"面"，用宏大、热烈、激情的短期狂欢庆典带动闲适、雅致、亲近的长期康养活动，以点带面确立文化性人文群体节庆活动的主打产品带动团体养生活动。比如，将每年的民族节日庆祝期间设为景区的狂欢时期，结合民族节庆文化、节庆庆典活动和景区养生活动，进行自我宣传，提升知名度，并以热烈的现场气氛、古老的仪式行为、神秘的民族文化来让游客抛开俗世、敞开心扉、乐在其中，让其拥有见识到、学习到、参与到、享受到的旅行体验；除开节庆期间的其他时期便以景区的康养项目作为旅行产品，利用以亲朋好友为团体进行的康养活动的恬淡性、亲近

性、私人性为游客提供在身体、心智和精神上都达到自然和谐的优良状态的旅行体验。

二是明确目标市场，营销学者杰罗姆·麦卡锡提出应当把消费者看作一个特定的群体，即目标市场。通过市场细分，有利于明确目标市场，通过市场营销策略的应用，有利于满足目标市场的需要。即目标市场就是通过市场细分后，企业准备以相应的产品和服务满足其需要的一个或几个子市场，康养旅游民族节庆也需要进行市场细分，明确目标市场，做到拥有适合目标市场的且价格梯度完整的产品库。针对不同收入旅游群体提供不同产品或同一产品不同服务，既要有几十块钱就能参加的平价活动，也要有需要消费数百上千的高价活动，按照"进入门槛低，消费上限高"的原则开发产品。特别是节庆活动的进入门槛不能设置得过高，需要定到一个可以让大众接受的价格。

三是明确产品类别，就是确定产品的种类以及产品要发挥的作用。这本是属于目标市场涵盖的内容，但由于康养产品受现实因素影响较大，难以完全依照理论来准备和生产各类各样的产品，于是将其单独划出来讨论。例如，针对亲近自然、喜欢清新空气、热爱森林的消费群体理应准备森林康养产品，但若当地环境并不适合树木生长，即使人为移植，也难以推出该产品，这就是自然环境因素的限制。所以，在康养产品类别的选定环节，不仅要考虑目标游客的需求和产品项目的收益，还要结合当地自然资源和自然环境等现实因素，因地制宜，合理选择和策划产品项目。有独特自然资源的便利用资源打造特色康养产品，没有资源的便结合实情开发可人为打造的康养产品，尽量做到产品功能全面且一年四季都有康养产品，如春天森林度假、夏天游泳健身、秋天户外骑行、冬天温泉盐浴，尽量不让产品的搭配出现空缺，明确并搭配好各种类别的产品，为游客提供更多、更全的选择和体验。

（二）次要模式科学

康养旅游与民族节庆融合发展需要选择科学合理的发展模式，要集经济获利、文化弘扬和康养身心三种功能于一身，在经济与文化之间找到商业开发与民族文化保护的平衡点，在文化与康养之间建立起民族文化对游客心灵净化的窗口。

项目取得经济效益需要"政府搭台，资本唱戏"，充分发挥我国社会主义市场经济体制的优越性，以"无形的手"和"有形的手"共同推动民族节庆康养旅游的发展。政府起到牵头和搭建平台的作用，牵头成立项目主办组织并为各个组织相互沟通交流搭建平台。当项目较为成熟后，政府放手将其交给市场，减少行政干预，加强监督引导。此时，资本和企业起到策划运营作用，项目的市场化进而提升自我生存的能力。在组织结构建立、运行模式合理的同时，旅行活动和民族文化的结合也要深入、创新。

同时，节庆活动也需要与康养活动合理结合，可以在保证没有动摇节庆原本的核心文化内涵的情况下将康养文化融入其中。例如，在节庆活动中期加入运动类康养活动，在节庆活动的尾声安排恢复类康养活动。让整个民族节庆康养旅游既有民族节庆带来的心智和精神上的和谐，又有康养活动带来的身体上的和谐。

平衡商业开发与民族文化保护矛盾的关键在于，开发程度与保护力度的界定，界定哪些区域是可以作为地区发展的代价而牺牲掉的，哪些又是必须保留且保护下来的区域。此前有学者就"古镇的保护与开发"提出了"前台、后台"模式的探索。当以"改造居民的生活环境"为目的的改造完成后，进行商业化开发时，将古镇划为前台与后台，即将保护价值较低的地方划为前台，进行高强度的商业开发，保护价值较高的地方，进行强度较低的开发，寻求一种"凝望"式、"体验"式的旅游模式。这种"静"与"动"分区的旅游开发模式，可以满足不同层次游客的需要，可以丰富游客的旅游体验，也可以在后台保存古镇的传统文化和生活氛围，可谓一举多得，这种模式的优点在于，找到了古镇的旅游开发和古迹保护的一个平衡点，选择牺牲部分次要区域而重点保护核心区域，使古镇能够发展又得以保护。这种模式下，既保证了商业开发，又确保了地方文化不会受到过大损坏，可以借用到民族节庆康养旅游的开发、保护中来，对保护价值较低的地方高强度商业开发，而核心区域则选择低强度商业开发或不开发，将受商业化影响较低的文化进行商业转化，而对核心文化则重点保护。

而还有一种方法无须界定开发程度和保护力度，这便是"复制"模式。"复制"模式的含义是尽可能保留原有的文化事物，不对其进行刻意的商业开发，不对地方建筑实施留皮换骨的行为，不对原来的居民实行迁移政策，不对地方艺术做出商业改动，然后在该地附近进行仿照修建，在外形上做到和原物相似，最后按照需求进行商业化打造以及创新，将现代商业和历史文化、历史古迹隔开却不隔远。如泸州市尧坝镇便是"复制"模式的一种，不对古镇的核心街道开发，而是在附近仿照古街，并加上了自己的创意，修建了城墙，其取得的效果良好。"复制"模式能够尽可能地保留真实的民族文化氛围和原本的地方风貌形态，让复制品的开发和创新也更加自由，让游客可以在真实古街感受原始与传统，体验纯正民族文化的熏陶，在仿造古街感受繁华与现代，体验吃喝玩乐的肆意，在原始与繁华的强烈反差中获得新型体验。

康养旅游与民族节庆融合的成功与否取决于两者的活动形式、内容、文化能否真正融合在一起，只有针对特定民族节庆和当地旅游资源进行深入研究后，有机搭配活动中的文化属性和康养属性，在不同阶段实行不同策略，对不同收入群体打造不同价格产品，并制定合理的发展模式，平衡旅游商业开发与民族文化保护的矛盾，才能实现康养旅游与民族节庆的融合发展。

参考文献

[1] 陶智全. 森林康养 [M]. 成都：天地出版社，2016.
[2] 郑建新，易继元. 康养变革 [M]. 北京：经济科学出版社，2016.
[3] 雷巍峨. 森林康养概论 [M]. 北京：中国林业出版社，2016.
[4] 黄雁行. 惠州康养产业发展探索 [M]. 广州：广东人民出版社，2017.
[5] 康承业，李惠莹. 中国中冶康养产业技术发展报告 [M]. 南京：南京大学出版社，2017.
[6] 陈青松，高晓峰，张广智. 康养小镇 [M]. 北京：企业管理出版社，2018.
[7] 蒋泓峰. 森林康养 [M]. 北京：中国林业出版社，2018.
[8] 雷巍娥. 森林康养实务 [M]. 北京：中国林业出版社，2018.
[9] 何莽. 中国康养产业发展报告（含皮书）[M]. 北京：社会科学文献出版社，2018.
[10] 李惠莹，于丽丽. 中国中冶康养产业发展定位与盈利模式 [M]. 北京：经济管理出版社，2018.
[11] 李天雪，唐织辉. 珠江-西江经济带"长寿之乡"康养文化资源研究 [M]. 北京：社会科学文献出版社，2018.
[12] 蒲波，杨启智，刘燕. 康养旅游 [M]. 成都：西南交通大学出版社，2019.
[13] 杨淇钧，任宣羽. 康养环境与康养旅游研究 [M]. 成都：四川大学出版社，2019.
[14] 殷立平. 夏季中医康养手册 [M]. 江苏凤凰科学技术出版社，2019.
[15] 郭晶. 康养环境设计研究 [M]. 昆明：云南人民出版社，2019.
[16] 殷立平. 秋季中医康养手册 [M]. 江苏凤凰科学技术出版社，2019.
[17] 王文娟. 康养小镇·美丽松柏 [M]. 成都：四川民族出版社，2019.
[18] 殷立平. 春季中医康养手册 [M]. 江苏凤凰科学技术出版社，2019.
[19] 殷立平. 冬季中医康养手册 [M]. 江苏凤凰科学技术出版社，2019.
[20] 邓三龙. 中国森林康养 [M]. 北京：科学技术文献出版社，2019.
[21] 郭金来. 康养产业集群发展 [M]. 武汉：武汉大学出版社，2019.
[22] 张金霞. 康养旅游研究 [M]. 天津：天津科学技术出版社，2019.
[23] 付而康. 森林康养步道设计与实践 [M]. 成都：西南财经大学出版社，2019.
[24] 梁云凤，胡一鸣. 中国特色康养经济研究 [M]. 北京：经济管理出版社，2019.
[25] 李惠莹，谢晓红，于丽丽. 中国康养产业商业模式与发展战略 [M]. 北京：经济管

理出版社,2019.

[26] 程芳.中国康养产业发展模式与案例研究[M].北京:中国财政经济出版社,2019.

[27] 王玲.康养旅游策划[M].杭州:浙江大学出版社,2020.

[28] 蒋秀碧.攀枝花市康养资源评价与开发研究[M].北京:中国纺织出版社,2020.

[29] 田里.大理州洱源县康养旅游开发研究[M].北京:中国旅游出版社,2020.

[30] 肖亮.康养产业融合发展内在机理与实施路径研究[M].北京:九州出版社,2020.